Silja Thiemann & Irene Kruse

Das Geheimnis der gesunden Mitte

Ernährung für Gesundheit & Wohlbefinden

LOTUS PRESS

www.lotus-press.com

Das vorliegende Buch ist sorgfältig erarbeitet worden.
Dennoch erfolgen alle Angaben ohne Gewähr.
Weder Autor noch Verlag können für eventuelle Nachteile
oder Schäden, die aus den im Buch gemachten praktischen Hinweisen
resultieren, eine Haftung übernehmen.

Impressum:

LOTUS-PRESS, Zerhusener Straße 31A, D-49393 Lohne, info@lotus-press.com
Druck: X-PRINT Druckerei GmbH, 49577 Ankum, www.medienpark-ankum.de

Printed in Germany 2016

Lektorat: Georg Patzer
Buchgestaltung: Silja Thiemann und Gabi Ducksch-Herbers

ISBN: 978-3-935367-71-4

www.lotus-press.com

Das Geheimnis der gesunden Mitte

Lotus Press

Über das Buch:

Dieses Buch ist ein Wegweiser zu einer bewussten, ganzheitlichen Ernährung - es vereint die Erkenntnisse moderner Ernährungswissenschaft mit dem kostbaren Wissen der traditionellen chinesischen Medizin. Von Grund auf erläutern die Autorinnen das Zusammenspiel qualitativ hochwertiger Lebensmittel mit dem Ziel, Genuss, Bekömmlichkeit und den maximalen Nutzen für Ihr Wohlbefinden zu vereinen.

Interessierte Laien finden hier eine verständliche Anleitung. Jedoch ist dieses Handbuch bewusst auch für Therapeuten gedacht, die ihre Patienten beraten möchten, damit diese im Alltag mit der täglichen Ernährung die Heilung fördern können. Denn schon beim Einkauf mit der Auswahl der Lebensmittel beginnt der Weg zu Gesundheit und Wohlbefinden.

Entfalten auch Sie Ihr persönliches Potential an Kraft, Harmonie und Gesundheit. Inspirierende Einfachheit und raffinierte Kombinationen laden den Leser ein, viele alltagstaugliche Ernährungstipps auszuprobieren, um die Vorteile einer bewussten Ernährung zu erfahren. So macht gesunde Ernährung Spass und schmeckt!

Die Autorinnen:

Irene Kruse:
Dreijährige Ausbildung in Chinesischer Medizin und Akupunktur, Ernährungsberatung in der Chinesischen Medizin bei Helmut Magel, beides am Ausbildungszentrum West der AGTCM e.V., Wuppertal, sowie zertifizierte Ernährungsberaterin für Traditionelle Chinesische Medizin durch Dr. Siedentopp an der Reformhaus-Akademie, Oberursel.

Silja Thiemann:
Dipl.-Ing. (TU) Chemieingenieurwesen, zunächst wissenschaftliche Mitarbeiterin am Deutschen Forschungszentrum für Luft- und Raumfahrt, dann dreijährige Ausbildung in Chinesischer Medizin und Akupunktur am Ausbildungszentrum West der AGTCM e.V., Wuppertal, heute Heilpraktikerin für chinesische Medizin und klassische Akupunktur in Korschenbroich (www.shuidao.de).

Dieses Buch ist Mutter Erde gewidmet,
die uns nährt und schützend umfängt;

Vater Himmel für seine Inspiration,
das ewig wiederkehrende Geschenk des Lebens;

Allen Wesen zwischen Himmel und Erde,
– mögen sie auf der Suche nach Wissen & Wahrheit
Weisheit finden.

Unser Dank geht besonders an:

- all die Patienten, die sich im Laufe der Jahre mit unseren Beratungsunterlagen auseinandergesetzt haben. Ihre Fragen, Einwände, Anregungen und Schwierigkeiten in der täglichen Anwendung haben dieses Buch überhaupt entstehen lassen, zusammen mit den Kollegen, die uns immer wieder ermutigt haben, unsere Unterlagen endlich als Buch erscheinen zu lassen;
- Helmut Magel, der während unserer Grundausbildung in Chinesischer Medizin an der August-Brodde-Schule in Wuppertal immer wieder auf die Wichtigkeit der Ernährungsberatung hingewiesen hat. Er hat uns mit seinen Ideen inspiriert, so dass wir uns in dieses Thema immer intensiver „hineingefressen" haben.
- Helmut Magel gebührt darüber hinaus auch besonderer Dank für den wunderschönen, schmunzelnden Alchemisten am Kochtopf, der dieses Buches ziert und begleitet;
- unsere Ehemänner, die sich immer wieder als tapfere Versuchskaninchen zur Verfügung stellen und uns mit ihrem Appetit, aber auch mit Geduld, Zeit, und Nerven stets hilfreich zur Seite standen;
- Arne Thiemann, der immer noch einen Rat und eine Idee hatte, wenn die IT-Technik nicht so wollte, wie wir – notfalls auch in Nachtschichten;
- Brigitte Knoll, Petra Hecker und Dr. Ruth Clemens, die das Manuskript mit konstruktiver Kritik und guten Ideen vorab gelesen und begleitet haben. Ihnen ist es zu verdanken, dass es hoffentlich gelungen ist, aus dem „Fachchinesisch" ein allgemein verständliches Buch zu entwickeln;
- Karin Avesani Ebbing für ihren motivierenden Beistand, gute Ideen und Formulierungen.
- Joachim Stuhlmacher, der die vage Idee des „daraus könnte mal ein Buch werden" aufgriff, bei Lotus-Press zusammen mit unserem Lektor Georg Patzer und den Graphikerinnen Tanja Thesing und Gabi Ducksch-Herbers in die Tat umsetzte. Wir bekamen gleichzeitig soviel hilfreiche Unterstützung wie wir brauchten, aber auch freie Hand – beides gleichermaßen wertvoll.

Inhaltsverzeichnis

Rezeptverzeichnis

Sammlung der Tipps als Essenz des Buches

Alle Tipps sind hier in der Reihenfolge aufgeführt, wie sie in den einzelnen Kapiteln vorkommen. Somit finden Sie hier eine Kurzzusammenfassung des Buches. Im jeweiligen Kapitel wird stets erläutert, welche Gründe hinter diesen Merkhilfen für den Alltag stehen:

Tipps aus Kapitel 1:

- Blättern Sie, schmökern Sie und lesen Sie in die Tiefe, wenn es Sie interessiert.
- Der Weg der Mitte bedeutet: Extreme meiden.
- Essen Sie möglichst naturbelassene Lebensmittel, je nach Region & Saison.
- Hauptlebensmittel sind Obst und Gemüse.
- Hauptmahlzeiten am Morgen und am Mittag,
  mindestens zwei warme Mahlzeiten pro Tag.

Tipps aus Kapitel 2:

- Verdauungskraft ist die Fähigkeit,
  sich zu nehmen, was für das Leben gebraucht wird.
- Je denaturierter Nahrungsmittel sind,
  also je minderwertiger, je konservierter, je stärker industriell verarbeitet,
  desto mehr Toxine werden dem Körper von außen zugeführt.
- Der Weg der Mitte: Extreme meiden!
- Gut gekaut ist halb verdaut!
- „Kalorien sind kleine Tierchen, die nachts die Kleidung enger nähen!"
- So naturbelassen wie möglich,
  so bearbeitet wie nötig!
- Schwerverdauliche Rohkost nur in kleinen Mengen!
- Verzichten Sie konsequent auf
  Küchenhelfer, Fertigprodukte und raffinierte Industrienahrung.
- Wichtiger als Vitamin- und Mineralienpräparate sind
  eine regelmäßige, hochwertige Ernährung und ein täglicher Spaziergang!
- Verzichten Sie auf die Mikrowelle im Haushalt.
- Saisonale & regionale Lebensmittel frisch verwenden!

- Essen Sie am Morgen wie ein Kaiser, am Mittag wie ein König
  und am Abend wie ein Bettelmann.
- Für Kinder besonders empfehlenswerte Lebensmittel
- Für Kinder (vor allem im Kleinkindalter)zu meiden
- Besonders aufbauende Lebensmittel, die Senioren öfters im Speiseplan integrieren können

Tipps aus Kapitel 3:

- Obst regel- aber mäßig!
- Niemals nackte Kartoffeln in den Topf!
- Vorsicht! Soja-/Mungsprossen stets erhitzen!
- Verzichten Sie im Winter auf regelmäßige Mengen
  an Zitrusfrüchten und Tropenfrüchten wie Bananen und Kiwi.
- Eine Handvoll Nüsse pro Tag in die Ernährung einbauen.
- Wer unter Belastung zu Kreuzschmerzen neigt, sollte immer eine Portion
  hochwertiges Studentenfutter zur Stärkung zwischendurch griffbereit haben.
- Wenn Brot, dann hochwertiges Sauerteigbrot
  aus frisch gemahlenem Roggen-/Dinkelvollkorn.
- Trauen Sie sich ran an den Sauerteig und backen Sie Ihr Brot selbst!
- Brot sollte Pausenbrot oder Beilage zur warmen Mahlzeit sein,
  verzichten Sie auf kalte Brotzeiten!
- Getreideprodukte sollten immer nur Beilage zu gekochten Speisen,
  vor allem zu Gemüsegerichten, sein.
- Kaufen Sie grundsätzlich nur Vollkornreis.
  Auch Basmati gibt es als Vollkornreis.
- Bei Kälte- und Feuchtigkeitssymptomen sollte Getreide
  immer in der trockenen Pfanne unter Rühren angeröstet werden.
  Das verringert die yinige Wirkung und unterstützt die wärmende.
- Bei Hitzezeichen wird Getreide in seiner Yin-aufbauenden Wirkung verstärkt,
  wenn man es vor der Zubereitung quellen und ankeimen lässt.
- Bereiten Sie Getreidegerichte, auch Grießbrei und Milchreis,
  grundsätzlich nicht mit Kuhmilch zu.

- Getreide lässt sich sehr gut in einer größeren Portion
  für mehrere Tage im Voraus kochen und im Kühlschrank aufbewahren!
- Weizen wird mit der 2,5-fachen Menge Wasser über Nacht eingeweicht.
  Dann ca. 50 Minuten im Einweichwasser garköcheln.
- Bulgur wird in die 2,5-fache Menge kochende Flüssigkeit hineingestreut,
  aufkochen lassen, ca. 10 Minuten langsam köcheln
- Dinkel wird mit der 2,5-fachen Menge Wasser über Nacht eingeweicht.
  Dann ca. 50 Minuten im Einweichwasser garköcheln.
- Gerste wird mit der 2,5-fachen Menge heißem (!) Wasser über Nacht eingeweicht.
  Dann ca. 30 Minuten im Einweichwasser garköcheln.
- Hafer wird mit der 2,5-fachen Menge Wasser über Nacht eingeweicht.
  Dann ca. 30 Minuten im Einweichwasser garköcheln.
- Hirse vor dem Kochen heiß waschen (im Haarsieb),
  dann die doppelte Menge Flüssigkeit zum Kochen bringen und die Hirse einstreuen,
  ohne zu Rühren ca. 20 Minuten auf kleinster Stufe quellen.
- Man kocht die 4-fache Menge Flüssigkeit und streut den Maisgrieß ein,
  bei geringer Hitze 10 bis 20 Minuten bei gelegentlichem Umrühren quellen lassen
  (auch mit anderen Grießsorten).
- Reis wird mit der 2,5-fachen Menge Wasser über Nacht eingeweicht.
  Ca. 45 Minuten im Einweichwasser garköcheln,
  dann ca. 35 Minuten bei geschlossenem Topf und geringer Hitze ausquellen gelassen.
- Frisch vermahlenes Vollkornmehl aus Roggen (und evtl. Dinkel)
  wird unter Verwendung eines gut geführten, echten Sauerteiges
  zum Brotbacken verwendet.
- Amarath- und Quinoa-Körner werden nach dem Waschen (Haarsieb)
  mit der 3-fachen Wassermenge zum Kochen gebracht,
  und bei milder Hitze 15 Minuten ausquellen gelassen.
- Buchweizen wird solange heiß gewaschen (Haarsieb), bis das Wasser klar bleibt.
  Dann mit der 2,5-fachen Wassermenge zum Kochen bringen,
  und bei milder Hitze 15 bis 20 Minuten ausquellen.
- Verzichten Sie weitgehend auf raffinierten Haushaltszucker und Süßstoffe.
- Milch ist kein Getränk,
  und Milchprodukte nur in geringen Mengen und höchster Qualität verwenden.

- Strikt zu meiden: Sonnenblumen-, Distel- und Maisöl, sowie Margarinen
- Zum Backen, Braten, Frittieren eignet sich am besten Ghee (Butterschmalz).
- ω3-Bedarf statt mit Fisch besser über Lein-, Walnussöl und Walnüsse decken.
- Ausschließlich unraffinierte, kaltgepresste Speiseöle verwenden.
- Sesam- und/oder Olivenöl eignen sich sowohl in der Küche als auch zur Hautpflege.
- Für Salate und Rohkost eignen sich frisch gepresstes Lein- und Walnussöl direkt von der Mühle.
- Möhrengemüse unbedingt mit Ghee, Butter, Sahne oder Olivenöl kombinieren.
- Eier aus artgerechter Haltung und Fütterung erhöhen keineswegs negativ die Blutcholesterinwerte, sondern sind hochwertige Lebensmittel.
- Cholesterinsenkung durch Reduzieren von tierischen Lebensmitteln und Industrieprodukten zugunsten von Obst und Gemüse.
- Verzichten Sie weitgehend auf den Verzehr von (Schweine-)Fleischerzeugnissen, z. B. Wurstwaren.
- Geben Sie direkt vor dem Servieren über alle Speisen eine großzügige Handvoll kleingehackter frischer Kräuter.
- Essig, Sojasauce und Miso niemals mitkochen, sondern erst kurz vor dem Servieren zugegeben.
- Meiden Sie konsequent die stark salzhaltigen (industriell gefertigten) Backwaren, Wurst, Käse und Fertignahrung.
- Erst vor dem Servieren salzen, reichlich Kräuter und Gewürze sowie unraffiniertes Salz verwenden.
- Kakao nicht mit Milch zusammen konsumieren, und statt Milchschokolade Sorten wählen mit >70 % Kakao-Anteil.
- Klären Sie ab, ob Ihr zuständiges Wasserwerk die Grenzwerte einhält oder mit einer zeitlich befristeten Ausnahmeregelung gegen Grenzwerte verstößt.
- Die Versorgung mit organisch gebundenen Mineralien aus pflanzlicher Kost ist für den Menschen daher die gesündeste Mineralquelle.

- Orientieren Sie sich weniger an Mengenangaben, sondern trinken Sie regelmäßig (heißes) Wasser, etwa 2–3 Schlucke alle 30 Minuten, bei Bedarf auch öfter.
- Regelmäßiger Kaffeegenuss hat dieselben Auswirkungen, als ob ein Loch im Boden eines Bootes ist, ein kleines, ständiges Leck.
- Chronische, schmerzhafte Zustände und Krampfneigungen verringern sich oft schon spürbar, wenn der Patient auf Kaffee verzichtet.
- Zu jeder Tasse Kaffee mindestens eine Tasse pures Wasser zusätzlich trinken.
- Strikt zu meiden ist Kaffee bei: Schilddrüsenüberfunktion, Schlafstörungen, Diabetes, Bluthochdruck, Herzkrankheiten und bei Übergewicht.
- Schwarz- und Grüntee meiden bei Schlafstörungen und Herzklopfen.
- Bei Kältesymptomen und Yang-Leere-Typ Grüntee mit wärmenden Gewürzen bereiten, jedoch ohne Milch.
- Zu jedem alkoholischen Getränk mindestens die gleiche Menge pures Wasser trinken.
- Strikt zu meiden ist Alkohol bei: Yang-Fülle-Typus, Bluthochdruck, Übergewicht, Magen-Darm-, Leber- und Lungen-Erkrankungen.

Tipps aus Kapitel 4:

- Fülle lässt vergessen, was angemessen und gut wäre und verleitet zur Sorglosigkeit. [SuWen]
- Empfehlungen für den Yang-Fülle-Typ: Zuhören lernen und üben, weniger aggressiv zu agieren.
- Empfehlungen für den Yang-Leere-Typ: Ziehen Sie sich bloß warm an, körperlich als auch emotional!
- Ganz wichtig: Heizen Sie Ihr Schlafzimmer!
- Schaffen Sie sich ein Umfeld, in dem Sie sich geborgen fühlen.
- Empfehlung für den Yin-Fülle-Typ: Schenken Sie das Abendessen Ihrem Hund!
- Empfehlungen für den Yin-Leere-Typ: Achtsamkeit und Erdung kultivieren!
- Lernen Sie wieder zu genießen!
- Nach dem Essen 20 Minuten lang Beine hochlegen.

- 3 möglichst regel- und mäßige Mahlzeiten täglich!
- Ungeeignet als Frühstück sind Müsli und raffinierte „Frühstücks-Cerealien“ mit (Orangen-)Saft, Joghurt oder kalter Milch.
- Als Start in den Tag ein warmes Frühstück genießen aus gedünstetem Obst(-kompott) und wenig Getreideanteil.
- „Das Abendessen schenke Deinen Feinden!“
- Hochwertige Lebensmittel statt hochkalorischer, minderwertiger Nahrungsmittel nähren den Organismus statt nur die Fettpolster.

Gewichtsreduktion in 5 Schritten:

- Gewichtsreduktion Schritt 1:
  pro Tag 2 x 15 Minuten Spazierengehen, ab heute!
- Gewichtsreduktion Schritt 2:
  Achtsamkeitsübung machen mit Notizen.
- Gewichtsreduktion Schritt 3:
  Verzicht auf Kaffee, Alkohol und gesüßte Getränke, ab sofort!
  Stattdessen pures (heißes) Wasser trinken.
- Gewichtsreduktion Schritt 4:
  Regelmäßig Essen, aber nicht mehr nach 18 Uhr!
- Gewichtsreduktion Schritt 5:
  Verzicht auf Brot, Wurst, Käse und Milchprodukte,
  stattdessen schlichte, gekochte Gerichte.

Vorwort

Dieses Buch ist aus der täglichen Beratungspraxis heraus entstanden. Im Rahmen der Behandlung unserer Patienten gehört die Ernährungsberatung untrennbar dazu. Dabei zeigte sich, dass einerseits Kochen zuhause alles andere als eine Selbstverständlichkeit ist. Andererseits sind die an gesunder Ernährung Interessierten oft genug verunsichert aufgrund (scheinbar) gegensätzlicher Lehrmeinungen, wenig hilfreicher Ratgeber und den Anforderungen des Alltags. Was nutzen Ratschläge, die nicht begründet und damit nicht verständlich sind, oder Meinungen, die sich je nach Autor widersprechen, im schlimmsten Fall ohne Erklärung zum Verständnis zu geben?

Wer wirklich Interesse an fundierter Ernährungsberatung hat, stellt schnell fest, dass eine große Lücke klafft zwischen leicht lesbarer, aber oberflächlicher Einführungsliteratur und fundierter akademischer Fachliteratur. Die chinesische Ernährungslehre erlebt gerade im Westen enormen Aufschwung. Jedoch leidet auch sie an dieser Lücke, zumal die chinesische Originalliteratur und reine Übersetzungen aus dem Chinesischen sich nicht einfach auf unsere Bedingungen übertragen lassen. In den chinesischen Klassikern wird bei der Empfehlung von Therapieformen sogar schon in die Anforderungen der fünf Regionen des Reiches der Mitte unterschieden. Wieviel mehr gilt dies zu berücksichtigen, wenn wir den Kulturraum, das Klima, die Lebensgewohnheiten und auch die Bedingungen der modernen Welt berücksichtigen wollen.

Mit diesem Buch möchten wir mit greifbaren Tipps praktische Unterstützung geben, ohne die Erklärungen schuldig zu bleiben, die hinter diesen Hinweisen stecken. Nur wer das dahinter liegende Prinzip verstanden hat, wird frei, zu variieren und zu individualisieren. Die Erläuterungen beginnen zunächst leicht verständlich und führen allmählich in die Tiefe. Wer mag, kann sich immer tiefer in die Materie einlesen. Genauso gut eignet dieses Buch sich als Nachschlagwerk, es muss keineswegs als Ganzes gelesen werden. Wir wünschen uns, dass Sie dieses Buch immer wieder gerne zur Hand nehmen, dann erst verdient es die Bezeichnung Handbuch.

Ernährung ist nicht zuletzt im wahrsten Sinne Geschmackssache. Essen soll Lust und nicht Frust machen. Wir leben zum Glück in einer Kultur und Zeit, deren Lebensmittelauswahl so reichhaltig ist, dass sich jeder nach seinem individuellen Geschmack gesund ernähren kann.

1 EINLEITUNG

In der Kürze liegt die Würze

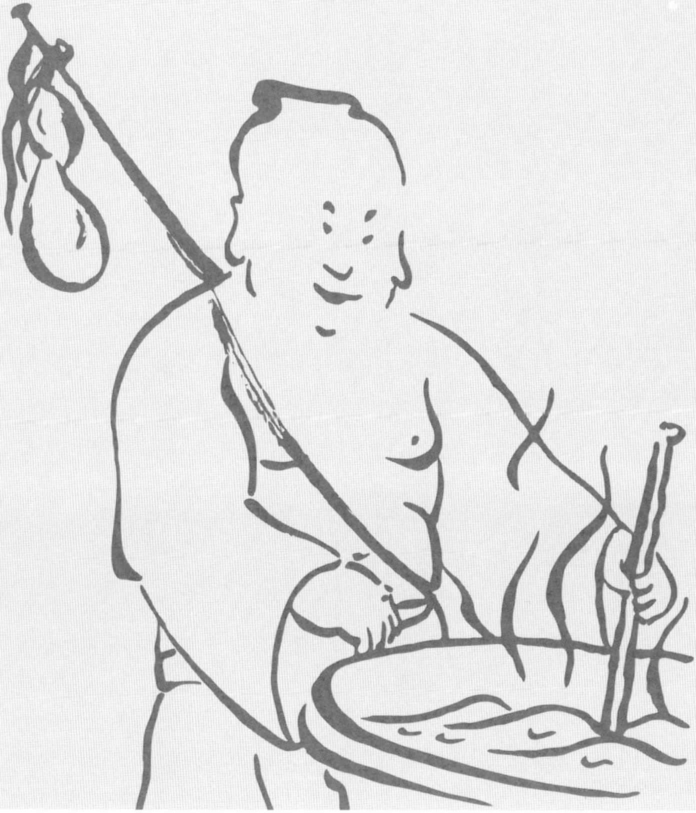

1 Einleitung: In der Kürze liegt die Würze

Der Weg der Mitte ist das Bild für eine Lebensweise, die individuelle und persönliche Bedürfnisse berücksichtigt. Es gibt keine Ernährungs- und Lebensform, die sich auf jeden Einzelnen überstülpen lässt. Es geht vielmehr um Ideen und Zusammenhänge, die vieles erklären und Hintergründe verständlich machen. Westlich-wissenschaftliche Analyse, asiatisches Denken und Naturheilkunde sind nicht unvereinbar, wenn fundamentales Verständnis, achtsame Integration und seriöse Forschung intelligent miteinander vereint werden. Statt dogmatische Regeln zu geben, möchten wir zum Quer- und Mitdenken einladen. Und das, was für Sie einleuchtend ist, können Sie dann auch gleich praktisch ausprobieren!

Dieses einleitende Kapitel gibt einen stark vereinfachten Überblick, der sich auf das Wichtigste in Kürze beschränkt. Sie können, aber Sie mussen nicht dieses Buch von Anfang bis Ende lesen. Ungeduldige können durchaus gleich mit den letzten beiden Kapiteln starten und dürfen einfach immer wieder weiter- und bei Bedarf zurückblättern. Uns ist wichtig, dass nichts „vom Himmel fällt", sondern anschauliche und verständliche Begründungen die Zusammenhänge erhellen. Hier finden Sie die Antworten auf viele „Warums", wenn Sie an Theorie und Hintergründen interessiert sind. Daher sind in diesem Buch auch viele Informationen enthalten, die auch für Profis, wie Ernährungsberater und Therapeuten interessant sind. Wir haben versucht, die Fachinformationen trotzdem so leicht verständlich zu machen wie möglich, um Einsteiger in das Thema nicht zu verschrecken.

Die wichtigsten Sätze, Tipps und Hinweise sind auffällig hervorgehoben, damit sie auch beim Überblättern gefunden werden können:

Blättern Sie, schmökern Sie und lesen Sie in die Tiefe, wenn es Sie interessiert.

Bei der ersten Konfrontation mit der Chinesischen Ernährungsmedizin sind wir verwirrt und erstaunt. Sind wir es doch gewohnt, dass unsere moderne, westliche Ernährungslehre die Nahrungsmittel quantitativ, nach Brennwert und Nährwert, analysiert. Westliche Ernährungslehren versprechen mehr Leistung, langandauernde Jugendlichkeit und Schönheit. Dabei bleibt die Lebensweise jedoch relativ unberücksichtigt. Der gewünschte Effekt soll meist über eine passive Auswahl und Zufuhr empfohlener Nahrungsmittel und Ergänzungsstoffe, am einfachsten per Pillen, erreicht werden.

Die chinesische Ernährungslehre hingegen bewertet die Nahrungsmittel qualitativ nach ihrem Heilwert. Sie fordert vom Patienten die Übernahme der Verantwortung für das eigene Schicksal und das Entwickeln der nötigen Einsicht, um das Verhalten zu korrigieren, das zu vermeidbaren Krankheiten und Beschwerden geführt hat. Und so gehört in der chinesischen Medizin die Kochkunst untrennbar zur Medizin. Ob Mahlzeiten oder Kräuterrezepte, die Grenze ist fließend. Dessen waren sich in auch schon die Griechen der Antike bewusst:

»Eure Nahrungsmittel
sollen Eure Heilmittel sein,
und Eure Heilmittel Eure Nahrungsmittel.«

(Hippokrates, 466–377 v. Chr., zitiert bei [LEM07])

Der Begriff „Sein Leben nähren" (Yang Sheng), spiegelt die alles umfassende Sichtweise der chinesischen, aus dem Daoismus stammenden Lehre wider:

»Sein Leben nähren oder seine Natur nähren, das ist ein und dasselbe. Die einzige Aufgabe meines Seins und meine einzige Verantwortung besteht in der Mühe, die ich darauf verwende, dieses Lebenspotential, mit dem ich ausgestattet bin, zu unterhalten und zu entfalten«,

erläutert der Sinologe und Philosoph Jullien [JUL06]. Ganz konkret bedeutet das nach einem Zitat desselben Autors:

»Sein Leben zu verlängern, da diese Möglichkeit ganz und gar von unserer Handhabung bzw. von unserer Verwaltung abhängig ist. Und wenn die Menschen bei diesem Unterfangen gemeinhin scheitern, so liegt das daran, dass sie nicht genügend auf das achten, was schon zu Anfang ganz fein von dieser Ambition abweicht und einen von ihr abbringt. Sie haben nicht verstanden, dass unser Lebenspotential einen höheren oder niedrigeren Ertrag haben kann, so wie man von einer Ertragsdifferenz in der Landwirtschaft oder im Finanzbereich spricht. Es geht hier nicht um mehr oder weniger fantastischen Hoffnungen, sondern einzig um die Kunst des Managements. Warum sollte unser Lebenspotential also nicht verwaltet werden wie jedes andere Kapital, das von vornherein dazu verurteilt ist, sich zu erschöpfen, wenn wir es nicht verstehen, es zu bewirtschaften.«

Das geht allerdings weit über das hinaus, was in heutiger moderner Zeit auch in China im Rahmen der TCM oft gelehrt und angewendet wird. In der klinischen Ernährungsberatung und der Literatur steht nicht mehr das Leben nähren im Vordergrund, sondern häufig eher Empfehlungen, um kurzfristig bestimmte Syndrome zu kurieren. Dann steht eine Mutter vor der unlösbaren Sisyphos-Aufgabe, für jedes Familienmitglied nach ärztlichem Rat eine spezielle Heilkost zu kochen.

Im modernen Westen wie auch im heutigen, immer noch willkürlich beherrschten China fordert das daoistische Denken dagegen auf, wie [WAT03] es formuliert:

»lästige Fragen über die Grundvoraussetzungen des sogenannten guten Lebens zu stellen: Ist es denn so gut, das Leben zu verlängern? Würdest Du lieber mit einem langhingezogenen Wimmern aus dem Leben scheiden oder mit einem herrlichen Krach? [...] Und was ist der Vorzug eines Landes der organisierten Mittelmäßigkeit, in dem jeder auf die gleiche Weise essen, sich anziehen und wohnen muss, wenn doch jeder weiß, dass Abwechslung die Würze des Lebens ist?«

Hier in diesem Buch geht es also nicht um spezielle Hinweise und Rezepte für spezielle Erkrankungen. Sondern es dreht sich alles darum, zu verstehen, was der menschliche Organismus braucht, um optimal versorgt zu sein, damit das Leben gut genährt genossen werden kann. Auch wenn jeder Mensch individuelle Bedürfnisse hat, leben wir alle doch eingebettet in die Zyklen der Natur. Daher wandeln sich für alle Menschen einer Region diese Bedürfnisse mit dem Lauf der Jahreszeiten, verändern sich im Laufe des Älterwerdens. Berücksichtigt man die großen Gesetzmäßigkeiten, ist schon ein entscheidender Schritt für das Wohlbefinden der ganzen Familie getan. Dann kann mit zunehmender Fachkenntnis immer typgerechter die Feinabstimmung erfolgen. Und erst dann kann auch individuelle Medizin vom Organismus optimal aufgenommen, verdaut und transformiert werden.

Der so genannten „Mitte" des Menschen kommt in der chinesischen Diätetik die zentrale Rolle zu. Das gesamte Verdauungssystem, von den Chinesen als „die Mitte" bezeichnet, wandelt von außen zugeführte Fremdenergie in körpereigene Substanzen und eine Energieform um, die der Organismus nutzen kann. Auch im Sinne unserer psychischen Stabilität sprechen wir davon, dass jemand etwas „ver-rückt" ist, oder „ neben sich" steht, nicht in seiner Mitte ist. Die Mitte ist das Zentrum, um das sich alles dreht. Die Mitte ist aber auch die Drehachse, die aller Bewegung ein festes Zentrum und Stabilität verleiht. Fehlt uns dieses, dann werden wir exzentrisch, emotional labil und verschleudern unsere Kräfte. Mit miserabler Verdauungsleistung können diese nicht ausreichend wieder aufgefüllt werden, und damit hat der Teufelskreis begonnen.

Schon in den grundlegenden Klassikern der chinesischen Medizin wurden vor ca. 2000 Jahren Ernährungsempfehlungen ausgesprochen. Ziel ist es, durch Nahrungsaufnahme den Organismus zu nähren, damit er wachsen und sich regenerieren kann. Verbrauchte Energien sollen wieder aufgefüllt werden. Solange der Organismus in Harmonie ist, wird der Zustand gesund genannt. Wird diese Harmonie gestört, auch z. B. durch Fehlernährung, entstehen Krankheiten. Jedes Lebensmittel hat bestimmte Eigenschaften, die in der Therapie und Ernährung genutzt werden. Das Lebensmittel ist (analog zu den Heilkräutern) gekennzeichnet durch seine Temperatur- und Geschmackseigenschaften, Wirkorte und Wirkrichtungen. Ernährung wird in der chinesischen Medizin auf einer energetischen Ebene betrachtet. Im Gegensatz dazu steht die westliche Diätetik, die Nahrung analysiert, quantifiziert und den Nährwert über Tabellen der materiellen Substanzen und des kalorischen Brennwertes beurteilt.

Besonderes Augenmerk wird in der chinesischen Ernährung auf die Funktionsfähigkeit des Verdauungstraktes, der Mitte, gelegt. Der Magen, sowohl als Organ im Sinn der westlichen Anatomie und Physiologie, aber auch in der chinesisch-energetischen Bedeutung als „Minister für Rotten und Reifen" nimmt auf. Er verleibt sich die Umwelt ein: Nahrung, Information, Emotionen und Eindrücke. Milz-Pancreas[1] in ihrer energetischen Rolle als „Ministerin für Transformation" wandelt die materielle Nahrung um in Essenzen, Säfte und Qi. Zudem verteilt sie diese im ganzen Körper, damit die Energie und die Nährstoffe die kleinste Körperzelle erreichen können. Der Dünndarm ist der „Privatsekretär", der „Scheider von Reinem und Unreinem". Er entscheidet, was brauchbar ist und was ausgeschieden werden muss. Weist die Mitte Funktionsstörungen auf, kann die Nahrung im Körper nicht mehr optimal aufgenommen oder verwandelt werden. Eine noch so ideale Ernährung fruchtet nicht, wenn die Mitte gestört ist:

»Wir leben nicht von dem, was wir essen, sondern von dem, was wir verdauen.«

(Ch. W. Hufeland, 1763–1836, zitiert bei [RAU05])

Anders herum nutzt auch die beste Mitte nichts, wenn die Nahrung schlecht verträglich und wertlos ist. Schließlich kennen wir auch den philosophischen Satz:

»Der Mensch ist, was er isst.«

(Ludwig A. Feuerbach, 1804–1872, zitiert bei [WIN04])

Aus der Praxiserfahrung haben Patienten immer einen Qi-Mangel, also ein Defizit an Lebensenergie[2]. Letztlich liegt jeder Erkrankung, jedem Syndrom, ein Qi-Mangel zugrunde. Jeder Qi-Mangel zeigt andersherum auch eine Schwäche der Mitte; sichtbar an Schwäche- und Mangelerscheinungen, verbunden mit Gewichtsanomalien wie Untergewicht oder Übergewicht. Gerade Übergewicht zeigt sich in der Praxis in den westlichen Industrienationen fast ausschließlich als Symptom der Schwäche und der mangelhaften Versorgung der Mitte durch ungünstige Essgewohnheiten. Die reine Kalorienzufuhr ist häufig genug eher zu niedrig als zu hoch, bzw. muss die quantitative Kalorien-

---

1 Die übliche Übersetzung mit „Milz", die sich in den deutschsprachigen Lehrbüchern der TCM leider oft durchgesetzt hat, ist sehr unglücklich gewählt. Sinnvoller ist von Milz-Pancreas zu sprechen. Denn organisch entspricht dieser energetischen Funktion am ehesten die Bauchspeicheldrüse (Pancreas).

2 Qi läßt sich nur bedingt mit Lebensenergie übersetzen, darauf wird in Abschnitt 2.1 genauer eingegangen.

menge qualitativ hinterfragt werden. Meist findet sich hier ein deutlicher Mangel an wertvollen Lebensmitteln, aber ein Zuviel an minderwertigen Nahrungsmitteln, aus denen die Mitte entsprechend wenig Energie produzieren kann. Neben zuviel minderwertigen Fetten stellen ebenfalls oft minderwertige Kohlenhydrate die Hauptkalorienmenge. Diese Beobachtung sollte in jeder therapeutischen Praxis die Konsequenz nach sich ziehen, dass eine kompetente Beratung der Patienten unumgänglich ist.

Modernen, aufgeschlossenen Therapeuten und Wissenschaftlern ist es zu verdanken, dass wir heute Lebensmittel unseres Kulturkreises mit der chinesischen Ernährungslehre verbinden können. Chinesische Diätetik heißt gerade nicht, dass exotische Zutaten in ungewohnter Zubereitung auf den Tisch kommen. Sondern es bedeutet vielmehr, dass die vertrauten Lebensmittel mit der Weisheit der alten Chinesen gesundheitsfördernd eingesetzt werden. Das Konzept der chinesischen Diätetik hat in China eine lange, ca. 3000-jährige Tradition. Sie ist eine der Säulen der chinesischen Medizin und hat wie diese ihre Wurzeln in der daoistischen Philosophie von Yin und Yang, den polaren Gegensätzen jeder Erscheinungsform im Kosmos. Keines der beiden kann isoliert existieren; Nichts in der natürlichen Welt steht außerhalb von Yin und Yang.

»Der Schlüssel zur Beziehung zwischen Yang und Yin [...] ist beiderseitiges Entstehen oder Unzertrennlichkeit. [...] Mit unserer westlichen Logik lässt sich schwer begreifen, dass Sein und Nichtsein sich gegenseitig erzeugen und fördern, denn es ist der große Schreckenswahn des westlichen Menschen, dass das Nichts das ewige Ende des Universums sein könne. Wir erfassen nicht so leicht, dass die Leere schöpferisch ist und das Sein aus dem Nichtsein kommt wie der Klang aus der Stille und das Licht aus dem Raum.« [WAT03]

Gegensätze existieren nur kurzzeitig und wandeln sich immer wieder über den Treffpunkt der Mitte. Extreme werden gemieden, bzw. sollten schnellstmöglich wieder ausgeglichen werden.

**Der Weg der Mitte bedeutet:
Extreme zu meiden.**

Die alten Chinesen waren ein sehr naturverbundenes Volk, das seine Weisheit und seine heute noch gültigen Erkenntnisse aus der Beobachtung der Natur und der Entdeckung ihrer Gesetzmäßigkeiten abgeleitet hat. Die Philosophie des Daoismus und Naturalismus sucht Wege, wie der Mensch am Besten im Einklang mit den Gesetzen der Natur leben kann (heute mehr denn je ein Thema!). Das Dao ist die Art, wie das Universum funktioniert. Es ist der Weg des Lebens, genauso unbeschreiblich, wie man einen Fluss nicht in den Eimer füllen könne oder den Wind in eine Tüte, vgl. [WAT03].

»Das höchste Dao ist nicht fassbar,
seine Wandlungen und Transformationen
sind ewig und ohne Ende.«"

(sinngemäß dem Grundlagenwerk der chinesischen Medizin [SuWen])

Beobachtet man diese unendlichen Veränderungen, erkennt man, dass die Einheit des Dao zerfällt in Yin und Yang und die fünf Elemente Holz, Feuer, Erde, Metall und Wasser. Der chinesische Begriff für Element meint ursprünglich Bewegung und Wandlung, so dass Wandlungsphasen eine bessere Übersetzung hierfür ist. Dieser Wandel erst erschafft das Leben. Endet der Wandel, endet auch das Leben.

Die Daoisten unterscheiden nicht zwischen der Natur der Jahresablaufs, den mit den Jahreszeiten verbundenen Klimata und den zyklischen Wechseln (Tag-Nacht-Rhythmus, Hormonzyklen, Entwicklungszyklen, etc.), die in der Welt der Menschen, in Flora und Fauna geschehen. Die Pflanzen lehren uns die verschiedenen Qualitäten einer jeden Wachstumsphase im großen Kreislauf des Lebens von Wachstum, Blüte, Reife, Zerfall und Speicherung. Diese Naturgesetze beschreiben auch alle anderen Bereiche des Lebens, z. B. Handel. Politik, Medizin.

»Der Mensch hat keine andere Wahl,
als diesem Ablauf der Natur zu folgen;
Funktionären bleibt nur,
im Einklang mit diesen Kräften zu arbeiten.
Dazu dienen die Gesetze des Himmels.«

(Übersetzung eines unbekannten Autors nach [KIR95])

Einseitigkeit gibt es in der Natur nicht. Spätestens mit dem Wechsel der nächsten Jahreszeit verändert sich die Balance von Yin und Yang. Letztlich lässt sich alles auf Yin und Yang reduzieren. Hat man dieses Begriffspaar verstanden, versteht man alles, Gesundheit, Medizin, das Leben und sogar die ganze Welt. Beginnt man, sich mit Yin und Yang zu beschäftigen, erscheint es zu Anfang sehr simpel. Dann kommt der westliche Verstand meist in eine Phase der Konfusion und Verwirrung. Lassen Sie sich nicht beirren. Wenn das wirkliche Verständnis einsetzt, löst sich alles in beeindruckende Schlichtheit auf.

Der ergänzende Ansatz der chinesischen Philosophie ist mit der energetischen Vorstellung der Lebenskraft oder Lebensenergie, dem Qi, verbunden. Qi ist die Quelle aller Lebensvorgänge des Universums. Qi entsteht durch den ständigen Wechsel von einem Pol zum anderen, zwischen Yin und Yang. Qi ist aber auch die grundlegende Substanz aller Funktionsabläufe im menschlichen Körper, also sowohl Energie als auch Materie[3]. Qi kann als Maß für Vitalität verstanden werden. Je besser das Qi der Nahrung ist, desto besser ist sein Geschmack und sein Aroma, desto mehr Qi wird dem Konsumenten mit dieser Nahrung zugeführt. Verfügt eine Person über ein starkes Qi, hat sie Kraft zum Schaffen, die Organe und Körperfunktionen arbeiten kraftvoll, und es gibt wenig Blockaden im Körper.

Ein noch besseres Verständnis für Qi liefert die Beachtung des Gegenpartes, des Blutes. Blut ist Yin. Qi ist Yang im Vergleich der beiden Partner. Im Chinesischen sagt man, Blut sei die Mutter des Qi. Blut liefert die Nährstoffe, die das Qi nähren und unterstützen. Das Qi wiederum leitet und führt das Blut. Und nur, wenn das bewegende und verdauende Qi stark genug ist, wird das Blut ausreichend gebildet und zirkuliert. Auf den Organismus bezogen, wirkt Qi wärmend und ist der Ursprung jeder Bewegung. Es schützt den Körper, fließt durch die Akupunkturleitbahnen und Körpergewebe und unterstützt die reibungslose Funktion aller Organe und Körperfunktionen.

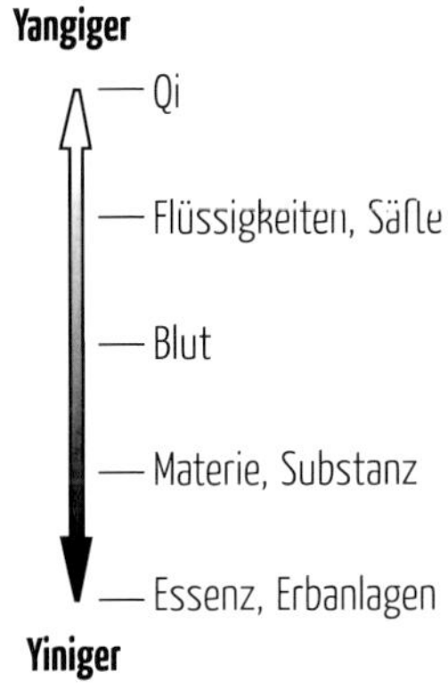

Abbildung 1: Relative Zuordnung zu Yin und Yang

[3] Damit ist dem asiatischen Denken die bahnbrechende Erkenntnis der modernen Physik übrigens seit langem vertraut. Westliche Naturwissenschaftler, deren Ursache-Wirkung-Denken fest verhaftet ist im „Entweder-oder", kämpfen bis heute mit dem Verständnis der Quantenphysik, nach der nachweislich das „Sowohl als auch" existiert. Es gibt keine Objektivität mehr, der Beobachter verändert das Experiment.
»In der modernen Physik zeigt sich das Universum als dynamisches, unteilbares Ganzes, das seinem Wesen nach immer den Beobachter einschließt«, schreibt der Physiker F. Capra [CAP08].

Abbildung 1 verdeutlicht den fließenden Übergang von Yin und Yang als relativem Ausdruck von Körpersubstanzen. Eine Disharmonie von Yin und Yang hat also immer ein unausgewogenes Verhältnis des Qi zur Folge (und umgekehrt). Dies bedeutet für den Menschen Krankheit. Der Mensch steht in der Spannung zwischen Himmel und Erde. Er bekommt sein Qi über die Atmung von „Vater Himmel" (Yang), sowie über die Nahrung von „Mutter Erde" (Yin). Die dritte Quelle für Qi ist die angeborene Veranlagung, modern ausgedrückt durch die DNA, die Erbsubstanz. Im Westen hat der Arzt Paracelsus dies formuliert:

»Wir werden nicht nur geboren durch unsere Mutter,
sondern auch durch unsere Mutter Erde,
die mit jedem Mundvoll Nahrung täglich Einzug in uns hält!«

(Paracelsus, 1493–1541, zitiert bei [WILL06])

Erkrankungen können durch Störungen aus drei Bereichen ausgelöst werden: vom Himmel durch klimatisch-atmosphärische Einflüsse, von der Erde durch falsche Ernährung und vom Menschen durch negative psychosoziale Einflüsse. Daher ist es die Pflicht jedes Therapeuten, den Patienten zu beraten, um ihm zu helfen, die für ihn angemessene Lebensweise, seinen Weg zur gesunden Mitte, zu finden. Dann kann auch das Symptom behandelt werden.

Hierbei ist die Ernährung ein wichtiger Schlüssel, zusammen mit der weiteren Therapie. Aufgrund unserer heutigen Lebensbedingungen mit Hektik und Stress werden wir immer nervöser und verbrauchen oft mehr Energie, als wir besitzen. Durch diese Yang-lastige Lebensweise erschöpfen wir unser Yin, die Substanz, die für Ruhe und Regeneration sorgen soll. Je mehr sich das Yin erschöpft, desto nervöser werden wir – und schon sind wir mittendrin im Teufelskreis. Wir lassen uns noch mehr stressen, schlafen schlecht, finden kaum Zeit zum Kochen und Essen und bekommen Verdauungsbeschwerden. Denn auch die Ernährung in der westlichen, hektischen Welt ist zu Yang-lastig, steckt voller hochputschender, schnell verfügbarer Kalorien, voller anregender Stoffe. So vergrößert sich die Dysbalance von Yang und Yin immer mehr. Der Weg in die Erkrankung hat begonnen. Nur Sie können daran etwas ändern, indem Sie Ihre Lebensgewohnheiten untersuchen und die nötigen Veränderungen vornehmen.

Der gezielte Einsatz von Lebensmitteln kann Ausgewogenheit, Harmonie – Gesundheit – wieder herstellen. Lebensmittel sind milde Therapeutika, die aber durch den regelmäßigen und steten Einsatz erstaunliche Kraft bekommen. Die Kraft eines energiereichen, hochwertigen Lebensmittels kann korrigierend auf das Qi im menschlichen Organismus einwirken. Schwerverdauliche, kalte und stark kühlend wirkende Nahrung fordert Energie vom Körper und schwächt ihn weiter.

Über Jahrtausende haben die Chinesen die Lebensmittel in ihre Philosophie von Yin und Yang eingeordnet und zwar über:

- das energetische Temperaturverhalten (kalt, kühl, neutral, warm, heiß),
- die Geschmacksrichtung (salzig, scharf, süß, bitter, sauer, fad),
- die Wirkrichtung, d. h. die Bewegungsrichtung des Qi im Körper (z. B. aufsteigend, zerstreuend, zusammenziehend, absenkend)
- und den Organbezug des Lebensmittels.

Außerdem berücksichtigt die chinesische Ernährungslehre:

- die Tageszeit, aber auch die Jahreszeit,
- das Alter eines Menschen,
- seine Konstitution, physisch und psychisch,
- seine Umgebung, in der er lebt und arbeitet,
- seine Erkrankung und
- die klimatischen Faktoren.

Der nächste, grundlegende Tipp wird damit schon verständlich. Das, was zu einer bestimmten Saison in der Umgebung wächst und reift, entspricht auch unserer inneren Natur. Im Winter wachsen einfach keine Tomaten im Garten, die mit ihrer befeuchtenden und kühlenden Wirkung im Winter ungeeignet, im Sommer aber genau richtig wären.

Essen Sie möglichst naturbelassene Lebensmittel je nach Region & Saison.

Kaufen Sie möglichst unbehandelte, unverarbeitete Rohstoffe. Statt Supermarkt, in dem das ganze Jahr fast das gleiche Sortiment angeboten wird, sind Hofläden, Erzeugergenossenschaften und direkt verkaufende Produzenten empfehlenswert. Erkundigen Sie sich, was in Ihrer Region typischerweise angebaut wird, und Saison hat. Orientieren Sie ihren Einkaufszettel und die Speisenauswahl daran.

Dann wissen Sie, was drin ist, und können selbst entscheiden, was Sie damit machen. Im ganzen Apfel stecken noch eine Menge Vitalstoffe wie Vitamine, Mineralien etc. Im fertig gekauften Apfelmus ist nicht mehr viel davon übrig, statt dessen sind aber eine Menge Zucker und andere Hilfstoffe zugegeben worden, die auf den Stoffwechsel einwirken, auch Allergien auslösen können, etc. Eine saftige, selbst zubereitete Lasagne aus Nudeln, Tomaten und Sahne hat mit der fertigen Tiefkühllasagne nicht mehr viel gemein außer dem Namen. Sie kaufen einen Chemiecocktail. Das gilt für alle sog. Convenience-Produkte, egal ob schnelle Küchenhelfer wie Backmischungen oder Fertignahrung.

Um nochmals frei nach Paracelsus zu sprechen, die Dosis macht das Gift. Es ist nichts gegen den Verzehr von z. B. Fleisch oder Brot zu sagen, wenn sie als Beilage gelegentlich genossen werden. In den Mittelpunkt gehören aber ganz klar Obst und Gemüse. Die durchschnittliche Ernährung enthält viel zu viel Milchprodukte, Brot und Fleisch/Wurst. Wie in Tabelle 1 dargestellt, sollten Sie über den Tag verteilt als erste grobe Daumenregel drei Teile Obst und Gemüse essen, ergänzt durch einen Teil Getreideprodukte und einen Teil Proteine, z. B. Fleisch, Fisch, Milchprodukte:

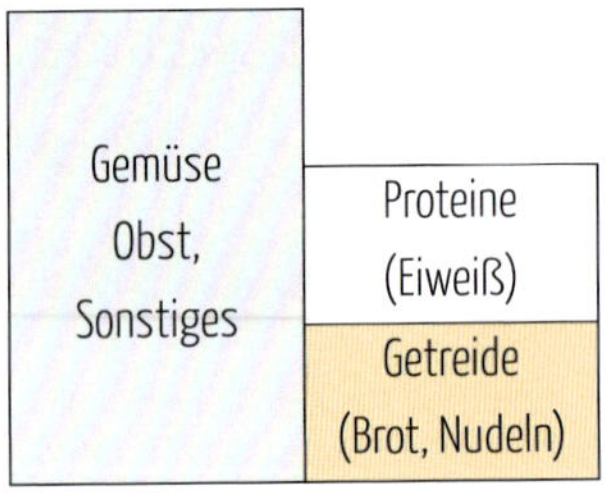

Tabelle 1: Pro Tag (bez. auf kcal) 3 Teile Gemüse/Obst, Sonstiges, dazu je 1 Teil Getreideprodukte und 1 Teil Proteine

**Hauptlebensmittel
sind Obst und Gemüse.**

Stellen Sie um auf mindestens zwei gegarte, wärmende Mahlzeiten am Tag. Eine warme Mahlzeit kann dennoch schlicht und schnell zubereitet sein. Schauen Sie sich die Beispielrezepte an und probieren Sie es aus.

**Hauptmahlzeiten
am Morgen und am Mittag,
mindestens zwei warme Mahlzeiten pro Tag.**

Gerade während der Woche fällt es schwer, nach einem Tag voller Hektik und Herausforderungen am Feierabend abzuschalten und zur Ruhe zu kommen. Für viele Menschen wird dann die Aufgabe, ein hochwertiges Essen auf den Tisch zu bringen, zur Last. Man greift schnell zu bequemen Fertigprodukten, Knabbereien oder dem Pizzadienst. Es fehlt die Zeit für sich, füreinander, für die Familie. Kochen und Zubereiten einer Mahlzeit braucht jedoch keinen zusätzlichen Stress zu bedeuten, denn nach Feierabend muss es kein perfektes Menu sein. Gerade die Abendmahlzeit kann eine warme, leckerere Kleinigkeit sein, zu der man sich mit der ganzen Familie statt vor dem TV in der Küche trifft zum gemeinsamen Kochen, Schnippeln und sich dabei vom Tag erzählen. Starten Sie doch einfach mal als Willkommen für jeden mit einer Tasse Kräuter-/Gewürztee, z. B. Roiboos mit einem Schuss warmer, schaumiger Milch und einem Klecks Honig. Naschen beim Vorbereiten ist ausdrücklich erlaubt, dann macht es doppelt Spaß. Hier eine Olive, dort ein Gemüsehäppchen, hier ein Löffel davon. Reste oder auch für einige Tage Vorgekochtes, z. B. Reis, können ohne großen Zeitaufwand verarbeitet werden.

Wer sich auf den Weg der gesunden Mitte einlässt, muss Erfahrungen und Gewohnheiten außer Kraft setzen, mit denen er bisher „überlebt" hat. Die wohltuende, heilsame Wirkungsweise dieser Ernährungsform wird ihn dafür entlohnen. Doch um Gewohnheiten umzustellen, ist natürlich auch etwas Geduld mit sich selbst gefordert. Statt sich unter Druck zu setzen, hilft eine spielerisch-neugierige Herangehensweise und Lust am Ausprobieren.

2 WOHL BEKOMM´S!

Grundlagen der Ernährungsmedizin

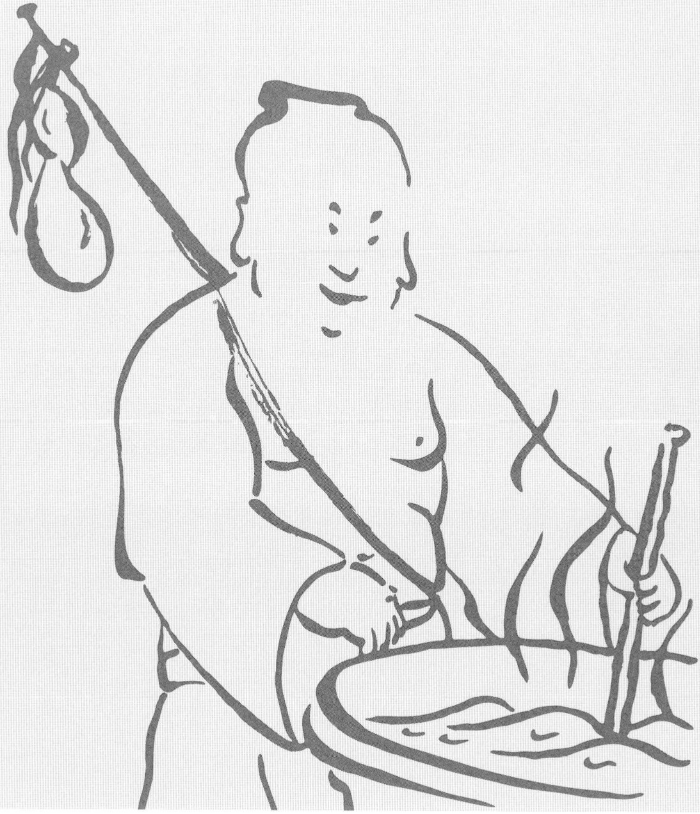

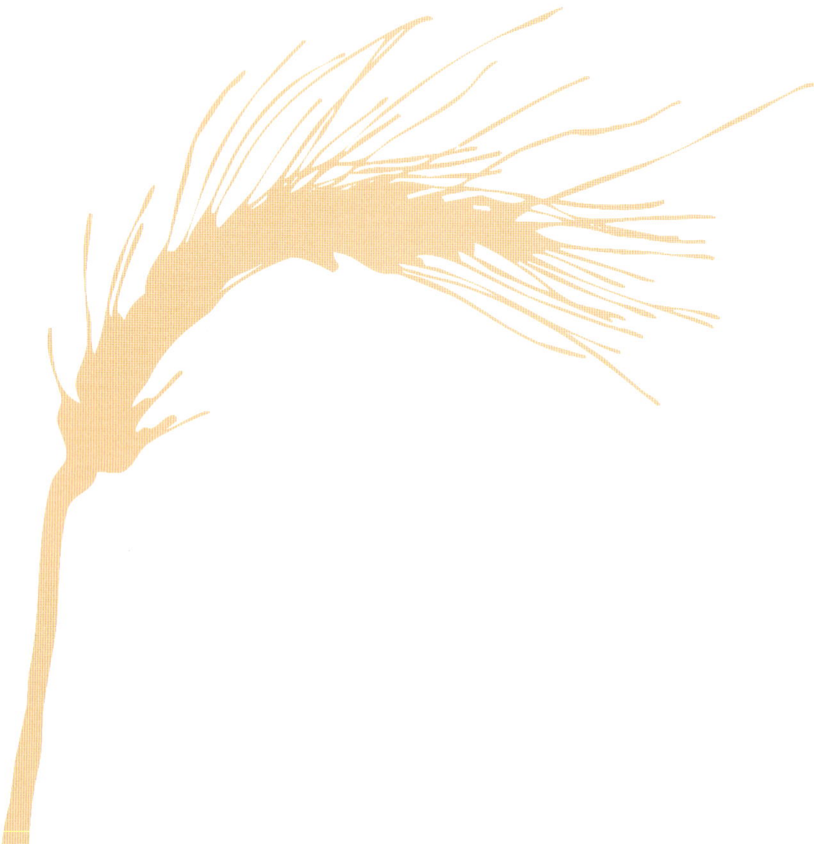

2 Wohl bekomm's! – Grundlagen der Ernährungsmedizin

»Die Menschen haben ja auch das Essen zu etwas anderem gemacht: Not auf der einen, Überfluss auf der anderen Seite haben die Klarheit dieses Bedürfnisses getrübt, und ähnlich trübe sind alle die tiefen, einfachen Notdürfte geworden, in denen das Leben sich erneuert.

Aber der einzelne kann sie für sich klären und klar leben (und wenn nicht der einzelne, der zu abhängig ist, so doch der Einsame). Er kann sich erinnern, dass alle Schönheit in Tieren und Pflanzen eine stille dauernde Form von Liebe und Sehnsucht ist, und er kann das Tier sehen, wie er die Pflanze sieht, geduldig und willig sich vereinigend und vermehrend und wachsend nicht aus physischer Lust, nicht aus physischem Leid, Notwendigkeiten sich neigend, die größer sind als Lust und Leid und gewaltiger denn Wille und Widerstand.

O dass der Mensch dieses Geheimnis, dessen die Erde voll ist bis in ihre kleinsten Dinge, demütiger empfinge und ernster trüge, ertrüge und fühlte, wie schrecklich schwer es ist, statt es leicht zu nehmen. Dass er ehrfürchtig wäre gegen seine Fruchtbarkeit, die nur eine ist, ob sie geistig oder körperlich scheint; denn auch das geistige Schaffen stammt von dem physischen her, ist eines Wesens mit ihm und nur wie eine leisere, entzücktere und ewigere Wiederholung leiblicher Wollust.

›Der Gedanke, Schöpfer zu sein, zu zeugen, zu bilden‹, ist nichts ohne seine fortwährende, große Bestätigung und Verwirklichung in der Welt, nichts ohne die tausendfältige Zustimmung aus Dingen und Tieren, – und sein Genuss ist nur deshalb so unbeschreiblich schön und reich, weil er voll ererbter Erinnerungen ist aus Zeugen und Gebären von Millionen.«

(aus Rainer Maria Rilke, Briefe an einen jungen Dichter [RIL10])

2.1 Leben ist Wechsel und Wandel

»Das Ganze des Lebens, des physischen wie des geistigen, ist ein dynamisches Phänomen [...] Jeder Übergang [...] sei, nichts andres als ein unmittelbarer Weg ins Innere des Weltgeheimnisses, wo im Hin und Wider zwischen Ein- und Ausatmen, zwischen Himmel und Erde, zwischen Yin und Yang sich ewig das Heilige vollzieht.«

(aus Hermann Hesse, Das Glasperlenspiel [HES96])

Alles Sein wird im Daoismus als in die Natur und die natürlichen Gegebenheiten eingebunden angesehen, wobei sich hinter dem Wort Natur das Spontane verbirgt. Das Dao ist die grundlegende Voraussetzung, das alleserschaffende Urchaos. Das Nichtsein ist Anfang von Himmel und Erde:

»Ein Dunkles ist, das vollkommen war,
ehe Himmel und Erde entstanden;
ruhig, still,
es steht allein ohne Wandel,
es bewegt sich ohne Gefahr.
Es könnte die Mutter aller Dinge sein,
Ich weiß seinen Namen nicht
und nenne es Tao.«

(Laotse, zitiert aus [WAT03])

Das Einssein ist der Ausgangspunkt unserer Existenz, des Universums. Das Eine teilt sich in zwei sich ergänzende Pole, Yin und Yang. Keines der beiden kann isoliert existieren, nichts in der natürlichen Welt steht außerhalb von Yin und Yang. Alles hat zwei Seiten, einen Aufstieg und einen Abstieg. Im gesunden Gleichgewicht unterstützen sich Yin und Yang gegenseitig und hängen voneinander ab. So wird materielle Nahrung (Yin) im Körper in Energie (Yang) für die Zellen transformiert. In der Konsequenz sorgt die Energie (Yang) des Körpers, speziell die Verdauungsenergie, dafür, dass die Nährstoffe (Yin) im Darm aufgenommen werden, um Körpersubstanz (Yin) aufzubauen. Die Zweiheit der Einheit ist untrennbar voneinander abhängig; geht ineinander über, ergänzt einander. Sie ist nie statisch, sondern dynamisch wie die Begriffspaare aus Tabelle 2. Nicht zu verwechseln sind diese gegensätzlichen Pole mit dem Begriff des Gegensatzes oder Konflikts!

Das Verständnis von Yin und Yang ist die Basis für alle Erklärungen der chinesischen Philosophie, auf der wiederum die Medizin basiert. Ob daoistisch oder konfuzianisch, alle Richtungen und Schulen führen letztendlich alle Erklärungsmodelle zurück auf den ewigen Wechsel von Yin und Yang. Auch der komplexeste Zusammenhang muss sich durch das tiefe Verständnis von Yin und Yang auflösen lassen. Unser westlicher Verstand ist dabei oft sehr gefordert, und sogar überfordert. Denn Yin und Yang sind nicht absolut, d.h. ein Ding ist keineswegs entweder Yin oder Yang. Die Relativität der Dinge zueinander ist das Entscheidende. Etwas kann yinig sein in Bezug auf ein anderes, aber bezogen auf ein drittes wiederum yangig. Das führt selbst Fachleute immer wieder in die Verwirrung[4].

[4] In der asiatischen Ernährungslehre wird diese Verwirrung nicht geringer, denn z.B. die Makrobiotik des Japaners Ohsawa, die in den 1980er Jahren im Westen populär wurde, beruft sich auf die chinesischen Klassiker, hat aber einige eklatante Abweichungen in der Definition von Yin und Yang. Die meisten Eigenschaften stimmen überein, jedoch sortiert die Makrobiotik dem Yin Expansion und kurze Wellen mit hoher Frequenz zu, und lässt das kalte, dunkle Yin leicht und aufsteigend sein. Die chinesischen Klassiker sind aufgrund sorgfältiger Naturbeobachtung entstanden. Damit ist es sinnvoll, dass die Kälte des

Yin	Yang
Erde	Himmel
unten	oben
Kontraktion	Expansion
Schwere	Leichtigkeit
Nacht	Tag
Dunkelheit, Schatten	Helligkeit, Licht
Wasser	Feuer
Kälte, Nässe	Hitze, Trockenheit
Ruhe	Aktivität
Parasympathikus	Sympathikus
Entspannung	Anspannung
Leere, Mangel	Fülle
Körpersubstanz	Körperenergie
Blut	Qi
innen	außen
weiblich	männlich
bitter, sauer, salzig	süß, scharf

Tabelle 2: Zuordnung in Yin und Yang

Das Qi ist die Bewegung der Zwei, ständig ineinander übergehend. Sie schafft den Raum für die Drei, für das magische Dritte, aus dem wiederum die 10.000 Dinge entstehen. Die Bewegung geht über in die Vier, in die vier Himmelsrichtungen. Die sich nach Ost-West und Nord-Süd zerstreuende Bewe-

---

Yin wie kalte Luft schwer absinkt und die Bewegung mit zunehmender Kälte immer langsamer wird, bis sie schließlich einfriert. Entsprechendes gilt für Frequenzen von Wellen: Je energieärmer, desto weniger Reichweite, desto langwelliger, also mehr Yin sind sie. Irritierend ist, dass meist mit langwelliger Strahlung Wärmestrahlung assoziiert wird, scheinbar Yang. Physikalisch wird Strahlung aber immer energieärmer, je langwelliger sie wird. Langwellige Strahlung erwärmt Gewebe nur, kurzwellige, energiereichere Strahlung, z.B. Radioaktivität, zerstört dagegen.

gung wird durch ein Zentrum stabilisiert, zu einer Kreisbewegung zentriert (s. Abbildung 2). So entstehen die Fünf, die fünf Wandlungsphasen. Diese Wandlungsphasen, WuXing, beschreiben die Stufen der Veränderung, mit denen sich jeder Wandel in der Natur vollzieht.

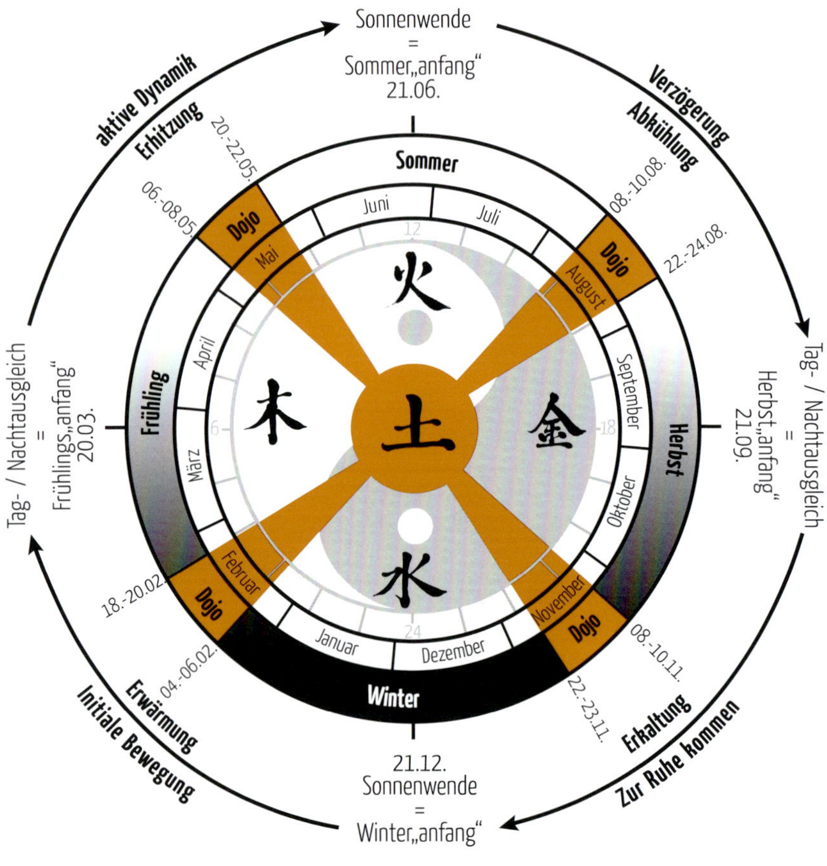

Abbildung 2: Tempus fugit – Darstellung der Wandlungsphasen als Zyklus, in Gelb die Erde als Übergangsphasen und Zentrum

Diese Resonanz auf den Lauf der Natur zeigt sich in verschiedensten Eigenschaften, durch die man verstehen kann, wie sich die Wandlungsphasen auch in den Menschen auswirken: So wie sich der

Frühling in der Natur auswirkt, so spielt er auch seine Rolle im Leben der Menschen, z. B. werden wir wieder aktiver. Stichworte sind Frühlingsgefühle und der Valentinstag zum Frühlingsbeginn. Alle Zyklen lassen sich in ihrer Entwicklung durch diese fünf Stufen beschreiben.

Jede Bewegung beginnt am Tiefpunkt der Energie des vorigen Zyklus. Aus der Ruhe wird neue Kraft gesammelt, konzentriert, regeneriert. Der Energieanstieg erfolgt zunächst verhalten. Wenn die Zeit reif ist, steigt die Energie immer stärker. Die Dynamik des Wachstums beschleunigt sich, materialisiert sich immer stärker aus ihrer ureigensten Vision, der optimalen Entfaltung des Potentiales, heraus. Schließlich ist der Höhepunkt der Entwicklung erreicht. Das Energieniveau ist am Wendepunkt auf Maximum, für einen Augenblick scheint Stillstand zu herrschen. Die Phase der Reife zeigt noch Fülle, wenn sie auch schon beginnt, wieder zu schwinden. Rasch zerfällt die Fülle. Die Abnahme verlangsamt sich stetig, je mehr die energetische Talsohle naht. Und auch hier wieder: scheinbarer, kurzfristiger Stillstand am Wendepunkt, s. Abbildung 3.

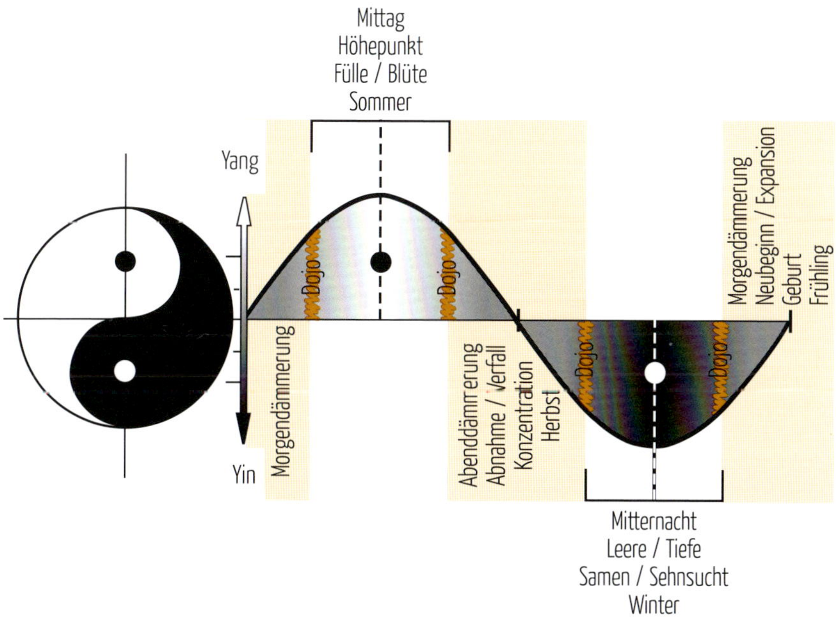

Abbildung 3: Tempus fugit – Darstellung der ewigen Kreisbewegung in linearem Zeitverlauf, in Gelb die Übergangsphasen der Erde

Dieser zyklische Ablauf findet sich im Tagesverlauf wieder, im Jahreskreis, in den Entwicklungsstufen von Keimung und Geburt bis zum Tod. Dieser Prozess beschreibt letztendlich die gesamte Natur, alles Leben vom kleinsten, schnellsten Impuls einer Nervenzelle bis zum größten Zyklus von Entstehung und Zerfall von Galaxien. Die Bewegung des Dao erkennen wir überall, in unserem Lebenslauf, in den Beziehungen des Alltags, selbst in unseren gesellschaftlichen Organisationen – in der Entwicklung vom überschwenglichen, revolutionären Anfang zum Stadium reifer, erstarrter Bürokratie. Jeder Mikrokosmos ist ein Teil des Makrokosmos, oder wie Hermes Trismegistos es im Westen formulierte: »Wie oben, so unten«.

Diese Sicht lehrt uns aber auch, dass alle Teile untrennbar miteinander verwoben sind. Die Existenz ist nicht so, wie es das mechanistische Weltbild annimmt, die Gesamtheit ist mehr als die bloße Summe aller Teile. Sicher können wir einen Ausschnitt der Wirklichkeit auf Ursache und Wirkung vereinfachen. Jedoch müssen wir den Ausschnitt mit Bedacht wählen, denn wird er zu groß, zu klein oder umfasst Lebendigkeit, wie die moderne Physik schon lange festgestellt hat, ist die Linearität der kausal-analytischen Physik des Cartesischen Zeitalters unzutreffend. Nur die Medizin an den Lehrstühlen der Universitäten vermag nicht recht, sich von dieser veralteten Perspektive zu lösen. Sie versucht immer noch, den Menschen als Ersatzteillager zu betrachten. Doch die KörperGeistSeele (auch wenn die Seele unbeschreiblich wie das Dao ist) ist untrennbar mit dem lebendigen Sein verbunden. Sie wandelt sich ständig im Fluss des Lebens.

Die chinesische Philosophie beschreibt diesen Fluss des Lebens mit fünf Phasen von Wechsel und Wandel:

水

Die Wandlungsphase Wasser charakterisiert Verlöschen und Potential, Tod und Empfängnis. Beides beginnt am tiefsten Punkt als Quelle einer neuen Generation im ewigen Zyklus. Eine reale Existenz ist gestorben, ohne Form, ohne Inkarnation. Gleichzeitig sammelt sich das struktive Potential beim Bewahren in der Stille als Basis für den Neuanfang. Wie der Samen im Winter sinkt die Energie zu dieser Zeit in die Tiefe, ruht still und starr wie der gefrorene See.

Dies findet sich – modern ausgedrückt – im Begriff der DNA, der Erbsubstanz, wieder, die in Samen und Eizelle bis zur Vereinigung, der Empfängnis, bewahrt wird. Erst wenn die Tiefen beleuchtet werden, können Scham und Furcht transzendiert werden. Angst ist die gesunde Erinnerung der Weisheit, sorgfältig mit den Ressourcen umzugehen und sie angemessen einzusetzen, um die Lebensaufgabe zu erfüllen. So verbirgt sich hinter diesem Funktionskreis mehr als nur das der Organe[5] Niere/Blase in der Funktion des Wasserhaushalts. Natürlich kennen wir auch im Westen den Zusammenhang zwischen Angst und Wasserwegen, wenn man sich „vor Angst in die Hosen macht".

Die Aufgaben der einzelnen Funktionskreise kann auch durch das Bild des Kaiserreiches des Körpers verständlich gemacht werden. Jeder Funktionskreis erfüllt eine ganz bestimmte Aufgabe, wie ein Beamter oder Minister im Reich des Kaisers. In seinem Auftrag sorgen sie für Ordnung.

Die Nierenenergie als „Ministerin für Vitalität und Familienplanung" senkt das Qi nach unten, speichert die Vitalität, ist die treibende Kraft hinter allen Transformationsprozessen. Die Blasenenergie als „Ministerin für Wasserwege" sorgt durch angemessenes Öffnen und Schließen dafür, dass – neben der Ausscheidungsfunktion – auch gespeichert werden kann. Wenn die Ressourcen regeneriert sind, sorgt ein unbedingter Wille und zähe Ausdauer dafür, dass neue Pläne und Visionen entstehen, reifen und mit dem Erwachen des Holzes verwirklicht werden.

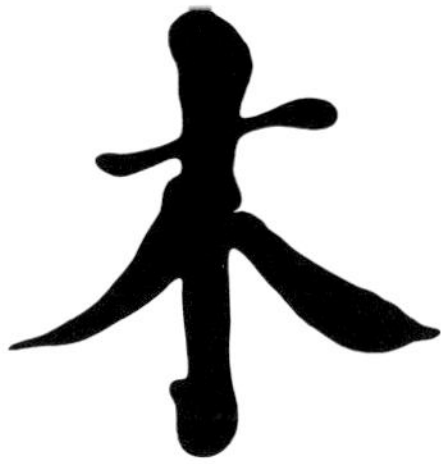

Mit dem Frühling steigt die Holz-Energie mit aller Macht auf, eine treibende, unbändige Welle des Wachstums breitet sich aus. Potential will verwirklicht werden mit der Geburt des neuen Zyklus. Visionen werden mit Enthusiasmus umgesetzt. Treibende Kraft ist die Sehnsucht, den individuellen Lebensplan instinktiv entfalten zu dürfen. Eine Eichel wird zu nichts anderem als einer Eiche.

Es geht um die Klarheit der Vision der Aspekte des Selbst, die uns im Sein verwurzeln. Es geht um die schöpferische Selbstverwirklichung durch ausgeglichenes Verhalten zwischen Nachgiebigkeit und Durchsetzung. Wenn man sich nicht entfalten kann, führt das zu Ärger und Frust. Flexibilität und Güte sind wichtige Eigenschaften als Ausgleich, damit sich dieser treibende Energieanstieg in gesunder Durchsetzung statt Aggressivität kanalisieren kann. Sonst läuft einem im wahrsten Sinne des Wortes eine „Laus über die Leber".

Dieser Energiequalität entspricht die Körperfunktion der „Strategin", die eng mit dem Organ Leber verbunden ist. Sie zeichnet sich durch strategische Planung aus, um das Potential zur Entfaltung zu bringen. Ein Mangel an Planung bewirkt ein Stocken im Fluss der Versorgung unter anderem der Sehnen und Bänder mit Qi und Blut. Aber auch Lymphe, Emotionen etc. müssen im Organismus frei zirkulieren können. Dies spiegelt sich auch organisch wider, denn das Organ Leber muss alles Blut, das aus der Peripherie zum Herzen zurückfließt, gezielt verarbeiten und überflüssig gewordene Hor-

[5] Die Funktionskreise versorgen zwar mit ihrem Qi auch die gleichnamigen Organe, sind mit ihnen jedoch nicht identisch. Hinter dem Begriff des Funktionskreises steht ein energetisches Konzept. Die Organe sind dagegen Materie, die wiederum von der Energie versorgt wird.

mone unschädlich machen; sie produziert die Gallenflüssigkeit zur gesamten Verdauung und Entgiftung; sie reguliert das Gleichgewicht des Stoffwechsels und bildet fehlende Eiweiße nach. Sie ist das schwer arbeitende Organ der Zirkulation. Das Organ Gallenblase speichert Sekrete der Leber, um sie gezielt auszuschütten, wenn eine effektive Verdauung stattfinden soll. Das Organ Gallenblase wird versorgt vom Funktionskreis, den man mit der „Exekutiven" gleichsetzen kann, die die Pläne von der „Strategin Leber" auszuführen und zu verwirklichen hat und dafür sorgt, dass Entscheidung und Bewegung auch tatsächlich stattfindet. Diese beiden Funktionen sind eng miteinander verbunden. Denn Durchsetzungskraft beruht auf guter Planung mit offenen Augen, die ebenfalls von dieser Energie genährt werden.

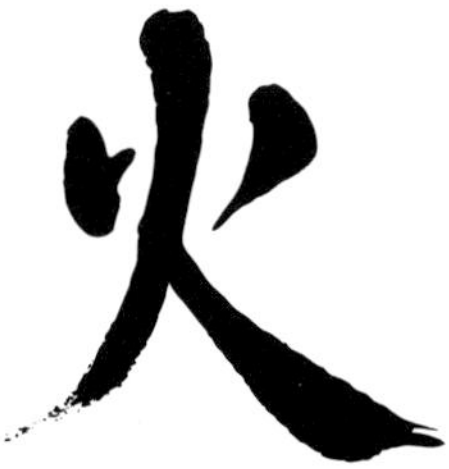

Die Wandlungsphase Feuer symbolisiert die Zeit des leuchtenden Höhepunkts. Die Schöpfungskraft hat die höchste Blütezeit erreicht, und äußert sich schwebend, geistreich, wenig greifbar, aber überaus kommunikativ. Im wahrsten Sinne ist hier Licht und Liebe, voller Charisma, um für die Inspiration des Himmels empfänglich zu sein. Dann kann sich der Auftrag des Himmels in unsere Bestimmung herabsenken als individuelle Lebensaufgabe. Jeder Mensch ist ein Mensch wie jeder andere, und dennoch etwas ganz Besonderes in seiner Einzigartigkeit.

Der Funktionskreis Herz übernimmt als „Herzkaiser" unserer KörperGeistSeele die souveräne Herrschaft, und sollte das Leben gemäß des Potentials und der Bestimmung intuitiv lenken. Der Herzkaiser sollte klare Erkenntnis des wahren Selbst haben und richtungsweisenden Einfluss nehmen, um damit kongruentes Handeln zu erreichen. Aber neben allem Intellekt ist hier auch die Bereitschaft zu Intimität, Zuhören und Kontakt gefordert, auch auf die Gefahr hin, sich das Herz brechen zu lassen. Offenheit entsteht aus Stärke heraus, aus der Balance von Inspiration und Glück. Der Funktionskreis Dünndarm ist der „Privatsekretär, der Scheider von Reinem zu Unreinem", dessen Energie auf geistiger Ebene Herzensangelegenheiten von alltäglichem Kleinkram trennt. Auf körperlicher Ebene sortiert das Organ Dünndarm Nahrungsbestandteile und leitet sie weiter. Am Wendepunkt des Zyklus wird dieses Sortieren besonders wichtig, wenn ab der Krise kurz nach Lebensmitte die Erkenntnis kommen muss, dass der Körper altert und das Bewusstsein immer mehr die schwindenden substantiellen Ressourcen tragen muss.

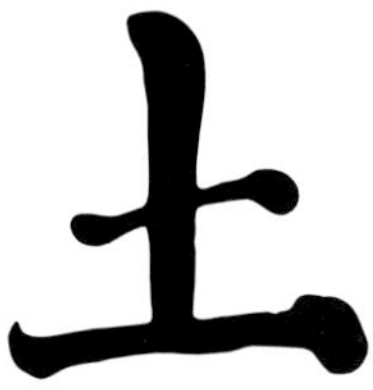

Die Wandlungsphase Erde steht in vieler Hinsicht immer wieder in der Mitte der Aufmerksamkeit. Denn das große Thema der Erde ist Transformation. Immer, wenn es um Wechsel und Wandel geht, kommt die Erde mit ins Spiel, die harmonisiert und Extreme verbindet. Ob Jahreszeitenübergänge oder die

Übergänge Schwangerschaft, Pubertät, Lebensmittekrise/Klimakterium und schließlich der Tod:

Die Erde ist ständig in Bewegung, rotiert dabei aber stets um ein stabiles, beständiges Zentrum, das die Zwänge und Beschränkungen mindert, die durch das Verwurzeltsein in der Materie entstehen. In moderneren Interpretationen werden gerne die vier Übergangszeiten zum Spätsommer als Erntezeit zusammengezogen und fixiert dargestellt, s. Abbildung 5. Sie wird durch Mutter Erde charakterisiert, die ihre Kinder mit der vollreifen, überbordenden Fülle nährt. Sie birgt das nährende Potential und kann jede Wandlung hervorbringen.

Der Funktionskreis Magen als „Minister für Rotten und Reifen" nimmt auf, verleibt sich die Umwelt ein. Es geht hierbei um die Integration der Lebenserfahrungen, um authentisch leben zu können. Die Fähigkeit, die Absicht des „Herzkaisers" zu manifestieren, zeigt sich in der Transformation der Wandlungsphasen der Umwelt: verdauen, was beständig aufgenommen wird, um daraus Visionen verlässlich zu verwirklichen. Die „Ministerin für Transformation", oft als „Milz-Pankreas"[6] bezeichnet, wandelt um und schickt das gewonnene, nährende, klare Yang zu allen Zellen. Sie sorgt aber auch für den Abtransport von nicht mehr Gebrauchtem (als trübe Yin oder modern als Stoffwechselendprodukte, Säuren oder Schlacken bezeichnet) zu den Ausscheidungsorganen. Somit kann die ganze Verdauung als Mitte aufgefasst werden.

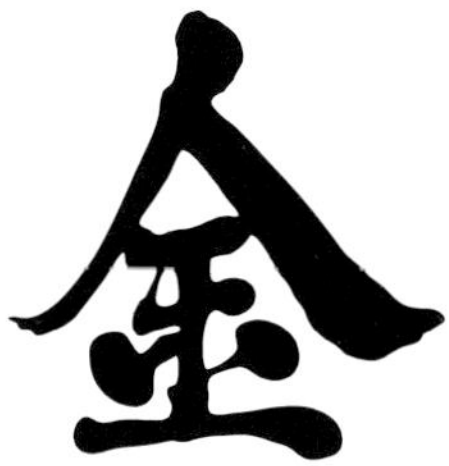

Das Metall bringt den Zyklus zum Ausklingen. Die Natur lässt wieder los, die fallenden Blätter verneigen sich im Herbst vor dem ewigen Leben. Hier ist die Verbindung zum Wesentlichen. Statt sich weiter nach außen, ins Materielle zu verschleudern, muss man sich nun nach innen wenden: Die Erfahrungen müssen konzentriert werden. Es geht um Rückzug aus der Welt, damit das Wesentliche in Ruhe herausdestilliert werden, durch Gärung verwandelt werden kann, um schließlich als Geist – oder Weisheit des Alters – aus der Materie herausfiltriert zu werden. Es geht um Loslassen von unrein Gewordenem, das sich zu Kompost zersetzt, um neues Wachstum zu nähren. Es ist das Zurückkehren zum Wasser. Es geht darum, bei aller Trauer im Ende den Anfang wiederzufinden. Der große Sinn besteht darin, seiner eigenen Natur und der des Lebens gerecht zu werden, die sich im rhythmischen Wechsel von Ausdehnen/Zusammenziehen ausdrückt. Im Körper entspricht dies dem Atmen, dem Aufnehmen und Ausscheiden, z. B. von Atemluft und Nahrung(sresten). Die Lungenfunktion wird gewährleistet durch die „Ministerin für himmlische Angelegenheiten", deren Aufgabe es ist, die Inspiration vom Himmel,

---

6 Der Fachbegriff Pancreas für die Bauchspeicheldrüse, die Verdauungssekrete produziert, leitet sich ab aus dem lateinischen creare (erschaffen) und Pantokrator (griechisch „Allherrscher"), d.h. Alles-erschaffend.

aber auch auf körperlicher Ebene das Inspirium (= Atem) zu empfangen. Und für das Loslassen ist schlussendlich der „Minister für Müllabfuhr", der Dickdarm, zuständig.

So entsteht und verändert sich das Qi durch den ständigen Wechsel von einem Pol zum anderen, zwischen Yin und Yang. Qi ist ein Synonym für die treibende „Kraft" von Wechsel und Wandel, die das Leben ausmachen und dafür sorgen, dass sich das Rad des Lebens ständig weiterdreht, siehe Abbildung 4. Qi ist zugleich aber auch die grundlegende Substanz aller Funktionsabläufe im menschlichen Körper. Das macht den Begriff des Qi für unseren westlich geprägten Verstand so schwer zu fassen.

So wie die Energie in der Natur fließt und sich alles aus einander entwickelt, muss das Qi auch im menschlichen Leben frei fließen können: durch unseren Körper, in unseren Beziehungen, in unserer geistigen Entwicklung. Kommt es zu Störungen im Qi-Fluss, kann die nachfolgende Phase nicht ausreichend erzeugt werden: Es entsteht eine Dysbalance. Dies lässt die nächste Phase ebenfalls aus dem Gleichgewicht kommen, wie nach einem zu kalten, feuchten Frühjahr die Blüte des Sommers leidet und im Herbst die Ernte schlechter ausfällt.

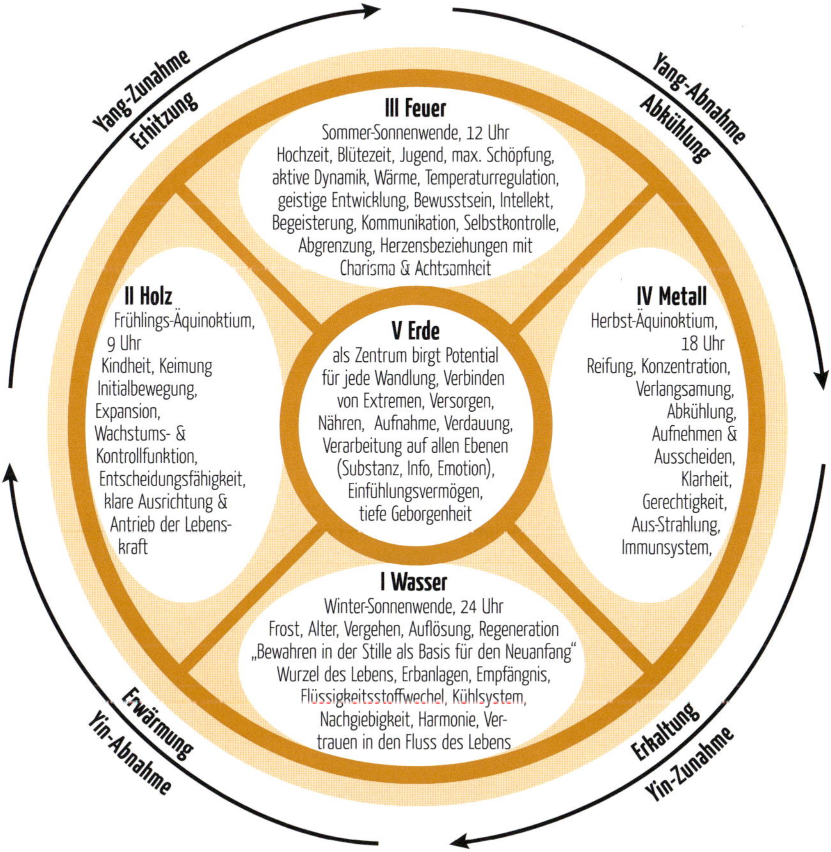

Abbildung 4: Das Rad des Lebens mit der Erde als Nabe und Speichen

Der zyklische Übergang der fünf Phasen wird durch den Hervorbringungszyklus im Uhrzeigersinn dargestellt, s. Abbildung 5:

- Holz verbrennt zu Feuer
- Feuer nährt die Erde durch Asche
- Erde erzeugt Metall durch Versteinerung (Erzbildung im Herzen der Erde)
- Metall erzeugt Wasser (durch Aufnahme und Bindung in Mineralien)
- Wasser nährt das Holz

Dies wird auch als Mutter-Kind-Gesetz bezeichnet: z. B. nährt die Mutter Wasser ihr Kind Holz. Jede Phase ist darauf angewiesen, von der vorigen genährt zu werden, sie ist die Hauptquelle ihrer Energie. Kann eine Phase sich nicht ausreichend weiterwandeln, bekommt das Kind, die nachfolgende Phase, zu wenig Qi und kann sich nicht angemessen entwickeln. Dies wirkt sich in der Folge auch auf die nachfolgenden Phasen aus.

Dass bei einer Störung nicht sofort das ganze System zusammenbricht, dafür hat die Natur durch einen weiteren Mechanismus, den Kontrollzyklus, gesorgt:

- Feuer kontrolliert Metall
durch Erwärmung, die es geschmeidig macht oder schmilzt
- Metall kontrolliert Holz
durch Schnitt und Rodung
- Holz kontrolliert Erde
mit Durchwurzelung und Festigung der Erde
- Erde kontrolliert Wasser
durch Dämme und Flussbetten
- Wasser kontrolliert Feuer
durch Kühlung und Erlöschen

Mutter-Kind- und Kontrollzyklus sind nur die beiden wichtigsten Zyklen. Schon anhand dieser beiden aber lassen sich die Grundprinzipien verstehen. Es gibt noch mehr Vernetzungen, die das System kontrollieren und stabilisieren, damit das Qi frei fließen kann. Selbst bei Störungen können die Phasen lange Zeit reibungslos ineinander übergehen.

Wird diese Dysbalance schließlich so stark, dass die Kontrollmechanismen sie nicht mehr alleine beseitigen können, kommt es erst zu Alarmzeichen und Notsignalen, und schließlich zu Symptomen und Krankheit. Dieses Ungleichgewicht bezieht sich jedoch nicht nur auf saisonale, klimatische Faktoren, die krank machen. Wir leben auch im emotionalen Klima unserer Umwelt, unserer Familie, Freunde und des Arbeitsumfeldes. Die persönliche Biographie muss jedem gemäß seines Potentiales, seiner Stärken und Schwächen entsprechen. Lebt jemand in Lebensumständen, die ihm nicht entsprechen, können sein Körper, sein Geist und seine Seele dies eine Zeit lang kompensieren. Je nach physischer und psychischer Konstitution wird er jedoch früher oder später krank.

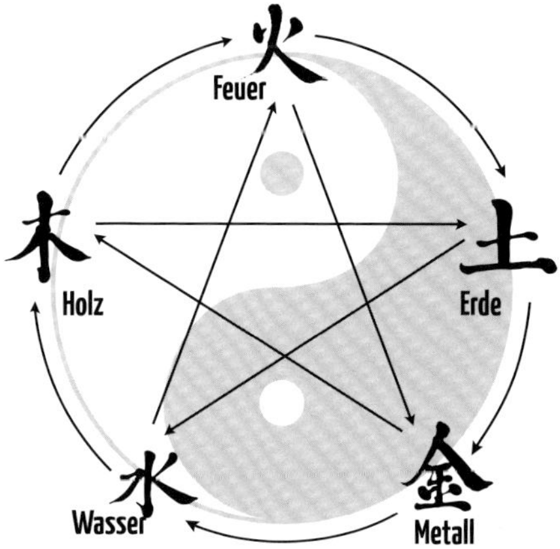

Abbildung 5: Mutter-Kind-Gesetz und Kontrollzyklus

Krankheit ist wie ein Wecker, der uns aufweckt und aufmerksam macht, dass wir aus Nachlässigkeit, aufgrund fehlender Information oder mangels Wachsamkeit Fehler begangen haben. Bei den ersten Alarmzeichen sind die Fehler reversibel. Werden Warnsignale jedoch zu lange überhört, kommt es irgendwann auch zu bleibenden Schäden. Schalte ich den Wecker einfach aus und bleibe liegen, komme ich irgendwann zu spät.

Erkrankung oder Dysbalance, bedeutet, dass einerseits etwas im Überschuss ist, andererseits sich etwas im Mangel befindet. So können bei Patienten mit der gleichen schulmedizinischen Diagnose die Ungleichgewichte durchaus auch gegensätzlich verschoben sein. Berücksichtigt man dies bei der Behandlung nicht, sondern behandelt alle gleich, kann zwar dem „typischen" Patienten geholfen werden, bei vielen anderen aber verschlechtert sich der Zustand. Fülle äußert sich durch Hitze- oder Kälteerscheinungen, Spannungen, oft auch durch Flüssigkeitsansammlungen bzw. ein Übermaß an Verschleimung. Mangelsymptomatiken hängen mit unzureichender Nährung von Körpersubstanzen zusammen. Sie zeigen sich in Schwäche, Kälte, Blässe, aber auch in Trockenheit von Haut, Schleimhäuten etc. In der Praxis sind Fülle und Leere oft miteinander verbunden, wie wenn ein Elefant auf dem Gartenschlauch steht: hinter seinem Fuß ist die dicke Beule der Fülle, vorne gähnende Leere im Schlauch. Eine Schwäche von bestimmten Körperfunktionen kann durchaus zu lokaler Fülle führen, z. B. Feuchtigkeitsansammlung bei Ödemen. Auch umgekehrt verursacht eine langbestehende Fülle durch die entstehende Stagnation wiederum Mangel und Auszehrung. Anschaulich ist das Vollgas (Fülle) bei angezogener Handbremse (Hitze). Hat jemand über lange Zeit Hitzeerscheinungen mit heftigem Schwitzen, zehrt dies die Körperflüssigkeiten langfristig aus.

Vielleicht ist Ihnen beim Lesen eine scheinbare Diskrepanz aufgefallen: Kältezeichen gibt es sowohl bei Fülle als auch bei Leere. Dies betrifft nicht nur die Kälte, sondern auch Hitze, Fülle und Leere. Zur Erinnerung: Yin und Yang gehen beständig ineinander über, verwandeln sich zum Gegenteil. Fülle führt zu Leere, Hitze zu Kälte und umgekehrt.

Denn ausgehend von dem ursprünglich vorhandenen, konstitutionellen Ungleichgewicht, das oft schon angeboren ist, entwickelt sich die Pathologie weiter. Ein Patient, dem als Kind immer zu warm war, das alle mit seiner überbordenden Dynamik und Begeisterung angesteckt hat (Yang-Fülle), kann im Laufe von Jahren eine ausgebrannte Persönlichkeit werden, erschöpft und immer frierend (Yang-Leere). Auch wenn die Symptomatik dann auf Leere und Kälte basiert, liegt immer noch eine Konstitution von Übermaß an Dynamik und Wärme darunter. Ein erfahrener Therapeut behandelt daher nicht einfach die Fülle oder den Mangel, sondern balanciert beides vorsichtig miteinander aus. Diese komplexen Zusammenhänge sind für eine effektive Therapie relevant.

Um mit der täglichen Ernährung sich selbst und die Familie zu unterstützen, reichen dagegen einfache Grundtypisierungen und darauf basierende Tipps aus, mit deren Umsetzung die Konstitution genährt werden kann. Das Prinzip der Erde ist Versorgen, Nähren und Mütterlichkeit. In Abbildung 4 erkennen Sie, dass die Erde (das Verdauungssystem) als Mitte das Zentrum der Wandlung darstellt. Gleichzeitig ist die Erde nicht nur die Nabe, sondern bildet auch die Speichen des Lebensrads. Das macht die tägliche Ernährung so wichtig und so effektiv.

In Abschnitt 4.1 finden Sie Kriterien, ob Sie eher ein Yin- oder ein Yangtyp sind und ob sich dieses Yin oder Yang bei Ihnen eher als Fülle oder als Mangel zeigt. Das wichtigste für alle Menschen ist jedoch immer die Unterstützung der Mitte, die Ausgewogenheit. Sie ist das Thema des nächsten Abschnitts. In späteren Kapiteln folgt dann die Feinabstimmung über typgerechte Hinweise, für die Leser, die noch etwas tiefer in die Materie eintauchen möchten.

2.2 Das Geheimnis einer gesunden Mitte

Der sogenannten „Mitte" des Menschen kommt in der chinesischen Medizin und Philosophie eine zentrale Rolle zu. Bezogen auf die Verdauung werden unter Mitte das gesamte Verdauungssystem und die Verdauungsfunktionen verstanden. Verdauung bedeutet Transformation auf allen drei Ebenen des Seins: Materie, also Nahrung, muss verdaut werden; ebenso aber auch jede aufgenommene Information und auch Emotionen. Das gesamte Verdauungssystem, von den Chinesen als „die Mitte" bezeichnet, wandelt von außen zugeführte Fremdenergie in körpereigene Substanzen und eine Energieform um, die der Organismus nutzen kann. Auch das Trennen von Reinem und Unreinem ist eine Funktion der Mitte. Es gilt zu entscheiden, was ist gut für mich, was kann und will ich auf- und annehmen? Und was kann und will ich ausscheiden?

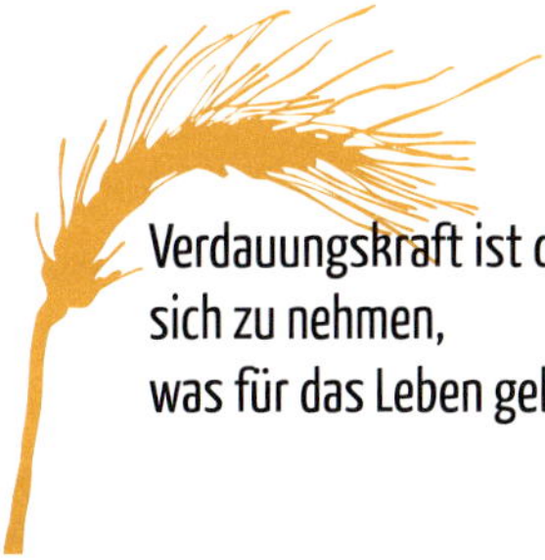

**Verdauungskraft ist die Fähigkeit,
sich zu nehmen,
was für das Leben gebraucht wird.**

Damit man das Notwendige aufnehmen kann, muss die Körpervorderseite von Energie erfüllt sein. Die Transformation der Mitte ist die Fähigkeit, das zu nutzen, was notwendig ist. Die Körperrückseite muss ebenfalls kraftvoll sein, um alles Überflüssige wieder auszuscheiden.

»Auch die Chinesen haben die Gesundheit als Gleichgewicht wahrgenommen, aber sie haben dieses wie immer bei ihnen in der Perspektive des Ablaufes eines Prozesses verstanden (und nicht nach mathematischen Berechnungen und Proportionen): nicht als Norm des Richtigen mit einem archetypischen Wert, sondern als das, was es im Laufe der Welt oder des Lebens durch Alternieren und Kompensation nach dem Vorbild des Himmels Laufes ermöglicht, sich zu erhalten und somit sein Leben zu verlängern.« [JUL06]

Erkrankung kann aus dieser Perspektive als Aufforderung verstanden werden, die Lebensumstände so zu verändern, dass man sich wieder im eigenen Leben zuhause fühlen und die innere Mitte wiederfinden kann. Der Weg zurück zur Gesundheit ist der Weg zur Mitte.

Schaffen Sie sich die Lebensumstände, in denen Sie sich wohlfühlen. Hier können (und müssen) Sie selbst aktiv werden. Der Weg der Mitte besteht in erster Linie darin, Dinge wegzulassen, die nicht gut tun. Stress und Hektik, überholte Verhaltensmuster und Glaubenssätze führen zu unangemessenem Verhalten oder Gelüsten, wie Nasch- und Fresssucht. Entdecken Sie in Ihrem Alltag die Löcher, durch die Sie Kraft, Energie und Lebensfreude verlieren. Holen Sie sich gegebenenfalls dazu auch professionelle Hilfe. Manche Lebensumstände kann oder will man aus bestimmten Gründen nicht ändern. Dennoch können sicherlich viele Kleinigkeiten angepasst werden. Und Sie wissen: Steter Tropfen höhlt den Stein. Ein wichtiger Lebensbereich, in dem Sie auf jeden Fall selbst beginnen können, ist die Ernährung. Auch ohne eine gezielte therapeutische Zielrichtung können Sie bei Ihrer Ernährung für reichlich Unterstützung Ihrer Energie sorgen, indem Sie sorgfältig die Mitte nähren. Nähren Sie Ihr Leben.

Die Transformation der Nahrung ist eine Art „Kochprozess", bei dem die Nahrung bei ca. 40 °C durch enzymatische Reaktionen umgewandelt werden muss. Die Mitte, oder organisch ausgedrückt, der Magen, ist dabei der „Kochkessel". Nur eine starke Mitte ist in der Lage, diese Aufgaben zu erfüllen. Fehlt es der Mitte an Verdauungsfeuer, wird es früher oder später als Folge dem Organismus an Qi mangeln. Bereits die Absenkung der Verdauungstemperatur um 0.5 °C verringert die Verdauungsleistung um 70 %, es bleibt also weniger als ein Drittel der Effizienz!

Qi-Mangel zeigt sich dann nicht nur an Schwächezeichen, sondern auch an Ansammlung von sogenannter Feuchtigkeit. Unter Feuchtigkeitsansammlung versteht die chinesische Medizin u. a.,, wenn Stoffwechselendprodukte nicht mehr aus dem Gewebe zu den Ausscheidungsorganen abtransportiert werden können. Im Laufe der Zeit verdichten sich diese Ansammlungen und werden immer zäher, so dass dann von Schleim gesprochen wird. Hinzu kommt, dass durch die blockierte Zirkulation Reibungshitze entsteht, wie bei einer festsitzenden, heißlaufenden Bremse. Diese Hitze lässt die Feuchtigkeit eintrocknen, noch zäher werden, bis aus dieser Nässe und Hitze schließlich Toxine, Stoffwechselgifte, entstehen, die die feinen Kapillaren blockieren.

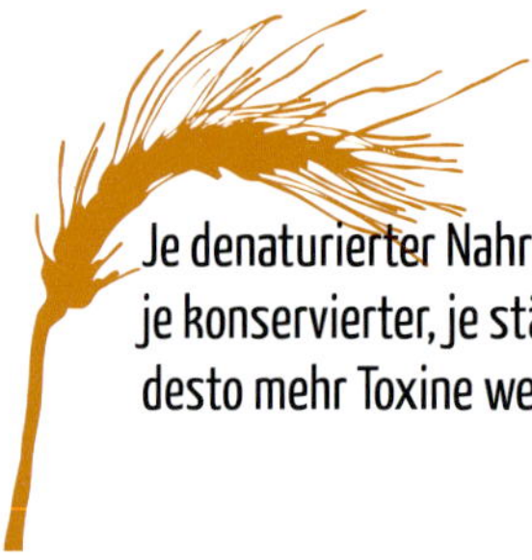

Je denaturierter Nahrungsmittel sind, also je minderwertiger, je konservierter, je stärker industriell verarbeitet, desto mehr Toxine werden dem Körper von außen zugeführt.

Auch viele Medikamente (und Drogen) mit hohen Nebenwirkungen, die bei chronischen Erkrankungen langfristig verordnet werden, belasten den Organismus mit solchen Toxinen. Dadurch trüben sich die Körperflüssigkeiten ein, werden zäh, geraten ins Stocken und blockieren selbst die Zirkulation. Hitze entsteht, produziert weitere Toxine, und der Teufelskreis ist gebildet.

Sind solche Toxine erst im Körpergewebe, ist es schwer, sie wieder in Fluss zu bekommen, zu lösen und auszuscheiden. Dann fällt nicht nur die Ernährungsumstellung sehr schwer, weil der Körper Begierden hat, die aus der Erkrankung heraus und nicht aus einem gesunden Bedürfnis entstehen. Solch eine „Verschlackung", wie der Volksmund es nennt, lässt sich nicht durch einfache Diät lösen. Hier benötigen Sie Unterstützung durch einen Therapeuten, der die Entgiftung über längere Zeit einleiten muss.

Auch die westliche Medizin kennt diesen Zusammenhang, drückt ihn aber in anderen Bildern aus. Sie spricht von Sympathikus und Parasympathikus und von Säuren und Basen. Sie spricht von einer sympathikusbetonten (Yang-)-Zeit voller Hektik und Stress, in der für den Parasympathikus (Yin) mit Ruhe und Erholung wenig Raum bleibt. Auch die westliche (Alternativ-)Medizin sieht das Ungleichgewicht im Menschen. Sie nennt dieses Ungleichgewicht z. B. Dysbalance im Säure-Basen-Haushalt. Dysbalance bedeutet meist Übersäuerung des Körpers durch ein Zuviel an Stress, aber auch an Fehlernährung mit säureproduzierenden Nahrungsmitteln. Säureproduzierend hat nichts mit saurem Geschmack zu tun! Diese Übersäuerung (oft auch als Verschlackung bezeichnet) ist nichts Neuzeitliches, denn die Körperübersäuerung hat ihre Wurzeln in der alten Säftelehre der Humoralpathologie:

»Von allen Zusammensetzungen unserer Körpersäfte
wirkt sich die Säure zweifellos am schädlichsten aus«,

soll bereits Hippokrates im 4. Jahrhundert vor Chr. gelehrt haben. Bestimmte Nahrungsmittel schaden dem Stoffwechsel, indem sie Säuren produzieren und meist gleichzeitig Vitalstoffe aus den Körperdepots für ihre Verdauung verbrauchen. Das sind yangige Nahrungsmittel wie Getreide, Zucker, Fleisch, auch Kaffee und raffinierte Industrienahrungsmittel. Auch im alten China war die tödliche Wirkung der Übersäuerung bekannt und wurde sogar als Hinrichtungsmethode eingesetzt. Man gab den Verurteilten nur noch Fleisch (stark säurebildend) zu essen. Damit wurde deren Körper so übersäuert, dass sie daran gestorben sind.

Andere Lebensmittel werden dagegen basisch verstoffwechselt und liefern dem Körper wichtige Vitalstoffe[7], vor allem das yinige Gemüse.

Um die Mitte nicht in Disharmonie zu bringen, ist es also wichtig, Extreme zu vermeiden:

- meiden von Kaltem, Rohem,
- meiden von Heißem und Scharfen,
- meiden von zu süß, zu salzig, zu fett
- meiden von extrem verarbeiteten Speisen
- meiden von Überessen und zu viel Fasten.
- Extreme lassen sich nicht mit Extremen ausgleichen!
  Im Gegenteil, es bedeutet mehrfach potenzierte Belastung für den Körper.

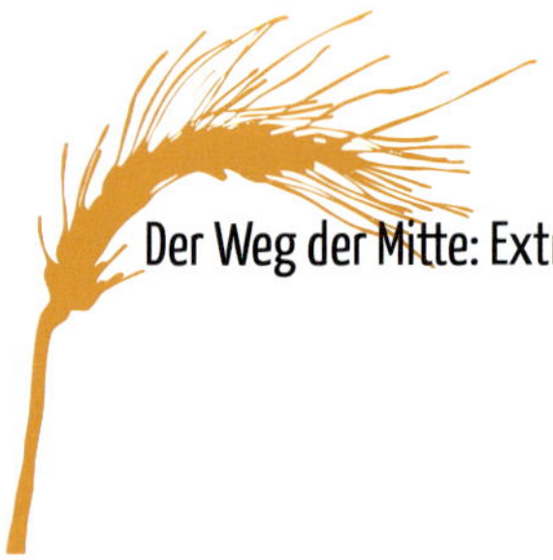

Der Weg der Mitte: Extreme meiden!

Fasten, im Sinne der Reduktion der Nahrung auf Einfachheit, ist zur Reinigung gelegentlich durchaus erwünscht. Zu vermeiden ist jedoch, dass der Körper ungenügend mit Energie versorgt wird. Fasten sollte sich nicht auf Kalorienreduktion und einseitige Diät beziehen. Fasten soll den Körper durch Schlichtheit entlasten, dennoch aber alles Lebensnotwendige zur Verfügung stellen.

---

[7] Unter Vitalstoffe werden die Bestandteile der Nahrungsmittel zusammengefasst, die nicht zu den Grundnährstoffen zählen, aber dennoch wichtige Bestandteile zur gesunden Ernährung sind. Dazu gehören die lebenswichtigen Mineralstoffe und Spurenelemente, die zum Bau und zur Regulierung von Körpersubstanz wichtig sind, aber auch Bestandteil von Enzymen und Hormonen sind. Vitamine stärken ebenfalls den Aufbau von Körpersubstanzen und unterstützen das Immun- und Nervensystem. Aminosäuren werden benötigt, damit der Körper nach Bedarf die benötigten Eiweiße selbst herstellen kann. Ballaststoffe sind zwar unverdaulich, kurbeln aber die Darmtätigkeit an und machen satt. Weitere Stoffgruppen werden als sekundäre Pflanzenstoffe zusammengefasst, wie Antioxidantien, Flavonoide, Chlorophyll, die als Vitalstoffe ebenfalls den Stoffwechsel und die Verdauung fördernd beeinflussen.

Gleichzeitig sollte dieses reinigende Fasten dennoch mit Aufnahme von frischem Qi verbunden sein. Da beim strengen Fasten nicht mehr über den gewöhnlich alltäglichen Weg der Nahrung das für die Körperfunktionen benötigte Qi zugeführt wird, sollte das Nähren des Organismus mit Qi von innen heraus durch meditative Übungen geschehen. Damit unterscheidet sich solch eine bewusste Fastenzeit, in der die Nährung nicht über den Körper, sondern über den Geist geschieht, deutlich von einer „Alltagsroutine mit Nahrungskarenz"! Bei den Rezepten, Abschnitt 5.1.2, finden Sie eine Anleitung für ein viertägiges, schonendes Fasten, bei dem der Organismus mit dem Notwendigen versorgt und dennoch gereinigt wird.

2.3 Verdauungsphysiologie aus westlicher Sicht

Während die alten Chinesen von der Mitte als dem „gelben Gehirn im Bauch" sprechen, bezeichnen westliche Wissenschaftler den Darm als intelligente Körperregion, als das zweite Gehirn. Gefühle entstehen tatsächlich im Bauch. Die meisten gefühlsaktiven Substanzen und 95 % des Glückshormons Serotonin befinden sich im Darm. Es wurden die gleichen Nervenzellen und Neurotransmitter im Darm nachgewiesen, die ansonsten nur im Gehirn zu finden sind. Der Darm verfügt über ein eigenständiges Nervensystem, das autonom entscheidet, wenn es auch Informationen mit dem Gehirn austauscht. Spannend ist, dass 90 % der Information vom unteren zum oberen Gehirn ausgetauscht werden, weil diese Nachrichten wichtiger sind als die von oben.

Der Darm gibt auch den Nachbarorganen Anweisungen und koordiniert die Infektabwehr. Er ist das größte Immunorgan des Körpers: Mehr als 70 % der Abwehrzellen sind hier beheimatet. Das Herz ist dagegen nur eine einfache Pumpe, die relativ problemlos zu transplantieren ist – der Darm aufgrund der vielen Immunzellen dagegen nicht. Wenn Bauch und Darm gestört sind, gerät die Immunbalance aus dem Gleichgewicht und richtet sich selbstzerstörerisch gegen den eigenen Körper. Zu den Autoimmunerkrankungen zählen auch viele Krankheiten, bei denen das Gehirn gestört wird, wie Alzheimer. So finden sich bei diesen Erkrankungen die gleichen Arten von Gewebeschäden im Hirn und im Darm.

Mit seiner großen Oberfläche hat er den meisten Kontakt zur Außenwelt. Er muss zwischen bedrohlichen und aufnehmenswerten Stoffen unterscheiden und nimmt alle lebenswichtigen Substanzen aus der Nahrung auf. Die Darmwand gilt zwar als die effektivste Verteidigungslinie des Körpers. Sie ist jedoch massiv bedroht. Am Darm kommt kein Zusatzstoff vorbei. Vor allem die chemischen Zusatzstoffe beeinträchtigen die Darmtätigkeit, damit aber auch Immunsystem, Psyche und Geistesleistung. So strömt heute eine Vielzahl von Fremdstoffen auf das menschliche Immunsystem ein, mehr als evolutionär jemals vorgesehen war. Das „Leaky Gut Syndrome" (Störung der intestinalen Permeabilität), nimmt rasant zu, krankhaft durchlässig-durchlöcherte Darmwände lassen Krankheitserreger, Allergene und psychoaktive Substanzen ungehindert in den Körper eindringen, bis zum Gehirn durchdringen. Und von diesen Stoffen nehmen die Menschen weit mehr zu sich, als ihnen gut tut, vgl. [GRI03].

Die menschlichen Vorfahren dürften sich vor rund 5 Millionen Jahren überwiegend von Früchten ernährt haben. Zu dieser Zeit ist das Verdauungssystem sowohl in Anatomie als auch Physiologie auf Basis einer Ernährung von Wildtieren und nichtkultivierten Wildpflanzen, Früchten und Samen entstanden. Der Verdauungstrakt und die Enzyme von damals sind auch dem modernen Menschen erhalten geblieben. Die Nahrungsbestandteile, aus denen der Körper seine Lebensenergie gewinnt, werden als Grundnährstoffe bezeichnet. Das sind die Eiweiße (Proteine), Zucker und Stärke (Kohlenhydrate) und zuletzt die Fette (Lipide). Das Kauen zerkleinert und durchmischt die Nahrungsbestandteile, damit die Verdauungssäfte genügend Angriffsfläche zur chemischen Spaltung der Bestandteile bekommen.

Nahrungseiweiße werden im Körper zunächst nur bis zur Stufe der Aminosäuren gespalten. Sie werden zum Aufbau von Körpersubstanz weiterverwendet. Nur der nicht benötigte Rest wird zu CO_2 und Wasser verbrannt. Die Leber entgiftet den dabei freigesetzten Stickstoff (Ammoniak) zu Harnstoff, der über die Nieren abgegeben wird.

Kohlenhydrate sind reine Energielieferanten. Ihr Abbau setzt CO_2 frei, das von der Lunge abgeatmet wird. Leber und Muskeln besitzen Reserven, die den Energiebedarf für einige wenige Stunden decken können, ohne die Fettdepots angreifen zu müssen.

Fette sind die Energiespeicher des Körpers, dienen daneben auch als Träger der fettlöslichen Vitamine A, D, E und K. Sie ermöglichen sowohl die Synthese von Steroidhormonen, vom Vitamin(hormon) D, als auch von Gallensäuren und Baustoffen, z. B. für Zellmembranen. Der menschliche Stoffwechsel kann die benötigten Fettsäuren nicht mehr alle selbst herstellen, sondern ist auf Zufuhr über die Nahrung angewiesen.

2.3.1 Kohlenhydrat-Verdauung

Kohlenhydrate sind der Hauptenergielieferant für den Organismus und sind im Gegensatz zu den Fetten schnell verwertbar. Sie gelten aber nicht als lebensnotwendig, weil der Körper sie unter Energieaufwand aus anderen Nahrungsbestandteilen herstellen kann. Die Hauptkomponente der Kohlenhydrate in der Nahrung sind Polysaccharide (Mehrfachzucker), insbesondere Stärke. Sie alle werden durch Photosynthese ausschließlich in den Pflanzen gebildet. Es muss weiter unterschieden werden zwischen den isolierten, konzentrierten Kohlenhydraten aus raffinierten, chemisch bearbeiteten Produkten, z. B. Raffinadezucker und Weißmehlen, und den komplexen Polysacchariden in naturbelassenen Lebensmitteln mit ihren vielen wertvollen Begleitstoffen wie Ballaststoffen, Vitaminen, Mineralien, etc. Darüber hinaus enthalten diese naturbelassenen Lebensmittel meist auch Anteile an hochwertigen Proteinen und Fetten.

Schon beim Kauen kommen die Kohlenhydrate mit dem Enzym der Mundspeicheldrüse in Kontakt. Dieses Enzym wird im Dünndarm mit dem Bauchspeicheldrüsensekret nochmals freigesetzt. Die Enzyme zerlegen die langen Ketten in immer kleinere Bruchstücke. Alle Kohlenhydrate werden vom Körper letztendlich in einfache Zucker, in Glucose und Fructose aufgespalten, die dann direkt ins Blut aufgenommen und zu ihren Wirkorten transportiert werden.

Besonders das Gehirn ist hochgradig von Glucose als Energieträger abhängig. Daher muss der Blutzuckerspiegel in engen Grenzen gehalten werden, sonst verhungern die Gehirnzellen im wahrsten

Sinne. In den Muskelzellen wird Glucose unter Energiegewinn zu Lactat abgebaut. Lactat wird vom Blut von den Muskelzellen zur Leber transportiert. Die Leber kann Lactat erneut zu Glucose aufbauen, dabei wird allerdings Energie verbraucht. Die Glucose kann von der Leber als Glykogen (= lange Ketten aus Glucosemolekülen) gespeichert oder anderen Organen zur Verfügung gestellt werden. Im Gehirn wird Glucose unter Energiegewinn zu CO_2 und H_2O abgebaut.

Der Kohlenhydrat-Anteil reguliert darüber hinaus auch den Protein- und Fettstoffwechsel. Nur mit ihrer Hilfe kann die Leber Fette aufspalten; auch der Transport von Magnesium, Kalium und Zink ins Blut bedarf ihrer Anwesenheit. Kohlenhydrat-Mangel habe in Tierversuchen zu Arteriosklerose und herzinfarktähnlichen Zuständen geführt, vgl. [MÜN00].

Ballaststoffe sind überwiegend auch Kohlenhydrate, die größtenteils über pflanzliche Nahrung aufgenommen werden. Den größten Anteil bilden die harten Cellulosen aus Getreide und Gemüse, die gelartigen Pektine aus Grünpflanzen und Samen, sowie schlechtverdauliche Kartoffel- und Maisstärke. Die Enzyme im Dünndarm können Ballaststoffe nicht aufspalten.

Nur die wasserlöslichen Ballaststoffe (z. B. Johannisbrotkernmehl und Pektine) werden im Dickdarm über die Bakterienflora abgebaut. Fehlt den Dickdarmbakterien diese Nahrung, würden sie das Eiweiß toter, abgeschabter Darmwandzellen zu Ammoniak abbauen. Ammoniak wirkt jedoch toxisch auf das Nervensystem, so dass ein bakterieller Stoffwechsel über die Kohlenhydrate vorzuziehen ist. Durch die Zufuhr von wasserlöslichen Ballaststoffen wachsen die Darmbakterien schneller und werden regelmäßiger mit dem Stuhlgang ausgeschieden. Da sie selbst auch aus stickstoffhaltigem Eiweiß bestehen, gelangt auf diese Weise noch weniger Stickstoff in Form des problematischen Ammoniaks ins Blut.

Dennoch sind auch die unverdaulichen Ballaststoffe wichtige Nahrungsbestandteile, denn sie unterstützen den regelmäßigen Stuhlgang, indem sie durch ihr Volumen die Darmperistaltik anregen und den Transport des Darminhalts fördern. Sie binden Flüssigkeiten durch Aufquellen und erzeugen so Völlegefühl im Magen. Dadurch bleibt der Speisebrei länger im Magen und wird in kleineren Portionen in den Dünndarm abgegeben. So verzögert sich die Verdauung von Grundnährstoffen, wodurch der Blutzuckerspiegel gleichmäßiger wird. Dies lässt nicht nur länger satt bleiben, sondern verhindert auch eine überschießende Insulinproduktion.

Problematisch werden diese Ballaststoffe dann, wenn sie durch mangelndes Kauen ungenügend zerkleinert wurden. Für den reibungslosen Weitertransport durch den Darm sind sie zu groß, der Darm kann sie aber nicht spalten und aufnehmen. Rasch vermehren sich im Darm Gärungsbakterien und Hefepilze, die diese Kohlenhydrate zu Alkoholen vergären. Dabei entstehen neben Ethanol auch Gärungsalkohole, die toxisch auf Leber, Gefäße und das vegetative Nervensystem wirken. Wie beim Alkoholiker können Gefäß- und Leberschäden auftreten. Besonders betroffen sind Vegetarier und

Rohköstler als „endogene Alkoholiker". Neben den Alkoholen entstehen bei der Gärung auch Säuren, die den Stoffwechsel erheblich behindern und belasten können.

Der Speichel ist eine basische Substanz. Je mehr gekaut wird, desto mehr Speichel wird abgesondert, der wiederum als Puffer gegen zuviel Säuren im Körper wirkt. Auch aus diesem Grund ist gründliches Kauen so wichtig.

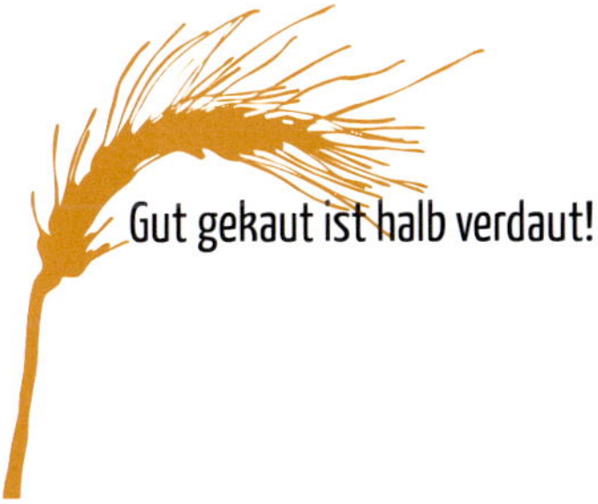

Die Verdaulichkeit von Stärkeprodukten ist abhängig von deren physikochemischen Eigenschaften. In gekochtem Zustand ist Stärke leicht verdaulich, während die native Form nur unzureichend gespalten und aufgenommen wird. Vor allem im natürlichen Lebensmittelverband ist die Absorption auch im erhitzten Zustand unvollständig (physiologische Stärkemalabsorption). Grund hierfür sind die verschiedenen Nahrungsbestandteile wie Ballaststoffe, Proteine und α-Amylase-Hemmer, die die Digestion und Absorption beeinträchtigen, vgl. [HAH06]. (Auf die Verdauung von Proteinen wird in den folgenden Abschnitten eingegangen und α-Amylase-Hemmer werden in Abschnitt 3.3.1 erklärt.)

2.3.2 Eiweiß-Verdauung

Proteine sind die Grundbausteine des Körpers, denn letztlich besteht alle Substanz aus Aminosäuren, alle Enzyme, alle Hormone, die Antikörper, natürlich auch das Körpergewebe selbst. Die meisten Aminosäuren müssen von außen über die Nahrung zugeführt werden, weil sie überhaupt nicht oder zu langsam vom Körper hergestellt werden können.

Tierisches Eiweiß wie Eier oder Fleisch enthält deutlich mehr dieser essentiellen Aminosäuren als pflanzliches Eiweiß. Jede Eiweißquelle ist so gut wie ihr schwächstes Glied, das immer die am stärksten limitierte lebensnotwendige Aminosäure ist. Getreide enthält z. B. wenig Lysin, während Reis und Hülsenfrüchte relativ arm an anderen sind. Generell enthalten naturbelassene Lebensmittel, ob tierischen oder pflanzlichen Ursprungs, nicht nur die acht lebensnotwendigen, sondern meist sogar alle Aminosäuren, wenn auch in unterschiedlicher Konzentration. Der Körper verfügt über Depots für Aminosäuren, um sie zu ergänzen. Eine ausgewogene Mischkost aus unterschiedlichen pflanzlichen Eiweißquellen, nämlich Vollkorngetreide, Gemüse/Obst, Hülsenfrüchte und Nüsse, bzw. Samen, hat keinen entscheidenden physiologischen Nachteil gegenüber tierischen Eiweißquellen. Allerdings muss bei rein pflanzlicher Kost sehr konsequent auf Vielseitigkeit und Vollwertigkeit der Nahrung geachtet werden.

Fakt ist, dass in den Industrienationen deutlich häufiger Erkrankungen durch ein Zuviel tierischer Produkte auftreten als Mangelerscheinungen durch vegetarische Kost. Gerade Fleisch und Milchprodukte sind nur in sehr geringen Portionen verdaulich. Es sind sehr nährende Lebensmittel, die jedoch bei Überdosierung nicht nur schlecht verwertet werden, sondern den Organismus ernsthaft schwächen und schädigen.

Die Proteinverdauung beginnt im Magen. Die Magensäure lässt die Eiweiße gerinnen. Dies begünstigt den Angriff der eiweißverdauenden Magenenzyme (Pepsin). Beim Eintritt in den Zwölffingerdarm ist schon ein erheblicher Teil des Eiweiß vorverdaut, d.h. in kleine Bruchstücke gespalten. Mit dem Eintritt in den Darm wird der Speisebrei durch das alkalische Sekret der Bauchspeicheldrüse neutralisiert. Dies erleichtert den Enzymen der Bauchspeicheldrüse die schnelle Zerlegung in einzelne Aminosäuren. Aminosäuren, die nicht für den Aufbau körpereigenen Eiweißes Verwendung finden, werden im Stoffwechsel abgebaut.

2.3.3 Fett-Verdauung

Die meisten Fette bestehen aus Glycerin, an das je drei Fettsäuren gebunden sind. Diese Fettsäuren bestimmen den Geschmack und die physikalischen Eigenschaften des Fettes. Fett hat einen hohen Energiegehalt und kann über die Körperfettdepots Energie für mehrere Wochen speichern. Die Glykogendepots sind dagegen nach einem Tag hungern oder kurzfristiger Höchstleistung bereits erschöpft.

An der Fettverdauung sind mehrere Organe beteiligt: Der Magen emulgiert mit seiner Peristaltik die Fette auf. Die so zerkleinerten Fetttropfen gelangen in den Dünndarm. Dort greift der Verdauungssaft der Bauchspeicheldrüse mit seinen fettspaltenden Enzymen an und spaltet die Fettsäuren von den Monoglyceriden ab. Die Gallensalze (vom Stoffwechsel aus Cholesterin gebildet) binden diese in Konglomerate, damit sie nicht schnell wieder zu großen Fettaugen zusammenfließen. Gebunden mit Cholesterin werden sie zur Darmwand befördert. Bei der Aufnahme über die Darmwand werden Fettsäuren und Monoglyceride dann freigeben und von der Schleimhaut aufgenommen. Da Fettstoffe im Blut dicke Öltropfen bilden, die zu Embolien führen würden, müssen sie in eine unschädliche Transportform überführt werden. Dafür werden sie wieder mit Cholesterin zu großen Konglomeraten gebunden. Sie werden zunächst über den Lymphfluss aufgenommen und erst später ins Blut geschleust. Die Fettverdauung verläuft deutlich langsamer als die Verdauung der anderen Grundnährstoffe.

2.4 Quantität von Lebensmitteln

Ernährung soll Gesundheit und Wohlbefinden fördern und ernährungsbedingten Erkrankungen vorbeugen. Wir haben uns sehr weit von der artgerechten Ernährung des Menschen entfernt. Die Nährstoffzusammensetzung der archaischen Lebensmittel kann uns somit eine Basis für die artgerechte menschliche Ernährung liefern. Dass wir heute an Wohlstandskrankheiten leiden, liegt an der Zusammensetzung unserer Nahrung, die nicht mehr dem genetischen Programm unserer Stoffwechselbedürfnisse entspricht. Dem können wir entgegenwirken, in dem wir unserem Körper möglichst nur geben, wofür sein Stoffwechsel eingerichtet ist. Der Schlüssel zur Gesundheit aller Lebewesen liegt in artgerechten Lebensbedingungen und in artgerechter Nahrung. Es beginnt bei der Pflanze und geht über das Tier bis zum Menschen. Die moderne Landwirtschaft baut das an (die Nahrungsmittelindustrie produziert), was sich wirtschaftlich und rentabel produzieren lässt: Jeder einzelne Verbraucher entscheidet durch sein Konsumverhalten, was rentabel bleibt.

Um diesen Zielen gerecht zu werden, gibt es weltweit verschiedene Verhaltensregeln zur Nahrungsmittelauswahl auf der Grundlage von Referenzwerten für die Nährstoffzufuhr. Um dem Verbraucher die eher abstrakten Referenzwerte auf die Ebene von greifbaren Lebensmitteln zu übersetzen, rechnet der nutritive Ansatz diese Referenzwerte auf einzelne Lebensmittelarten und deren Mengen um. Auf der Basis der regelmäßig überarbeiteten Referenzwerte wird der Ernährungskreis als Empfehlung der Deutschen Gesellschaft für Ernährung e.V. (DGE) erarbeitet, der die Mengenverhältnisse einer vollwertigen Ernährung als Wegweiser zur Optimalform der Ernährung angibt, vgl. [STE05]. Mittels des Ernährungskreises ist es möglich, alle Referenzwerte ohne Einsatz von angereicherten Lebensmitteln bzw. Nahrungsergänzungsmitteln zu erfüllen.

In den letzten Jahren wurde polemisch eine extreme Reduktion von Kohlenhydraten in der Nahrung („low-carb“) gefordert bzw. wenn schon Kohlenhydrat-Zufuhr, dann nur unter Beachtung des glykämischen Indexes (GLYX-Diät). Die Diskussionen über die quantitative Verteilung lassen sich mit dem qualitativen Ansatz in die Praxis jedoch deutlich vereinfachen. Sicherlich weichen die Empfehlungen der einzelnen ernährungswissenschaftlichen Strömungen voneinander ab. Letztlich lautet jedoch die qualitative Ernährungsempfehlung aller im Grundsatze her gleich, wie es A. Hahn und A. Ströhle (Abt. Ernährungsphysiologie und Humanernährung, Institut für Lebensmittelwissenschaft, Universität Hannover) in einer Debatte formulierten: Dass das Problem nicht auf der Ebene der Hauptnährstoffe beruhe, sondern in der Auswahl des Verbrauchers liege, der gerade die wertvollen Lebensmittel immer mehr durch minderwertige Nahrungsmittel ersetzt. Statt dessen müssten die „wirkstoffreichen" Lebensmittelgruppen Gemüse, Obst, Hülsenfrüchte, Vollkorn und Milchprodukte, ergänzt um Eier, Fisch, Fleisch und hochwertige Speiseöle bevorzugt werden. Zu verbannen seien dagegen Auszugsmehlprodukte, Süßigkeiten, fette Wurstwaren, und die daraus zusammengeschusterten Billig-Fertignahrungsmittel, vgl. [STR05].

2.4.1 Ermittlung des Tagesbedarfs

Dieser Abschnitt erläutert die theoretischen Grundlagen, auf denen die Empfehlungen dieses Buches basieren, damit die empfohlenen drei Mahlzeiten tatsächlich den Tagesbedarf decken. Auch die Rezepte aus Kapitel 5 sind mit diesen Werten zur Kontrolle durchgerechnet worden. Gehen Sie ruhig zum nächsten Abschnitt über, wenn Sie sich weniger für diese Theorie interessieren.

Denn was sind schon Kalorien? Vielleicht das hier (gefunden auf einer Postkarte):

**„Kalorien sind kleine Tierchen,
die nachts die Kleidung enger nähen!"**

Kalorien sind für den Laien kein geeignetes Maß, um ein gesundes Bauchgefühl zu entwickeln. Durch Kalorienzählen hat kaum jemand seine Ernährung langfristig umstellen können. Daher haben wir all diese theoretischen Angaben nachgerechnet und in küchentaugliche Werte umgesetzt.

Das Wissen um Qualität und Quantität der Lebensmittel ist die Voraussetzung einer bewussten Ernährung. Der kalorische Brennwert ist für den professionellen Ernährungswissenschaftler wichtig zum theoretischen Umrechnen und dient der Kontrolle des Tagesbedarfes. Der Tagesbedarf an Lebensmitteln, die den Energie- aber auch Vitalstoffbedarf decken müssen, unterscheidet sich von Männern zu Frauen, variiert mit dem Lebensalter, ist abhängig von der körperlichen Belastung und Verfassung. Die Deutsche Gesellschaft für Ernährung (DGE) gibt hierfür regelmäßig Referenzwerte heraus, mit denen der individuelle Bedarf angenähert werden kann. Die prozentuale Verteilung auf Nahrungsmittelgruppen wird von der DGE als sog. Ernährungskreis, s. Abbildung 6, anschaulich dargestellt.

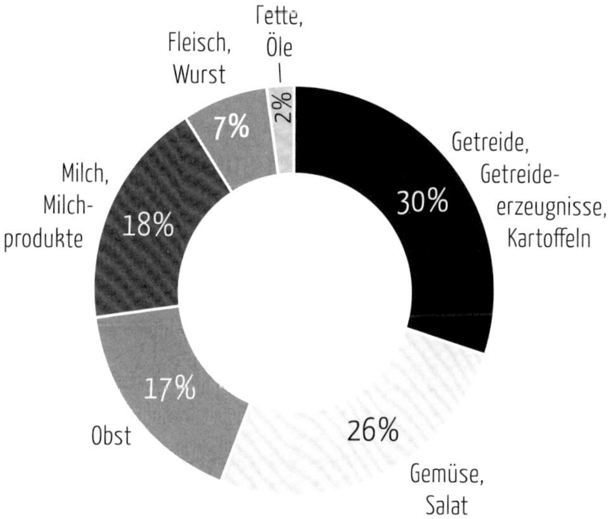

Abbildung 6: Ernährungskreis nach DGE

Wie überall, macht die Dosis das Gift, denn jedes Zuviel bringt die ordnungsgemäßen Abläufe in der Natur durcheinander. Das gilt auch für die Nahrungsmittelgruppen. Ein übermäßiger Kohlenhydratanteil führt zu Gärungsprozessen in den Därmen, wodurch die Säurebelastung und die Belastung der Leber ansteigen sowie die Darmflora geschädigt wird. Zuviel Rohkost führt ebenfalls zu Gärung. Übermäßige Eiweiß-Ernährung führt zu Fäulnisprozessen und Ammoniakbelastung im Darm.

Der Anteil von Getreide, Getreideerzeugnissen und Kartoffeln in der Gesamternährung sollte nach den obigen Angaben bei ca. 30 % liegen. Je höher der Anteil an körperlicher Bewegung und Belastung im Alltag und Beruf, desto mehr benötigt der Körper die schnell verfügbare Energie der Kohlenhydrate. Dann dürfen diese 30 % tatsächlich erreicht werden. Je weniger der Körper beansprucht wird, desto weniger sollte der Kohlenhydrat-Anteil ausmachen. Die Menge des verzehrten Getreideanteils ist dabei auch abhängig vom Konstitutionstyp[8] des Menschen, s. Abschnitt 4.1. Somit sollte der Anteil an

[8] Der Yin-betonte Stoffwechseltyp braucht die dynamisierende Qualität des Getreides. Für ihn ist die Deckung des Kohlenhydratanteils über einen höheren Anteil an Getreideprodukten statt Kartoffeln empfehlenswert. Der Yang-betonte Stoffwechseltyp muss mit der dynamisierenden Wirkungsweise sehr bewusst umgehen. Er sollte Getreideprodukte eher

Kohlenhydrat in der Gesamternährung typbedingt zwischen 25–30 % liegen, zugunsten einer stärkeren Gewichtung von Obst/Gemüse.

Versucht man jedoch diese Verteilung auf greifbare Lebensmittel mit drei Mahlzeiten am Tag umzusetzen, zeigt sich, dass die Umsetzung von diesen kalorienbasierten Angaben auf praktikable Mengen nicht gelingen will. Fasst man die Lebensmittel jedoch in fünf Gruppen mit ähnlichen Eigenschaften und Brennwerten zusammen, ergibt sich die Verteilung der Abbildung 7. Diese Verteilung lässt sich besser in greifbare Lebensmittel umsetzen. Die prozentuale Gewichtung der Bausteine, die sensible Balance in der Gesamtnährstoffzufuhr, bleibt als Konstante erhalten. Um eine ausgewogene Nährstoffverteilung sicher zu stellen, wird den verschiedenen Lebensmittelgruppen jeweils ein konstanter Prozentanteil zugewiesen. Da das Gemüse in einer bewussten Ernährung die zentrale Rolle spielt und prozentual den größten Teil einnimmt, ist es in der Mitte positioniert.

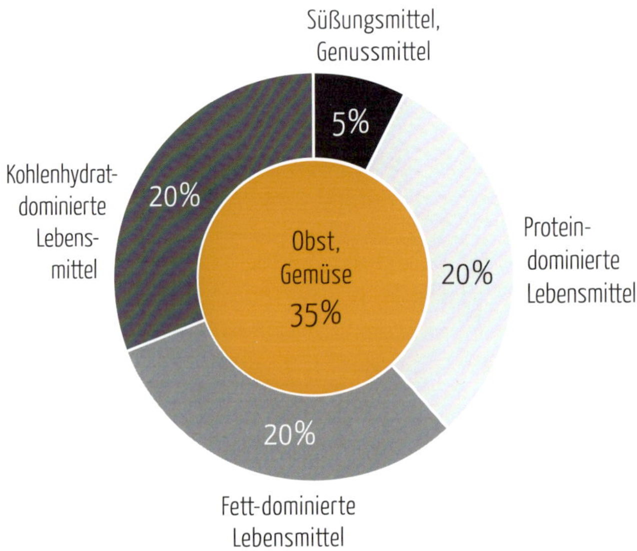

Abbildung 7: Tägliche Nährstoffverteilung auf fünf Hauptlebensmittelgruppen

---

sparsamer einsetzen und seinen Kohlenhydratanteil mit einer höheren Menge Kartoffeln und stärkehaltigem Gemüse decken.

Die Tabellen im Anhang zu den fünf Gruppen sollen Fachleuten ermöglichen, nachzuvollziehen, wie wir auf die Mengen in den küchenfertigen Empfehlungen kommen. Diese Tabellen dienen zum Nachschlagen, weniger für die Praxis, denn hierbei handelt es sich ja um den Tagesbedarf. Diese Mengen greifen wir im nächsten Abschnitt auf und verteilen sie in einem Beispiel anschaulich auf die empfohlenen drei Mahlzeiten.

Basierend auf einem durchschnittlichen Kalorienbedarf von 2000 Kalorien pro Tag lassen sich nun die prozentualen Angaben der Kalorienmenge in Gewichtsanteile umrechnen. Es dürfen innerhalb der jeweiligen Lebensmittelgruppen also grundsätzlich soviel verschiedene Lebensmittel verwendet werden, bis die Kalorienmenge[9] dieser Gruppe erreicht ist. Die 35 % Obst und Gemüse werden nochmals unterteilt in 19 %, die über Kartoffeln gedeckt werden sollten, die restlichen 16 % können über gleiche Teile mit Obst und Gemüse erreicht werden. Auch diese jeweiligen 8 % werden unterteilt in einen Rohkostanteil, der Großteil sollte gekocht gegessen werden. Als Beispiel sollen 128 kcal von den 700 aus der Rubrik Obst/Gemüse über erhitzte Fruchtkompotte gegeben werden. Ein mittlerer Apfel hat 53 kcal, d.h. ca. 2–3 Äpfel könnten an einem Tag als Apfelmus gekocht werden. Die 19 % Kartoffeln pro Tag entsprechen ca. 4–5 mittelgroßen Kartoffeln, s. Abbildung 8.

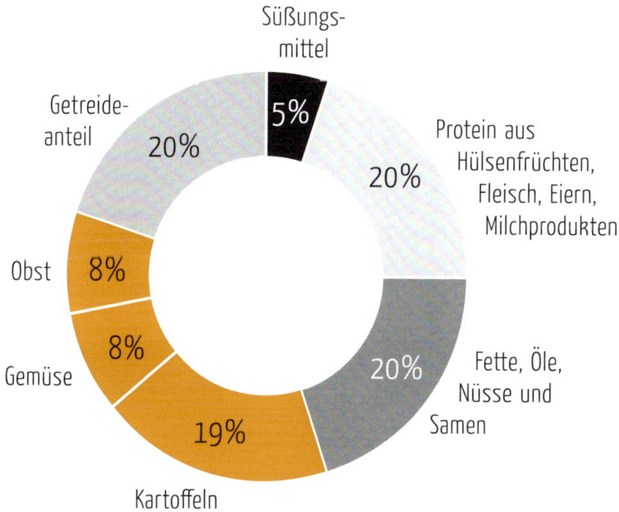

Abbildung 8: Prozentuale Verteilung (in kcal) auf küchentauglichen Lebensmittelgruppen

9 Kalorienangaben nach [Sou04], Werte teilweise als repräsentative Mittelwerte über vergleichbare Lebensmittelgruppen.

2.4.2 Verteilung von Lebensmittelgruppen über den Tagesverlauf

Die Mengen, die zur Deckung des täglichen Bedarfes nötig sind, müssen nun so über den Tag verteilt werden, dass die Verdauung möglichst reibungslos arbeiten kann und dem Körper die benötigte Energie bereitstellt. An dieser Stelle werden die Mahlzeiten aus der Perspektive von Brenn- und Nährwert betrachtet. In den späteren Abschnitten 2.5ff. wird auf die Qualität hingewiesen, als Ergänzung zur Quantität.

Bei Schüttgut bezieht sich die Angabe 1 EL auf gehäufte, bei Pasten und Sirups auf gestrichene Esslöffel. Die Angaben zur Schokolade beziehen sich auf Bitterschokolade mit Kakaogehalt >70 %. Bei diesen Sorten sind die Riegel und Stücke meist größer als bei gängiger Milchschokolade aus dem Supermarkt.

Unter chronobiologischen Gesichtspunkten ist die Verdauung morgens zwischen 7–11 Uhr am effektivsten. Während des Schlafes braucht der Organismus wenig Energie, die Verdauung ruht. Mit dem Erwachen des Yang am Morgen beginnt die Aktivität, um im Laufe des Vormittags zum Mittag den Höhepunkt zu erreichen. Der Vormittag ist die effektivste Schaffenszeit. Die dafür notwendige Energie muss ein ordentliches Frühstück liefern.

Die folgende Tabelle 3 entspricht einem empfehlenswerten und praktisch umsetzbaren Frühstück, aus gekochtem Apfelkompott mit Getreidebrei, ergänzt um eine Portion Zwischenmahlzeit zum Mitnehmen auf die Arbeit oder zur Schule:

Apfelkompott mit Getreidebrei		**[g]**	**[kcal]**
2 EL	Getreide	30	102
1 EL	Nüsse	20	112
1 EL	Rosinen	15	44
2	Äpfel als Kompott	246	106
1 TL	Sahne	5	16
Zwischenmahlzeit			
2 Scheiben	Vollkornbrot	112	212
1 TL	Butter	5	38
1	Ei (Klasse M)	60	90
1	Apfel (roh)	123	53
½ Tasse	Kuhmilch zum Kaffee	63	41
Summenanteile		**Σ[g]**	**Σ [kcal]**
	Kohlenhydrate	142	314
	Proteine	123	131
	Fette	30	166
	Obst	369	159
	Süßungsmittel	15	44

Tabelle 3: Beispiel für ein ideales Frühstück

Das Mittagessen füllt die verbrauchten Reserven wieder auf und liefert Energie für die zweite Tageshälfte. Mittags ist deshalb die zweite große Mahlzeit notwendig. Die folgende Tabelle 4 entspricht einem empfehlenswerten Mittagessen mit Fleischanteil, etwas Rohkost als Salat, ergänzt um eine kleine Nascherei für Nachmittags:

Gemüsetopf		**[g]**	**[kcal]**
3	Kartoffeln	345	225
1	mittlere Möhre	100	24
1 Tasse	Gemüse der Saison	100	24
1 Tasse	geschnetzeltes Fleisch	125	313
1 EL	Ghee/Butter	15	113
1 Tasse	Salat	100	24
1 EL	Olivenöl	6	54
Nascherei für Nachmittags			
1 großes Stück	Bitterschokolade, 70 % Kakao	10	55
Summenanteile		**Σ [g]**	**Σ [kcal]**
	Kohlenhydrate	0	0
	Proteine	125	313
	Fette	21	167
	Gemüse	645	297
	Süßungsmittel	10	55

Tabelle 4: Beispiel für ein ideales Mittagessen

Das Abendessen darf klein und leicht sein, denn zur Nacht braucht der Organismus weniger Energie. Mit knurrendem Magen schläft sich ebenso schlecht wie mit vollem Bauch. Das Abendessen muss leicht verträglich sein, damit es bis zum Schlafengehen weitgehend verdaut werden kann. Denn im Schlaf ruht auch die aktive Verdauung, während die Regeneration mit Hilfe der durch Verdauung gewonnenen Nähr- und Vitalstoffe erfolgt. Die folgende Tabelle 5 entspricht einem typischen Abendessen:

Gemüsesuppe		**[g]**	**[kcal]**
3 Tassen	Gemüse der Saison	300	72
2	Kartoffeln	230	150
1 TL	Olivenöl	4	27
1 Scheibe	Vollkornbrot	56	106
1 TL	Butter	5	38
Summenanteile		**Σ [g]**	**Σ [kcal]**
	Kohlenhydrate	56	106
	Proteine	0	0
	Fette	9	65
	Gemüse	530	222
	Süßungsmittel	0	0

Tabelle 5: Beispiel für ein ideales Abendessen

Diese drei Mahlzeiten decken den empfohlenen Tagesbedarf wie folgt ab:

Tagesanteile	**Σ [g]**	**Σ [kcal]**
Kohlenhydrate	198	420
Proteine	248	444
Fette	60	398
Gemüse/Obst	1544	678
Süßungsmittel	25	99

Tabelle 6: Tagesanteile

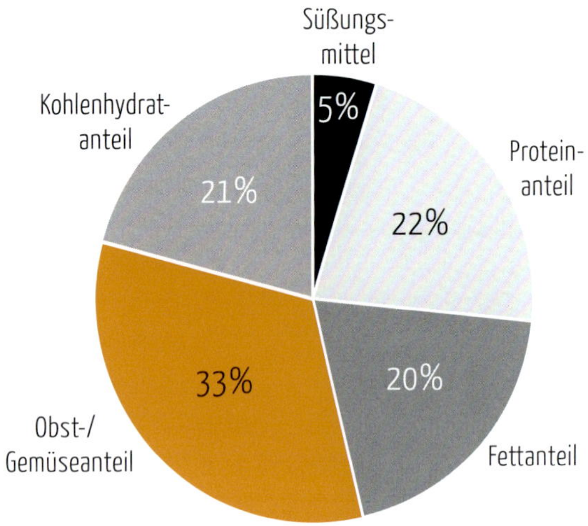

Abbildung 9: Prozentuale Deckung des Tagesbedarfes (in kcal) mit den drei Beispielmahlzeiten

Somit werden im Tagesprofil die Daumenregeln nachvollziehbar, mit denen im Allgemeinen das Verhältnis von Obst/Gemüse als Basenlieferanten zu Kohlenhydraten und Proteinen als Säurelieferanten angegeben wird. Werden die Gewichtsanteile betrachtet, so stehen sich 77 % basisches Obst und Gemüse und 23 % säureliefernde Kohlenhydrate und Proteine gegenüber, s. Abbildung 9. Fett verhält sich neutral. Somit wird auch das Verhältnis von 4:1 nach R. Berg, auf das sich die Säure-Basen-Verfechter beziehen, annähernd erreicht.

Die leichte Abweichung zeigt, dass für zusätzliche Milchprodukte kein Spielraum bleibt. Die Balance der Proteingewichtung ist sowohl in der 4:1-Gewichtung über die Säure-Basen-Balance, aber ebenfalls im kalorischen Verhältnis grenzwertig. An diesem Beispieltag wird eine geringe Menge Fleisch eingesetzt. Sicherlich können statt Fleisch alternativ mehr Milchprodukte als Proteinlieferant eingesetzt werden, jedoch keinesfalls zusätzlich, wie es meist bei der Durchschnittsernährung der Fall ist.

Analysiert man das kalorische Verhältnis, steht tatsächlich auch annähernd 1 Teil (21 %) Kohlenhydrate und 1 Teil (22 %) Protein als Säurespender dem basischen Anteil an Obst, Gemüse und neutralem Fett mit zusammen 53 % gegenüber. Im Beispiel dürfen auch die natürlichen Süßungsmittel mit Ausnahme der Schokolade (raffinierte Süßungsmittel) zu den neutralen Lebensmitteln gezählt werden. Damit wird auch die anschaulichere Forderung nach 3:1:1 erfüllt, die auch in der Einleitung dieses Buches herangezogen wird. Drei Teile Obst/Gemüse, Fett und natürliche Süßungsmittel mit 58 % stehen jeweils einem Teil Protein, bzw. Kohlenhydrate gegenüber. Hiermit sind die Säurelieferanten ausgeglichen worden. Oft wird bei allen Diskussionen über Säure-Basen-Balance zu wenig berücksichtigt, dass auch Protein und Kohlenhydrate lebenswichtige Bestandteile sind. Sie müssen nur durch ausreichend Obst und Gemüse ausgeglichen werden.

Erkennbar wird anhand des Beispiels, dass der Kohlenhydratanteil schnell erreicht ist, sobald Backwaren gegessen werden. Bei (gekochtem) Obst und Gemüse braucht hingegen kaum auf die Mengen geachtet zu werden. Diese können tatsächlich als empfehlenswerte Sattmacher eingesetzt werden. Kritisch sind immer hingegen raffinierte Süßungsmittel und Fett, die beide nicht nur viele Kalorien enthalten, sondern sehr schnell die ganze prozentuale Nährstoffbalance zum Kippen bringen. Damit wird die Problematik der versteckten Fette und Zucker bei Restaurant-, Kantinen und Fertigkost quantitativ auf den Punkt gebracht.

2.5 Qualität von Lebensmitteln

Die wichtigsten qualitativen Eigenschaften, anhand derer die Nahrungsmittel in ihrer Wirkung auf den Organismus betrachtet werden können, sind Thermik, Geschmack und Wirkrichtung:

Der Geschmack entspricht der Yin-Eigenschaft, denn Yin ist eng mit der Erde verbunden, stammt aus ihr. So verändert z. B. der Boden, auf dem ein Weinstock wächst, auch den Geschmack eines Weines. Ein feines, zartes Aroma ist leichtflüchtig, aber wenn sich Geschmack und Duft immer mehr verdichten, wird er nicht nur intensiver, sondern auch anhaftender. Er verankert sich sozusagen immer mehr, wird immer unbeweglicher, weniger flüchtig. Diese Veränderung würde ein Chinese als „je konzentrierter der Geschmack, desto mehr Yin" bezeichnen. Das Yin regiert grundsätzlich Bewegung in Richtung des Sinkens, des nach unten Leitens. Entsprechend unterstützt das Yin die Ausleitung durch die unteren Körperöffnungen.

Dem Yang, vom Himmel kommend, entspricht das leichtflüchtige, nicht mehr materiell greifbare Qi. So können wir die thermischen Eigenschaften eines Nahrungsmittels durchaus als Yang-Anteil begreifen. Pures Qi ist reinste Aktion, bringt in Bewegung. Die mit steigender Temperatur zunehmende Brownsche Molekülbewegung kann als starkes Yang bezeichnet werden. Das Yang regiert das Aufsteigen, Schweben und den Austritt durch die oberen Körperöffnungen.

Betrachten wir das Zusammenwirken von Thermik und Geschmack anhand des Zusammenwirkens von Yin und Yang, können wir vier Abschnitte (willkürlich) unterteilen, wobei in der Natur der Dinge die Grenzen stets fließend bleiben, s. Tabelle 7.

Pures Qi, stammt vom Himmel	**Purer Geschmack, stammt von der Erde**
=	=
Thermik, Aktion, Bewegung	Stillstand, Erdung, Verankerung
Yang regiert Aufsteigen, Schweben, Austritt über obere Öffnungen	Yin regiert Sinken, Ableiten, Austritt durch untere Öffnungen

II		**III**	
Yang des Himmels (Yang im Yang)	wärmend, trocknend	**Yang der Erde (Yang im Yin)**	befreit von Stagnation, unterstützt Öffnungen, entfernt Feuchtigkeit
„Großes Qi"	heiß, warm	„Kleiner Geschmack"	scharf, süß, fad
I		**IV**	
Yin des Himmels (Yin im Yang)	ausleiten, verteilen	**Yin der Erde (Yin im Yin)**	ableitend, abführend; vermindernd
„Kleines Qi"	kühl, kalt	„Großer Geschmack"	sauer, bitter, salzig

Tabelle 7: Thermik als Ausdruck des Yang des Himmels,
Geschmack als Ausdruck des Yin der Erde

Das Yin (des Himmels) im Yang – nennen wir es „kleines Qi" – entspricht der Thermik von kalt bis kühl, und seine Bewegungsrichtung ist nach unten, wie auch kalte Luft nach unten sinkt und sich auf dem Boden verteilt.

Das Yang (des Himmels) im Yang – „großes Qi" – wird immer wärmer bis heiß. Warme Luft steigt nach oben, wärmt und trocknet. Das beschreibt die Eigenschaften dieser Gruppe treffend.

Auf der Seite der Erde steht als Nächstes das Yang (der Erde) im Yin – „kleiner Geschmack". Dem entsprechen die Geschmäcker scharf/aromatisch, süß und fade. Sie befreien von Stagnation, unterstützen das Öffnen und entfernen Feuchtigkeit.

Zuletzt haben wir das Yin im Yin – „großer Geschmack" – mit den Geschmäcken sauer, bitter und salzig. Sie leiten nach unten, führen ab und konzentrieren.

Diese vier Abschnitte finden wir auch in der zyklischen Darstellung wieder, s. Abbildung 10.

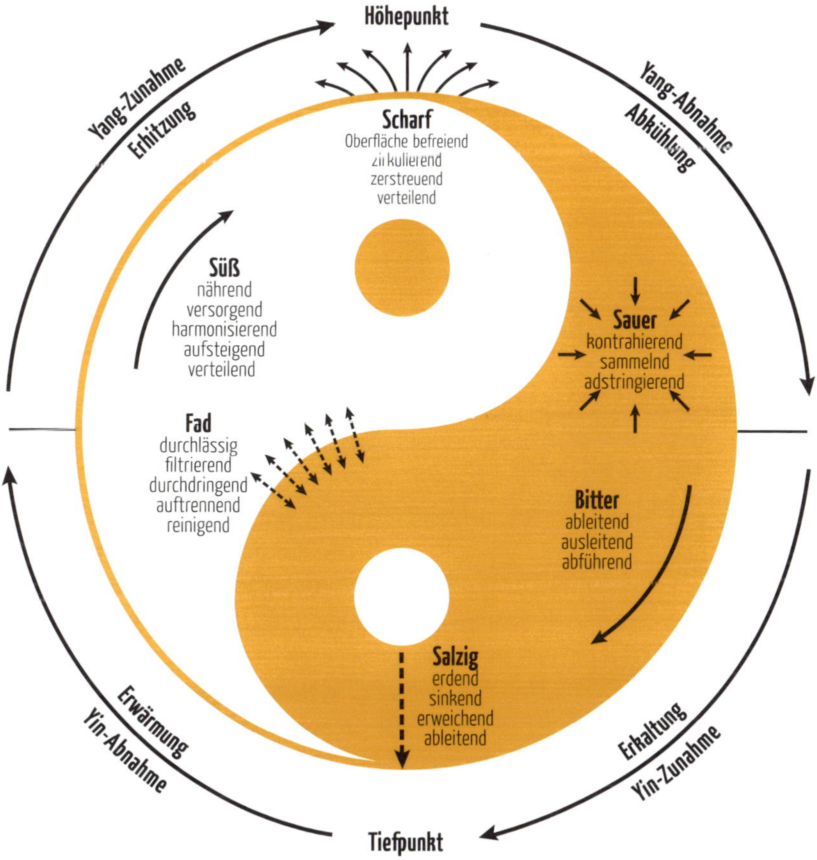

Abbildung 10: Zusammenhang von Geschmack, Thermik und Wirkrichtung

Auch hier lassen sich die vier Quadranten wiederfinden: Yin-Abnahme (I), Yang-Zunahme (II), Yang-Abnahme (III) und Yin-Zunahme (IV). Hier wird deutlicher, dass die Übergänge fließend verlaufen .

Je dichter, intensiver nun bei einem Lebensmittel der Geschmack im Vordergrund steht, desto mehr kommt die Wirkungsweise dieses Geschmacks zur Entfaltung. Je zarter dagegen der Geschmack, desto stärker tritt die thermische Wirkung in den Vordergrund. Das meiste Obst, Gemüse, Getreide und Fleisch, also die Grundnahrungsmittel, haben relativ zarte Geschmäcker. Beim Kochen wird hauptsächlich die thermische Wirkung beachtet. Heilkräuter und Gewürze hingegen werden vor allem durch ihre Aromen und Wirkrichtungen bestimmt. Sie werden in der Küche aber in geringen Mengen dosiert, so dass dennoch die Geschmäcke für den Laien nicht (unbedingt) zu berücksichtigen sind.

In der Kräuterheilkunde hingegen muss der Therapeut sehr achtsam mit der Dosierung der Geschmacksrichtungen umgehen. Lassen Sie sich als Patient durch therapeutische Angaben zur Geschmacksberücksichtigung nicht verwirren. Konzentrieren Sie sich zu Beginn einfach auf die Anpassung der Thermik an Ihre Bedürfnisse, an die Jahreszeit und Ihre Lust am Essen. Im Anhang finden Sie eine Tabelle mit den Angaben zur Thermik und zu den Geschmäckern der gängigen, meist einheimischen Lebensmittel.

Im nächsten Schritt können Sie Ihren konstitutionellen Verdauungstypus berücksichtigen, wenn Sie sich dort wiederfinden. Im Zweifel stärken Sie einfach weiterhin konsequent Ihre Mitte mit den allgemeinen Hinweisen. Oder fragen Sie Ihren Therapeuten um Hilfe.

2.5.1 Temperatur und Thermik

Die Temperatur von Speisen und Nahrungsmitteln lässt sich auch subjektiv gut einschätzen. Die ungefähre Durchschnittstemperatur unseres Magens, des Ministers für Rotten und Reifen, liegt bei ca. 40 C. Der Magen funktioniert wie der Komposthaufen im Garten: Im Sommer, bei ausreichend Umgebungstemperatur, kompostiert es. Sinkt die Temperatur zum Herbst, kommt die enzymatische Verrottung zum Erliegen. Kommt zuviel Feuchtigkeit hinzu, beginnt es zu gären, schlimmstenfalls im Winter zu faulen. Alle Speisen und Getränke, die lauwarm bis angenehm warm sind, unterstützen die Arbeit des „Magenbeamten" als „Bioreaktor" gut. Heiße Speisen und Getränke, da verraten wir nichts Neues, vertragen wir ab einer Toleranztemperatur nicht mehr. Im besten Fall verbrennen wir uns die Zunge, unangenehmer noch den Gaumen, schlimmer wird es bei Verbrennung/Verbrühung der Speiseröhre und der Magenschleimhaut. Doch ebenso wie uns zu heiße Speisen schaden, vertragen wir kalte nicht. Fast jeder wird sich bei intensivem Eisschlecken schon einmal die Zungennerven unterkühlt haben. Manche Menschen bekommen auch vom Eisessen einen lästigen Husten, mit dem die „Lungenbeamtin" versucht, die unterkühlten Atemwege wieder durchlässiger zu machen. Denn Kälte behindert Bewegung, so wie ein gefrorener Fluss nicht mehr fließt und kalt gefrorene Hände steif und unbeweglich werden. So ergeht es auch dem „Magenbeamten", dessen enzymatische Reaktionen immer träger werden, immer langsamer ablaufen und unterhalb ihrer Aktivierungstemperatur fast zum Erliegen kommen. Daher ist es so wichtig, dass der Magen mit ausreichend warmer und wärmender Nahrung versorgt wird.

Die Thermik einer Substanz ist aber unabhängig von der Temperatur. Heilmittel, Genussmittel und Nahrungsmittel haben auf den Organismus eine bestimmte thermische Wirkungsweise. Die Temperatur verändert die Temperatur im Organismus nur recht kurzfristig. Die thermische Wirkung aber verändert längerfristig die Temperaturregulation des Körpers. Wenn Frauen sich hauptsächlich von kalten Speisen aus kühlenden Nahrungsmitteln, z. B. Salat, Joghurt, Tomaten und Obst ernähren, wundert es nicht, dass sie über ständiges Frieren mit kalten Händen und Füssen klagen, erst recht im Winter. Natürlich funktioniert dieser Mechanismus auch andersherum: Nehmen wir einen Mann im „besten" Alter, das Gemüt vom Stress schon gut hitzig, mit knallrotem Kopf und cholerischem Wesen, der auch noch starker Raucher ist (Inhalieren der Hitze), viel Feuerwasser trinkt, und dem ohne herzhaft geräuchertem Schinken das Brot nichts wert ist: Wann explodiert der Kessel? Dieses massive thermische Ungleichgewicht nennen wir dann Herzinfarkt oder Schlaganfall oder auch Gicht.

Über die Thermik allein kann man also schon beim Essen und Genießen intensive Impulse setzen. Beachtet man die Thermik der Lebensmittel, lässt sich eine ganze Menge für die Gesundheit tun. Kühlend wirkende Speisen senken die Energie im Körper und lenken sie im Inneren abwärts. Besonders die Extremitäten werden merklich kühler. Wärmende Speisen dagegen bringen Bewegung von innen nach außen, und Wärme steigt bekanntlich nach oben. Diese extreme Reaktion kennt jeder, der schon einmal auf eine scharfe, erhitzend wirkende Chili gebissen hat: Schweißausbrüche, besonders auf der Stirn, und ein hochroter Kopf.

Einige Grundregeln zur Thermik von Lebensmitteln:

- Die Temperatur unterstützt auch die Thermik.
- Schnellwüchsige Pflanzen (Salat, Gurken, Rettich) wirken meist kühlender als langsam wüchsige (Wurzelgemüse, Kohl).
- Je mehr Wachstum und Reife erzwungen werden, wie im konventionellen Anbau mit Dünger, Gewächshäusern und unreifer Ernte, desto mehr nimmt die kühlende Wirkung zu, desto minderwertiger ist die Qualität des Yin.
- Rohkost wirkt kühlender als Gekochtes, s.a. Abschnitt 2.5.5, Kochmethoden.
- Gelbe, rote oder orange Farbe ist meist ein Hinweis auf stärker wärmende Wirkung als grüne, bläuliche oder violette (d. h. der grüne Apfel ist kühlender als der rote).
- Extreme lassen sich jedoch nicht mit Extremen ausgleichen:
  Im Gegenteil, es bedeutet mehrfach potenzierte Belastung für den Körper.

2.5.2 Geschmack und Wirkrichtung

Es gibt fünf Geschmäcke[10], für die jeder Mensch entsprechende Rezeptorzellen auf der Zunge, die sogenannten Geschmacksknospen, besitzt. Wir können unterscheiden in bitter, salzig, sauer, den würzigen Geschmack umami und süß. Der Geruchssinn ist dagegen für alle komplexeren Geschmackseindrücke verantwortlich. Aus diesem Grund leidet die Geschmackswahrnehmung jenseits der Grundgeschmäcke bei verstopfter Nase.

In der Natur schmecken giftige und verdorbene Nahrungsmittel oft bitter. Saures ist meist unreif oder bakteriell verunreinigt. Nährstoffreiche Nahrungsmittel werden oft durch die Geschmacksqualitäten süß, umami und salzig gekennzeichnet. Der süße Geschmack wird vor allem durch Zucker verursacht und ruft im Körper ein universelles Wohlbehagen hervor, das evolutionär entstanden sein soll als Anreiz zur Energieaufnahme über das reine Hungergefühl hinaus.

Die chinesische Medizin benennt scharf statt umami. Physiologisch ist scharf jedoch kein Geschmack, sondern eine Empfindung der Wärmerezeptoren. Ein Schmerzreiz wird weitergegeben, wie er sonst bei Hitze ausgelöst wird, ohne Beteiligung der Geschmacksrezeptoren[11]. Die scharfen Anteile einer Speise bewirken jedoch indirekt eine Geschmacksverstärkung durch die erhöhte Durchblutung der Schleimhaut mit den Geschmacksknospen, die dadurch empfindlicher reagieren.

Geschmack an sich ist relativ und erst von dem Moment an wahrnehmbar, in dem er isoliert wird. Der Geschmack fesselt uns. Das Gegenteil: Die Fadheit[12] löst uns dagegen los und ist der Weg der freien Entfaltung dessen, was sich spontan ereignet. Die Fadheit gewinnt erst am Ende einer Entwicklung Bedeutung. Sie ist die Frucht eines Reifeprozesses: Nach Blüte und Fülle kommt das letzte Stadium der Auflösung vormaliger Überfülle und Rückzug in sich selbst. Nur die Fadheit lässt die „fünf Geschmäcke" – sauer, bitter, süß, scharf und salzig – nebeneinander bestehen, denn, laut [JUL99]:

»ist der Geschmack bitter, kann er nicht gleichzeitig süß sein,
und ist er sauer, kann er nicht gleichzeitig salzig sein.«

Die Fadheit gibt Raum, damit ein Nahrungsmittel gleichzeitig als z. B. süß und sauer wahrgenommen werden kann. Fadheit ist der sinnliche Ausdruck der Harmonie. Es geht viel weniger darum, zwischen den einzelnen Geschmäcken zu unterscheiden, als vielmehr im Inneren desselben Geschmackes zwischen den verschiedenen Eigenschaften des Geschmacks als solchem zu unterscheiden. Zu erfahren, wie sich jenseits des

---

10 2005 konnte an der Universität Dijon (Frankreich) plausibel anhand von Tierversuchen nachgewiesen werden, dass Fett mit grosser Wahrscheinlichkeit eine sechste Grundqualität ist. Bisher wurde angenommen, dass die Affinität für fettreiche Speisen allein durch Geruch und Konsistenz ausgelöst sei.

11 Das englische Wort „hot" ist also sehr zutreffend.

12 Weitere Geschmacksqualitäten werden diskutiert, wie der Geschmack von Kalzium, metallisch und wasserartig. Die letztgenannte würde mit der Idee der Fadheit der chinesischen Medizin übereinstimmen.

»Schocks des rohen Geschmackes im rein Sinnlichen«, [JUL99]

das Wesen des Geschmacks auszudehnen und zu verlängern beginnt. Dieses „Jenseits" der Fadheit ist die Mitte des Geschmacks, dessen Rand die Fadheit bildet. Das Fade steht zentral in der Mitte der Zuordnung der Wandlungsphasen, wie die Erde. Es geht um (Auf-)Lösung, die zur Transzendenz führt, zum Einklang mit der Natur des Wechsels und Wandels.

Diese Idee der Auflösung von Stagnation ist die Idee der Arbeitsweise[13] der erdigen „Ministerin für Transformation": Der Auftrennung des transformierten Qi aus der Nahrung in klares Yang zum Kopf, bei gleichzeitigem Ableiten des trüben Yin nach unten. Bei Scheitern kommt es zu Stagnation in Form von Feuchtigkeitsansammlung. Das ist zentrales Thema der Mitte. Das Fade steht in der Mitte wie ein Filtrationsbett. Es geht um Durchlässigkeit zwischen oben und unten in beide Richtungen. Damit diese Filtration ungestört ablaufen kann, ist es wichtig, dass die Geschmäcke ausgeglichen und in Balance in der aufgenommenen Nahrung vorliegen. Jeder Exzess eines Geschmackes bringt den Filter durcheinander.

Klares, lebendiges, hochwertiges Trinkwasser ist der Inbegriff dieser faden Mitte. Es vereinigt die zarte, kaum wahrnehmbare Idee aller Geschmäcke in sich und schmeckt doch „nach nichts". Damit spült und regeneriert es das Filtrationsbett für die intensiven Geschmäcke. Dies erklärt die große Bedeutung der Empfehlung, dass der Durst nur mit klarem, energiereichem Wasser zu stillen sei. Nur dies ist in der Lage, den Filter zu reinigen, zu klären. Jeder Tee/Infus bringt neue Geschmacksinformation. (Hinweise zum täglichen Trinkbedarf und zu Getränken, s. Abschnitte 2.7.3 und 3.13).

Der süße Geschmack bringt das Qi zum Aufsteigen, verteilt und dispergiert in Richtung oben, auch als „schwebend" beschrieben. Er unterstützt die Arbeit des Verdauungstraktes, in dem er das dort transformierte Qi als Kraftstoff für die Zellen bis hoch ins Gehirn bewegt. Außerdem vertreibt der süße Geschmack Kälte und hat wärmende Tendenz. Seine Wirkung ist generell harmonisierend.

Der scharf-aromatische Geschmack sorgt für Verteilung nach außen und für Zirkulation. Er zerstreut seitwärts auf der Oberfläche, die dadurch befreit wird. Seine thermische Wirkung ist meist warm bis heiß. Der saure Geschmack sorgt für Zusammenziehen und Sammeln nach innen. Diese adstringierende Wirkung verhindert Leer- und Auslaufen. Die Thermik ist tendenziell eher kühl. Der bittere Geschmack bringt Bewegung nach unten, leitet Fülle nach unten aus. Dies entspricht dem Ausleiten und Abführen. Meist ist die Thermik kühl bis kalt. Der salzige Geschmack ist stark erdend, lässt erweichen und sinken. Die Thermik ist meist kalt, zumindest kühl.

Für die alltägliche Ernährung ist die Berücksichtigung der Geschmäcker im Vergleich zur Beachtung der thermischen Wirkung sekundär. Es ist nur wichtig darauf zu achten, dass möglichst alle Geschmäcke im Verlauf eines Jahres in etwa in gleichen Teilen aufgenommen werden. Das erreichen Sie

[13] sog. Yunhua-Funktion

durch die Auswahl saisonaler und regionaler Grundlebensmittel. Achten Sie auch darauf, dass möglichst in jeder Mahlzeit jeder Geschmack enthalten ist, damit die tägliche Ernährung nicht einen bestimmten Geschmack überbetont. Sie müssen die Zutaten nicht unbedingt in der Reihenfolge des Hervorbringungszyklusses zugeben, wie dies manchmal von Autoren der „Fünf-Elemente-Kochschule" gefordert wird. Diese Vorgehensweise dient vielmehr als Gedankenstütze, um alle Geschmäcke angemessen zu berücksichtigen.

2.5.3 Die Balance der Geschmäcke

In der alltäglichen Ernährung vieler Menschen unseres Kulturkreises ist oft der salzige und der süße Geschmack überbetont. Das Zuviel an Salz versteckt sich vor allem in gekauftem Brot, Wurst und Käse, in denen unverhältnismäßig viel raffiniertes Kochsalz enthalten ist. Das Zuviel an Süß stammt aus Raffinadezucker, meist aus gezuckerten Getränken, Süßwaren und Fertigprodukten wie Fruchtjoghurts, aber auch aus Getreideprodukten, z. B. Brot und Nudeln, aus minderwertigen Mehlen.

Es hat sich über die Auswertung von Ernährungsprotokollen, die Patienten über eine bestimmte Zeit geführt haben, gezeigt, dass meist der bittere Geschmack unterbetont bleibt. Eine Handvoll feingeschnittener, bitterer Salate können z. B. als Tellerdekoration für gekochte Speisen dienen. Alternativ lässt er sich z. B. auch unter warmen Kartoffelsalat unterziehen oder über Gerichte streuen. Im Sommer könnte es Radicchio, im Winter Endivie und Chicorée sein. Für die Vinaigrette sollte immer Essig verwendet werden, der sauer und bitter ist, zusätzlich zu seiner wärmenden Wirkung. Petersilie hat ebenfalls bitteren Geschmack und sollte reichlich verwendet werden. Sie wirkt entgiftend, reinigend, harmonisiert das Zusammenwirken der Verdauungsfunktionen und ist immunstärkend. Im Frühling bieten sich junge Löwenzahnblätter an. Auch Mangold und Naturreis haben leicht bitteren Geschmack. Zu den scharf-bitteren Gewürzen zählt Curcuma. Curcuma ist es, der den meisten Currymischungen die gelbe Farbe verleiht. Im Ayurveda wird von ihm gesagt, er wirke wie ein Sonnenstrahl für den Magen und sollte zumindest als Prise an alle Gerichte zugegeben werden. Er unterstützt die freie Zirkulation des Qi, unterstützt die Verdauung, vermindert Kälte und wirkt ebenfalls entgiftend. Die bitteren Schalen von ungespritzten Zitrusfrüchten können als feine Streifen oder Raspel ebenfalls an viele Speisen gegeben werden.

Auch beim Salzigen stellt sich meist die Frage, wie es berücksichtigt werden kann, ohne auf Salz zurückgreifen zu müssen. Hier ist die Auswahl stärker eingeschränkt. Zu den salzigen Lebensmitteln zählen vor allem die Salzwasserfische, wobei Fischverzehr durch die hohen Umweltbelastungen kritisch beurteilt wird. Alternativ können aus dem Reformhaus/Bioladen auf Belastungen kontrollierte Algen, z. B. Arame, Hijiki, Wakame, verwendet werden. Sie werden einfach in Suppen und Speisen mitgekocht und verleihen einen würzigen, mild salzigen Geschmack (umami). Die Süßwasseralge Spirulina, die es auch als Pulver im Bioladen oder Reformhaus gibt, umgeht das

Belastungsproblem der Salzwasseralgen. Ihr Geschmack ist leicht süß, salzig, bitter. Sie stärkt die Mitte, senkt Cholesterin und Blutfette und beruhigt bei Allergien, vgl. [POL05]. Geben Sie eine großzügige Prise an Suppen, Saucen, Salate. Leicht salzig sind übrigens Feldsalat und Gerste. Statt Küchensalz lässt sich in vielen Gerichten alternativ Sojasauce und Ume-Su, eine sauer-salzige Würzsauce aus der Ume-Frucht, verwenden, die zwar auch Kochsalz enthalten, aber durch ihre Enzyme wertvolle Würzmittel sind.

Im wahrsten Sinne einen Spritzer sauren Geschmacks lässt sich über etwas Zitronensaft (in der warmen Jahreszeit), Essig oder Ume-Su hinzugeben. Auch die meisten Obstsorten haben natürliche Säure.

Der Therapeut, der mit konzentrierten Gaben von Heilkräutern oder auch durch die Zusammenstellung einer Heildiät intensive Reize in eine bestimmte Richtung setzen will, muss neben der Thermik selbstverständlich auch die Geschmäcke berücksichtigen. Dabei werden ganz bewusst ein oder mehrere Geschmäcke kurzfristig überbetont. Diese speziellen Zusammenstellungen für die individuelle Situation des Patienten müssen ständig überprüft und kontinuierlich angepasst werden. Mit der Wirkung einzelner Geschmäcke intensive Reize zu setzen gehört daher in die Hand erfahrener Therapeuten.

2.5.4 Lebensmittel oder Nahrungsmittel? Vom Rohprodukt zur Raffination

Grundsätzlich gilt, dass Lebensmittel so wenig wie möglich bearbeitet und so naturbelassen wie möglich verzehrt werden sollten. Im natürlich gewachsenen, frischen Zustand enthält ein Lebensmittel das Maximum an Vitalstoffen. Mit Verarbeitung und Lagerung (gerade bei unreifer Ernte wegen langer Transportwege) verliert es vor allem an Vitamingehalt.

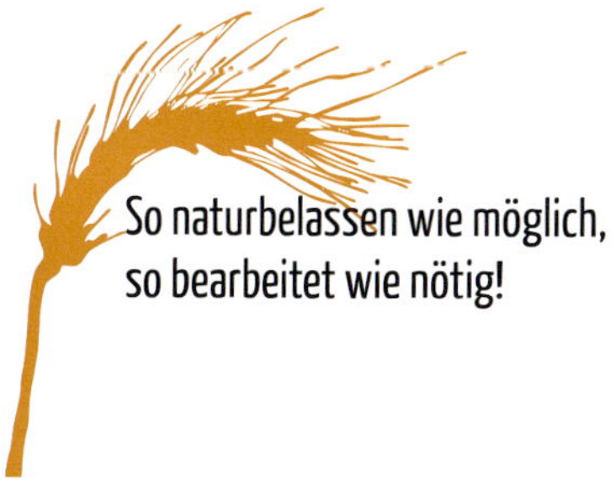

Je stärker ein Lebensmittel verarbeitet wird, desto mehr verliert es an Lebendigkeit, an Vitalstoffen. Daher unterscheiden wir zwischen dem wertvollen Lebensmittel und einem Nahrungsmittel, das im besten Falle noch mit Kalorien nährt. Je stärker verarbeitet, vor allem industriell bearbeitet es wird, desto degenerierter ist seine Struktur, die schließlich nicht mehr nährt, sondern krank macht mit ihrem Anteil an Abbau- und Oxidationsprodukten.

2.5.5 Kochmethoden

In der Art und Weise, wie ein Nahrungsmittel erhitzt und zubereitet wird, verändert sich das Qi der Nahrung. Das Lebensmittel wird deutlich beeinflusst, sowohl im Geschmack als auch in der thermischen Wirkung. Allerdings können dadurch auch unverträgliche und giftige Inhaltsstoffe unschädlich gemacht werden, bzw. schwer bekömmliche Lebensmittel besser für die Mitte verdaulich gemacht. So werden z. B. Zwiebeln durch Andünsten weniger scharf, dafür mehr und mehr süß. Speisen werden grundsätzlich durch das Erhitzen verdaulicher. Dies wird besonders an Getreide deutlich, denn rohes Getreide enthält giftige Schutzstoffe, die das Samenkorn vor Fressfeinden schützen sollen. Beim Erhitzen zerfallen diese Stoffe und werden verdaulich. Neben Getreide gibt es einige weitere Lebensmittel, die erst erhitzt verzehrbar werden, wie z. B. Bohnen.

Durch küchentechnische Bearbeitung verändert sich das Temperaturverhalten der Nahrungsmittel. So wirken die yinisierenden Methoden eher kühlend, bzw. nur leicht erwärmend, während die yangigen Methoden zusätzliche Wärme in die Speisen bringen, s. Tabellen 8 und 9. Als Faustregel kann man sich merken, dass die Zubereitungsart die thermische Wirkung um ca. eine Stufe zu verändern vermag:

	Yangisierend:
Wann empfohlen?	im Winter zu bevorzugen; bei Kälte-Erkrankungen;
Wie?	Braten, Schmoren, Rösten, Backen; langes Kochen in Flüssigkeit; Kochen mit Alkohol; Zubereitung der Nahrung unter Verwendung heißer, scharfer Gewürze;
Zu meiden: **Extreme**	Grillen, scharfes Anbraten, Räuchern; Mikrowelle (partiell extrem hohe Temperaturen);

Tabelle 8: Yangisierende Kochmethoden

	Yinisierend:
Wann empfohlen?	im Sommer zu bevorzugen; bei Hitze-Erkrankungen;
Wie?	Kochen, Dämpfen, Blanchieren; Verwenden von viel Wasser, Suppen; Verwendung erfrischender Zutaten wie Obst, Südfrüchte und Sprossen;
Zu meiden: **Extreme**	Pökeln; Tiefkühlen (dabei platzen die Rezeptoren der Enzyme, die damit wertlos werden!);

Tabelle 9: Yinisierende Kochmethoden

Daraus erschließt sich nun auch der Sinn des Heißwassertrinkens. Durch das Aufkochen wird die thermisch kühl-kalte Wirkung neutralisiert. Zusätzlich hat Wasser eine hohe Wärmekapazität: Es braucht viel Energie, um Wasser zu erwärmen, z. B. von ca. 20 °C Zimmertemperatur auf ca. 40 °C Körpertemperatur im Magen. Trinkt man nun kaltes Wasser, wird dem Körper viel Energie entzogen. Das Trinken von heißem Wasser führt umgekehrt sogar Energie zu. Durch die Energiezufuhr beim Erhitzen wird das Wasser zusätzlich energetisiert, sodass es mehr Energie hat, um unseren Organismus von Ausscheidungsprodukten zu reinigen.

2.5.6 Kochtopf statt Rohkost

Mit der Entdeckung und Beherrschung des Feuers kam es zu einem entwicklungsgeschichtlichen Sprung der frühesten Menschheit. Die Nahrung konnte nun effizienter ausgenutzt und eingesetzt werden, das Leben wurde länger. Bedeutender jedoch war die Entwicklung vom primitiven Rohkostverwerter zum intelligenten homo sapiens sapiens. Dessen Gehirnmasse und Leistungsfähigkeit konnte nun stark zunehmen, weil durch die Nahrungszubereitung auf dem Feuer nicht alle zugeführte Energie in körperlichen Prozessen verbraucht wurde wie in der Tierwelt, sondern zusätzlich dem Gehirn zur Verfügung stand. Rohkost und kalte Nahrungsmittel verbrauchen einen unverhältnismäßig hohen Anteil der Kalorien allein zu deren Verdauung, es steht kaum Energie zur Absorption und zur Transformation zur Verfügung.

»Gemüsesuppe statt Rohkost«

titelte die Zeitschrift Alverde [ALV08] einmal. Manche Gemüsesorten profitieren offenbar davon, wenn man sie kocht. Italienische Wissenschaftler der Universitäten Parma und Neapel haben bei Versuchen am Herd entdeckt, dass dem Gemüse wertvolle Nährstoffe durch die heiße Zubereitung nicht unbedingt abhanden kommen. Im Gegenteil: Bei Karotten, Broccoli und Zucchini verbessere sich sogar die Wirkung der sogenannten Antioxidantien, die schädliche freie Radikale im Körper abfangen. Für ihren Versuch hatten die Wissenschaftler alle drei Gemüsesorten jeweils gebraten, gedünstet und gekocht. Anschließend hatten sie überprüft, wie sich der jeweilige Kochvorgang auf die Inhaltsstoffe auswirkt. Das Ergebnis: der Nährwert schneidet beim Kochen oder Dünsten am besten ab. Ähnliche Ergebnisse aus diversen Studien häufen sich. So ist auch der Vitalstoff Lycopin aus gekochter Tomate ebenfalls nachweislich als Antioxidans wirkungsvoller als aus roher Tomate. Das vom Körper aus der rohen Möhre aufgenommene Vitamin A beträgt nur 3 %, bei gekochter Möhre können dagegen 80 % verwertet werden.

Nun scheint sich wissenschaftlich-analytisch zu beweisen, was die Chinesen schon lange lehren: Rohkost ist schwerverdaulich und belastet letztlich den Organismus mehr als der Gewinn an Nährstoffen wert ist. Daher rät die chinesische Ernährungsmedizin beim Großteil an Obst und Gemüse zumindest zu schonendem, kurzem Dünsten oder Pfannenrühren. Auch die hierzulande üblichen kalten Brotmahlzeiten zum Frühstück und Abendbrot sind aus chinesischer Sicht zu ersetzen durch warmen Brei, heiße Suppen und gekochte Speisen.

Schwerverdauliche Rohkost nur in kleinen Mengen!

Die Nahrung sollte gut verdaulich, d.h. überwiegend gekocht sein. Durch das Erhitzen wird die Nahrung leichter verdaulich, was auch bedeutet, dass der Körper die Vitamine, die in der Zellwand sitzen, überhaupt erst verwerten kann. Wasserlösliche Mineralien und Vitamine gehen beim Kochen, Blanchieren und Dünsten auf das Kochwasser über. Daher sollte es möglichst weiterverwendet werden zur Bereitung der Sauce oder als Basis für eine Suppe.

Deutliche Yang-Naturen (vor allem Männer) vertragen eher Rohkost. Diese wirkt kühlend, was bei yangigen, überhitzen Fleischessern (im Sommer) von Vorteil sein kann, aber nicht bei yinigen, kalten Menschen mit schwacher Verdauungskraft (schon gar nicht im Winter). Der Rohkostanteil darf im Sommer höher sein als im Winter. Ergänzt werden sollte das Mittagessen durch etwas bitteren Blattsalat nach dem Hauptgang. Grund hierfür ist die Verdauungskraft, die am Morgen besonders stark ist, abends dagegen schwach. Etwas bitterer Geschmack stärkt das Verdauungsfeuer.

2.5.7 Konservierungsmethoden

Jede Art der Konservierung geht auf Kosten der Inhaltsstoffe und des Wertes der Nährstoffe. Dessen muss man sich bewusst werden. Egal ob gelagert, gekühlt, eingekocht, gepökelt, eingefroren, getrocknet und gedörrt: Immer gehen Vitalstoffe verloren. Daher sollte die Verwendung von saisonalen und regionalen Lebensmitteln wieder selbstverständlich werden und oberste Priorität haben.

Wir leben in einer Vegetationszone, in der in vielen Monaten Reifezeit ist und Überschüsse verarbeitet und gelagert werden wollen, damit wir in der kargen Winterzeit darauf zurückgreifen können. Auch gibt es einige Lebensmittel, die erst in verarbeiteter Form genießbar werden.

Der Unterschied liegt im Bewusstsein, wie mit den Konservierungsmethoden umgegangen wird. Die Pfirsichkonserve, bei der die Früchte matschweich totgekocht in Zuckersirup schwimmen, hat wenig Nährwert im Vergleich zu tiefgefrorenen Früchten. Allerdings sind auch in der Tiefkühlware alle Enzyme zerplatzt. Kocht man dagegen die Früchte mit wenig Zucker nur kurz und knackig ein, hat dieses Kompott zwar etwas weniger Vitamine als die Tiefkühlware oder deutlich weniger als Frischobst. Dafür aber bringt es keine Kälte durch Unreife oder Tiefkühlen in den Körper, sondern die Wärme des gekochten Kompottes, welches das Verdauungssystem nicht belastet.

Nicht im Billigdiscounter, sondern in Bioläden, Reformhäusern und oft auch in Hofläden kann man gute Einmachware kaufen. Achten Sie darauf, dass kein oder wenig Zucker enthalten ist. Den können Sie immer noch zugeben, wenn er Ihnen fehlt. Selbst Libby's & Co. bieten mittlerweile zuckerreduzierte Obstkonserven an. Aber Vorsicht: Es gibt auch vielbeworbene Dosen, die statt Zucker die gleiche Menge Fruchtzucker enthalten. Der ist aus der Retorte statt aus den Früchten gewonnen und reichlich zugegeben. Die problematische Wirkung von Fructose als Süßungsmittel ist in Abschnitt 3.6.3 zu finden.

Sauerkraut kaufen Sie bitte nicht aus der Dose oder dem Folienpack im Supermarkt. Das ist erhitzt, so dass die Milchsäurebakterien zerstört wurden. Schauen Sie sich um, welcher Laden noch wirklich frische Ware vom Fass verkauft. Oder probieren Sie, es selbst anzusetzen! Und das frische Kraut dann bitte nicht weich zerkochen, sondern bissfest lassen und z. B. eine kleine Portion roh in den Salat oder die Suppe zugeben.

2.5.8 Industriell aufbereitete Nahrungsmittel, Zusatzstoffe und Nahrungsergänzungen

Die Ernährung sollte sich also aus Speisen zusammensetzen, die möglichst naturbelassen bleiben. Denn je mehr ein Lebensmittel gelagert, verarbeitet und umgewandelt wird, desto geringer wird der Gehalt an Vitalstoffen. Stattdessen kommt es zu Abbau und durch den Kontakt mit Luftsauerstoff zu Oxidationsprozessen. Diese wandeln die Substanzen um, wobei Stoffe entstehen, die den Körper belasten oder sogar als Toxine schädigen können. So wird aus einem lebendigen Lebensmittel immer mehr ein minderwertiges Nahrungsmittel.

Industriell aufbereitete Nahrungsmittel bedeuten, dass die Industrie Rohstoffe umwandelt, damit sie optisch ansprechend wirken, auch nach langer Zeit noch appetitlich bleiben und ein immer gleiches Geschmacksverhalten sowie ein „angenehmes Mundgefühl" aufweisen. Hierunter fallen alle Fertigprodukte, aber auch Küchenhilfen wie Saucenbinder, Fix-Produkte, Süßigkeiten, Light-Produkte, alle sogenannten „Convenience"-Produkte. Und auch wenn sie aus dem Bioladen stammen, heißt das noch lange nicht, dass sie nicht intensiv verarbeitet wurden. Auch wenn die Rohstoffe „bio" angebaut wurden, handelt es sich nicht mehr um hochwertige Lebensmittel. Vermeiden Sie nach Möglichkeit solche Fertigprodukte.

Je stärker ein Nahrungsmittel industriell aufbereitet wird, desto wertloser wird es. Nicht nur das, meist werden diese Produkte tatsächlich sogar belastend und schädlich. Das beginnt bei den mechanischen Verfahren, mit denen die natürlichen Ausgangsstoffe behandelt werden. Es entstehen Bestandteile, wie Mikro- oder mittlerweile Nanopartikel, die unser Körper nicht kennt bzw. nicht verarbeiten kann oder die natürliche Abläufe massiv stören. So werden z. B. Mikrokügelchen an Milchfetten beim Homogenisieren erzeugt, die so klein sind, dass sie bereits vor dem eigentlichen Verdauungsort im Darm von der Magen- und Darmschleimhaut aufgenommen und ins Blut geschleust werden. Damit wird die reguläre Verdauung dieser Fette umgangen.

Auch die Thermik der Ausgangstoffe verändert sich. Gilt für die küchentechnische Zubereitung die Faustregel, dass sich die Thermik nur um eine Stufe verändert, z. B. durch Kochen von kühl zu neutral oder von neutral zu wärmend, so gilt diese Regeln nicht mehr bei massiver industrieller Verarbeitung. Hier wird intensiv in die Chemie der Rohstoffe eingegriffen, in vielen Schritten werden extreme Temperaturen, Säuren, Basen und Umwandlungsprozesse eingesetzt. Die hochraffinierten Produkte sind alle extrem in ihrer Thermik und ihrem Geschmack. So wird aus kühlendem, naturbelassenem Salz ein weißes, immer rieselfähiges Pulver, das erhitzend wirkt. Gleiches gilt für Zucker, der immer heißer wird, je reiner und feiner er umkristallisiert wird. So gut wie alle Zusatzstoffe haben extreme Wirkung, von Glutamat (s. Abschnitt 3.12.4) über synthetische Süßungsmittel (s. Abschnitt 3.6), Konservierungsstoffe, Aromen und Farbstoffe. Auf solche Flut von extremen Wirkungsweisen ist unser Organismus nicht eingestellt. Bei den natürlichen Lebensmitteln gibt es relativ wenige mit extremer Wirkung, die nur in geringen Mengen genießbar sind.

Konservierungsstoffe verzögern den Abbau durch Bakterien. Häufig sind die Produkte mit Antibiotika behandelt, z. B. Käse und Backwaren, damit sie nicht schimmeln. Diese Stoffe nehmen wir in uns auf. Hier wirken sie weiter und verzögern und hemmen die natürlichen Abbauprozesse und stören die geregelte Verdauung. Diese Stoffe lassen auch im Organismus lebenswichtige Wandlungsprozesse erstarren oder verändern Prozesse.

Bei sulfitreicher Ernährung vermehren sich bestimmte, aggressive Bakterien im Darm und zerfressen die Darmwand. Die „akzeptable, tägliche Höchstdosis" für Sulfite (E 220–228) wird gerade von Kindern häufig bei weitem überschritten. Sulfite finden sich nicht nur in Wein, sondern auch in Kartoffelpüree aus der Tüte, in getrockneten Früchten etc.

Viele industriell hergestellte Produkte enthalten statt frischer Zutaten heute sprühgetrocknete, damit lagerfähige Pulver, z. B. die energieintensive Trocknung der Milch zu Milchpulver. Bei dieser Konservierungsmethode wird Milch, Sahne oder Ei in einem heißen Luftstrom vernebelt und getrocknet. Dabei bieten die kleinen Tröpfen eine große Angriffsfläche für Luftsauerstoff, in dessen Folge die Oxidation eintritt, d.h. zum Ranzigwerden der Milchfette und der Cholesterine. Gegen oxidiertes Cholesterin aus Nahrungsmitteln ist der Körper kaum gewappnet. Milchpulver finden Verwendung bei der Herstellung von Säuglingsnahrung, in Süß- und Backwaren, in der Schokoladenindustrie, in der parenteralen Ernährung oder der Aufzucht von Kälbern, Sahnepulver bei der Joghurt- und Speiseeisherstellung. Geschädigtes Cholesterin findet sich auch in Eipulver.

Das aus Rotalgen industriell gewonnene Carrageen (E 407) wird als Verdickungsmittel in vielen Milchprodukten, Saucen, Ketchup, Süßigkeiten, aber auch in Trockenmilchprodukten und Puddingpulver eingesetzt. Carrageen wird grundsätzlich vom Körper nicht aufgenommen, sondern unverändert ausgeschieden. Carrageene können allerdings die Aufnahme anderer Lebensmittelinhaltstoffe verringern und stehen überdies in Verdacht, das Immunsystem negativ zu beeinflussen. Dieser Zusatzstoff ist umstritten. Auch Bio-Erzeugnisse dürfen nach der Europäischen Öko-Verordnung Carrageen enthalten. Die Bio-Verbände Demeter und Bioland erlauben dagegen keinen Zusatz. (Hinter der Deklaration „Carrageen" kann übrigens auch der Geschmacksverstärker Glutamat versteckt werden, s. Abschnitt 3.12.4).

Beim Umwandeln von Ölen in streichfähiges Fett (Margarine) werden sie unter hohem Druck und Temperatur umgewandelt, so dass sie aushärten, dabei oxidieren und vor allem ihre chemische Bauform verändern zu sogenannten Transfettsäuren. Der Organismus kann sie nicht mehr nutzbringend verwerten, sondern reagiert irritiert. Diese gehärteten Fette sind in nahezu allen industriell verarbeiteten Produkten enthalten. Neben der Hydrierung ist die Umesterung eine Methode, um streichfähige bzw. plastische Fette herzustellen durch Veränderung der natürlichen Fettbeschaffenheit. Mit Hilfe von Katalysatoren und Reaktionsbeschleunigern werden die Fettsäuren innerhalb der Fettmoleküle abgetrennt, vertauscht oder durch andere ersetzt. Dabei werden wertvolle mehrfach und einfach ungesättigte Fettsäuren in gesättigte verwandelt. Wertgebende Fettbegleitstoffe, zum Beispiel fettlösliche Vitamine, gehen verloren. Beide Verfahren bewirken eine starke Veränderung der natürlichen Fettbeschaffenheit. Fetthärtung ist bei konventionellen Produkten deklarierungspflichtig, die Umesterung nicht. Überhaupt, Fett ist ein natürlicher Geschmacksverstärker und daher in Fertigprodukten übermäßig enthalten. Schaut man sich die Zutatenliste an, so findet man häufig „gehärtete oder teilweise gehärtete Fette“ deklariert.

Auch modifizierte Stärken sind Lebensmittelzusatzstoffe, die bei physikalischer oder enzymatischer Herstellung noch nicht einmal deklariert werden müssen. Sie bieten dem Hersteller bessere Eigenschaften, z. B. beim Auftauverhalten oder in der Viskosität zur Verarbeitung. Beim Backen, Braten, Rösten, Grillen und Frittieren entsteht in Gegenwart der Aminosäure Asparagin das möglicherweise Krebs erregende Acrylamid. Die beim Verarbeiten verlorengegangenen Vitamine werden meist anschließend zugegeben. Es besteht jedoch oft ein Unterschied in der Molekülstruktur zwischen natürlichen und synthetisierten Vitaminen.

Fast in der gesamten Industrienahrung ist überreichlich raffinierter Zucker enthalten. Morgens das Brötchen mit Nutella, mittags Pommes mit Ketchup, zum Nachmittag noch ein Stück Kuchen, am Abend das Wurstbrot. Selbst im Senf ist Raffinadezucker enthalten. Genauso, wie in Schwarzbrot und in vielen gekauften Vollkornbroten. Hier wird oft ein Zuckersirup zugesetzt, damit das Vollkornbrot schön dunkel aussieht und sich gut verkauft. Fast immer sind in der Deklaration der Fertigprodukte Zuckersirup, Maltodextrin oder sonstige Zuckernamen zu finden.

Die sogenannten „Light-Produkte“ sind als fett- und zuckerreduziert gekennzeichnet. Die natürlichen Stoffe werden ausgetauscht gegen künstliche Süßstoffe, raffinierte Kohlenhydrate und Stabilisatoren/Verdickungsmittel, die den Fettgeschmack imitieren, aber für den Darm unbekannte, synthetische Substanzen darstellen. Zucker aus Zuckerrohr oder –rübe wird ausgetauscht gegen andere Zuckerarten, die nicht weniger Kalorien enthalten, siehe Abschnitt 3.6. Eine Kalorienreduktion, bzw. Gewichtsreduktion wird durch diese Produkte nicht erreicht. Vielmehr erhöhen sie das Risiko von Allergien, und bringen Sie tiefer in den Teufelskreis aus ungünstigen Ernährungsgewohnheiten.

Verzichten Sie konsequent auf Küchenhelfer, Fertigprodukte und raffinierte Industrienahrung.

Ob Sie Saucenbinder oder zwei Esslöffel Vollkornmehl mit dem Schneebesen in Ihre Saucen einrühren, macht von der Mühe her kaum einen Unterschied, jedoch einen großen für Ihre Gesundheit. Und auch einen Vanillepudding oder eine Sauce kann man genauso schnell zubereiten ohne Päckchen.

2.5.9 Vitaminpräparate sind nicht zu empfehlen!

Meist kommt es nur deshalb zu einem Nährstoffmangel, weil der Verdauungstrakt nicht in der Lage ist, ausreichend Vitalstoffe aus der Nahrung aufnehmen. In unserer Überflussgesellschaft mit der Möglichkeit, sehr abwechslungsreich zu essen, erhalten wir mehr als genug Vitamine und Mineralstoffe, selbst wenn die Lebensmittelqualität sinkt. Dem können Sie entgegenwirken, indem Sie hochwertige Lebensmittel auswählen, minderwertige Nahrung vermeiden, ebenso wie alle Arten von Exzess. Zu den Ernährungsfehlern, die dem Körper Nähr- und Vitalstoffe rauben, gehören:

- hastiges Essen mit ungenügendem Kauen;
- Mahlzeiten zu spät am Abend;
- übermäßig große, fettlastige, überwürzte Mahlzeiten;
- Zufuhr von giftigen Stoffen, z. B. durch Kaffee, Rauchen, Drogen, Medikamente, durch raffinierte, industriell veränderte Nahrungsmittel, aber auch durch chemische Zusätze aus dem Wasser und der Ernährung;

Die künstlich zugeführten Vitaminen und Mineralstoffen wandern dagegen meist ohne Effekt wieder hinaus. Bestenfalls nähren sie die Gewinne des Herstellers. Sinnvoller als künstliche Zufuhr ist immer das Stärken der Verdauungskraft.

Aktuelle, unabhängige Forschungen bestätigen dagegen sogar mehr und mehr den schon lange bestehenden Verdacht, dass viele Vitamine sogar schädlich und krebserregend sind, wenn sie nicht auf natürlichem Wege über die Nahrung in Wechselwirkung mit anderen Stoffen aufgenommen werden. So wirken die viel beworbenen Antioxidantien nur in einem engen und niedrigen Konzentrationsbereich. In höherer Dosis schlägt die Wirkung ins Gegenteil um, sie provozieren eine besonders starke Bildung von Radikalen. Hinzu kommt, dass Antioxidantien nur ganz bestimmte Radikale fangen. Das Antioxidans muss also exakt auf das Bedürfnis abgestimmt sein. Außerdem verlieren sie ihre Wirkung bei Anwesenheit von Sauerstoff und Eisen. Beides sind aber Bestandteile des Blutes. Wer also Vitaminpräparate ohne vorherige, gründliche Laboranalyse vorbeugend nimmt, verliert jegliche Kontrolle über die biochemischen Reaktionen im Organismus.

Auch ist die Wirkung von Vitaminen abhängig von gleichzeitiger Aufnahme anderer sekundärer Pflanzenstoffe. Erst zusammen entfalten die Vitalstoffe ihre Wirkung. So könne Vitamin C aus der Retorte die Mangelerkrankung, Skorbut, nicht vollständig ausheilen. Führe man dem Patienten jedoch

Obst und Gemüse zu, reichten bereits deutlich geringere Vitamin-C-Gehalte zur vollständigen Gesundung, vgl. [POL03]

In der Biochemie ist weiterhin bekannt, dass es nicht möglich ist, allgemeingültige Tagesdosen oder einen täglichen Minimalbedarf anzugeben. Jeder Mensch verfügt über ein eigenständiges, einzigartiges biochemisches System. Z. B. zeigte eine 1956 von Williams an der University of Texas durchgeführte Studie „Biochemical Individuality", dass ein Proband pro Tag 1 g Vitamin C brauchte, während ein anderer 13 g benötigte, um die Funktionen ihrer jeweiligen Enzymsysteme aufrecht zu erhalten.

Viele solcher unabhängigen Studien werden zwar veröffentlicht, aber im Gegensatz zu den Studien der Lobby nicht mit hohem Etat vermarktet. Eine gute Zusammenfassung und Zusammenstellung seriöser Studien bietet das „Lexikon der populären Ernährungsirrtümer" von Udo Pollmer, Susanne Warmuth, sowie „Vitaminschock – Die Wahrheit über Vitamine: Wie sie nützen, wann sie schaden" von Hans-Ulrich Grimm, Jörg Zittlau.

Vitamin D, das chemisch ein Hormon ist, kann unser Organismus in der (gesunden) Darmschleimhaut ausreichend selbst produzieren. Dazu benötigt er allerdings UV-Licht. Stubenhocker, Bettlägerige und Gehbehinderte laufen daher schnell in Gefahr eines Vitamin-D-Mangels, der sich allerdings nur durch Tageslicht beheben lässt. Der Mangel an Tageslicht, und damit an Vitamin D führt zu Wachstumsstörungen und Muskelschwund, schlechten Zähnen, dicken Knien und Knöcheln, zu Bluthochdruck, Nervosität, Entzündungen und Ekzemen, in zunehmendem Alter zu Osteoporose. Gerade Osteoporose hat meist weniger seine Ursache im Mangel an Calcium, sondern im Mangel an Bewegung und Tageslicht. Würden alle Senioren zweimal täglich zehn Minuten Spazierengehen, käme es zu deutlich weniger Hüftoperationen.

Wichtiger als Vitamin- und Mineralienpräparate sind eine regelmäßige, hochwertige Ernährung und ein täglicher Spaziergang!

Das meiste Calcium, in einer gut resorbierbaren Form, wird über den grünen Pflanzenfarbstoff, Chlorophyll, mit Gemüse aufgenommen. Die Pflanze produziert unter Sonnenlicht diesen Farbstoff, der neben einem hohen Calcium-Gehalt viel Magnesium, Phosphor, Oxalsäure und die Vitamine A und C enthält. Diese Stoffe sind wie das Bewegungsvitamin D wichtig, damit der menschliche Organismus das Calcium überhaupt aufnehmen kann. Grüne Blattgemüse haben den höchsten Gehalt an diesen Vitaminen und Mineralien, vor allem Spinat, Mangold, Petersilie, überhaupt frische Kräuter und die grünen Blätter von Rüben, Kohlrabi und Sellerie. Sie sind viel zu schade zum Wegschmeißen, sondern werden feingehackt über das gekochte Gericht gestreut.

2.5.10 Ein paar Worte zur Mikrowelle

Bis heute wird von offiziellen Seiten erklärt, dass Mikrowellengeräte die Vitalgehalte der Lebensmittel nicht mehr schädige als herkömmliche Garmethoden. Zu diesem Thema seriöse Literatur zu finden, ist nahezu unmöglich. Entweder wird alles als Panikmache abgewiegelt oder hysterisch aufgebauscht. Es wird der Eindruck erweckt, der Einfluss von Mikrowellenstrahlung sei genauestens erforscht worden. Viele Quellenangaben sind nicht nachzuvollziehen, einige Veröffentlichungen scheinen auch bewusst dem öffentlichen Zugriff entzogen zu sein. Andere Studien werden erst gar nicht veröffentlicht.

L. Feher, Institut für Hochleistungsimpuls- und Mikrowellentechnik des Forschungszentrums Karlsruhe, erklärt in aktuellen Vorlesungen an der Universität Karlsruhe die Erwärmung von Wasser durch Mikrowellen, vgl. [FEH09]. Bisher wurde wissenschaftlich hypothetisch versucht, die Erwärmung als einfache Anregung der Brownsche Molekularbewegung zu erklären. Diese Erklärung durch Mikrowellenabsorption über die klassische Dipol-Theorie funktioniere jedoch nicht. Die Lösung der Schrödinger-Gleichung für Wasser zeige, dass die Wasserdipole nicht ankoppeln können. Bei der Mikrowelleneinwirkung käme es tatsächlich durch die Anwesenheit des elektromagnetischen Feldes zu quantischen Ereignissen, die zur Temperaturantwort des Materials führten. Nur über quantenmechanische Berechnungen ließe sich zeigen, dass in der Feinstruktur des Wassers über Wasserstoffbrücken netzwerkartige Strukturen gebildet würden. Die Mikrowellenenergie könne gequantelt auf- und zugenommen werden. Somit ließe sich nun die Mikrowellenerwärmung konsistent erklären. Der Frage, ob Mikrowellen in der Quanteninformation des Wassers Spuren hinterlassen, wurde in einem einfachen Versuch nachgegangen. Kristallisationsbilder zeigen in der Tat eine signifikante Veränderung im Vergleich der Bilder vor und nach der Bestrahlung des Wassers mit einem gewöhnlichen Mobiltelefon, das übrigens ebenfalls im Mikrowellenbereich abstrahlt.

Studien und Eigenversuche zeigten, dass keimfähige Getreidekörner, die mit mikrowellenbestrahltem Wasser befeuchtet wurden, nicht zu keimen anfangen, im Gegensatz zu der Kontrollgruppe mit unbestrahltem Wasser. Dies ist eine auffällige Beobachtung, obwohl heute Saatgut an sich häufig mit

Mikrowellentechnik getrocknet und von Schimmelpilzen entkeimt wird. Auch die Triebkraft von Backhefe ist in konventionell erwärmter Milch deutlich stärker als in mikrowellenerwärmter Milch, wie sich im Eigenversuch schnell nachvollziehen lässt.

Im Jahr 2000 wurden angeblich konsequente Studien an der Universität Murcia, Spanien, durchgeführt. Deren Ergebnisse sollen alle offiziellen, bisherigen Aussagen Lügen strafen, indem belegt sei, dass zwischen Mikrowellenkost und herkömmlich gegartem Gemüse ein enormer und offensichtlicher Unterschied bestehe:

»Die innerlich erzeugte Reibungswärme des Mikrowellenofens ist viel zerstörerischer, als etwas bloßes Kochen oder Dünsten, bzw. Dampfgaren von Gerichten.«

So wird Dr. Cristina Garcia-Viguera vom CEBAS-CSIC-Institute aus dem Jahre 2003 vielfach zitiert[14]. Im Journal of Food Science wurde angeblich bereits 1975 veröffentlicht[15], dass anhand histologischer Untersuchungen nachgewiesen werden konnte, dass mit Mikrowellen bei Möhren und Broccoli die Zellwände zerstört wurden, während diese bei konventionellem Garen intakt blieben, bzw. allenfalls leicht schrumpften. Auch diese Quelle wird häufig zitiert.

Eine Arbeitsgruppe der Stanford University School of Medicine[16] soll herausgefunden haben, dass mikrowellenbestrahlte Muttermilch bei Temperaturen von 72–98 °C einen Aktivitätsverlust sämtlicher Abwehrfaktoren zeige, und dass bei 98 °C das E.choli-Wachstum um das 18-fache gegenüber der Kontrolle vermehrt war. Bereits bei Temperaturen von 20–53 °C zeigten sich eine signifikante Abnahme des Lysozymgehaltes und ein stark erhöhtes Wachstum der E.choli-Bakterien. Aus den Ergebnissen schlossen die Forscher, dass Mikrowelle kein geeignetes Verfahren zu Erhitzung von Lebensmitteln sei. Auch hierauf wird in der Literatur immer wieder verwiesen.

Mikrowellen werden heute allerdings auch in der Lebensmittelindustrie massiv eingesetzt: zum Auftauen von gefrorenen Tierhälften, Fisch, Butter; zum Trocknen von Instantpulvern, z. B. Orangensaft aus Konzentrat, Eiklar, Kaffeeextrakt, Molke etc.; zum Trocknen von Nudeln, Pilzen, Müsli, Getreide, Knäckebrot; Konservieren von Bier, Milch, Geflügel, Schnittbrot.

Bei industriell vor-/zubereiteter Nahrung lässt sich ein Mikrowelleneinfluss leider nicht mehr umgehen. Welchen Einfluss dieses nachweislich veränderte Wasser auf den menschlichen Organismus nimmt, der zu 60 % aus Wasser besteht, bleibt vorerst noch ungeklärt. Umso wichtiger ist es daher, zu Hause die Nahrung damit nicht zusätzlich zu belasten, sondern sich mit aller Sorgfalt und Achtung dem Kochen zu widmen, um möglichst hochwertige Nahrung als Energielieferant für den Körper herzustellen.

---

[14] Diese Ergebnisse konnten von den Autorinnen nicht aus den zugänglichen Veröffentlichungen von Dr. Garcia-Viguera belegt werden.

[15] Dieser Satz konnte von den Autorinnen dieses Buches in der angegebenen Ausgabe des JFS nicht gefunden werden.

[16] In der Veröffentlichungsliste der Stanford University ließ sich kein Bericht dieser Art mehr nachvollziehen.

Verzichten Sie auf die Mikrowelle im Haushalt.

Eine gute Alternative ist ein Dampfgarer. Hier werden die Lebensmittel schonend durch den heißen Dampf gegart und wenig Vitalstoffe durch Kochwasser ausgeschwemmt. Und selbst zum schonenden Aufwärmen ist er geeignet.

2.5.11 Qualität kurz & bündig

In Tabelle 10 finden Sie praktische Hinweise, um in Ihrer Ernährung die qualitativen Kriterien umsetzen zu können. Allein wenn Sie nur diese Hinweise berücksichtigen, haben Sie schon einen entscheidenden Schritt zu einer gesunderhaltenden Ernährungsweise gemacht:

Zu meiden sind minderwertige, raffinierte Nahrungsmittel:	Zugunsten qualitativ hochwertiger Lebensmittel:
Raffinierte, weiße Zucker, z. B. Haushaltszucker, Rohrzucker, flüssiger Rohrzucker, die häufig in „Bio"-Produkten enthalten sind, aber dennoch raffiniert wurden, sowie Zuckeraustauschstoffe, auch Fructose und Traubenzucker, die synthetisch gewonnen werden;	Unraffinierte Roh-Zucker, Melassezucker, Honig, Sirup aus Agave, Birnen, Reis, Datteln, Ahorn, Gerstenmalz, Steviaprodukte, Trockenfruchtzugabe;
Nudeln aus raffiniertem Hartweizen, Weißmehl;	Nudeln (am besten selbstgemachte) sollten nur ca. 1–2x/Woche gegessen werden als Beilage zu reichlich Gemüse, Vollkornnudeln sind nicht wesentlich besser;
Weißmehlbackwaren, Hefegebäck, Pseudo-Vollkorngebäck vom „normalen" Bäcker;	Sauerteig-Roggenbrot aus frisch vermahlenem Getreide; andere Backwaren nur als Genussmittel, möglichst selbstgebacken;
weißer Reis;	Vollkornreis;
Raffinierte und gehärtete Öle und Fette, Margarine, Sonnenblumen-, Soja-, Raps-, Distel-, Weizenkeimöl; fast alle Speiseöle, die in Restaurants und Fertiggerichten verwendet sind, aber auch oft in „Bio"-Fertiggerichten enthalten sind (solange nicht explizit mit kaltgepresst und unraffiniert gekennzeichnet);	Unraffiniertes, kaltgepresstes Oliven- oder Sesamöl; unraffiniertes, frisch kaltgepresstes Leinöl (nach Pressung innerhalb 2–3 Monaten zu verbrauchen!); Butter/Ghee;
Fettreduzierte Milchprodukte, Lightprodukte jeder Art;	Vollfette, unhomogenisierte Milchprodukte in Maßen, ansonsten konsequentes Meiden von minderwertigem Fett und Kohlenhydraten;
Konserven, Dosen, Tiefkühlkost, Instantprodukte, geschwefelte Nahrungsmittel;	Saisonal und regional frische Lebensmittel verarbeiten, gelegentlich darf auf hochwertig Konserviertes zurückgegriffen werden, z. B. Eingelegtes, Eingekochtes, Tiefgekühltes, Getrocknetes (ungeschwefelt, ohne Konservierungsmittel!);

Tabelle 10: Minderwertige Nahrungsmittel austauschen gegen hochwertige Lebensmittel

2.6 Zeitliches Anpassen der Ernährung

2.6.1 Ernährung im Wandel der Jahreszeiten

Den Wandel der Jahreszeiten nimmt der moderne Mensch immer weniger bewusst wahr. Auch die Rhythmisierung des Jahreslaufs durch Feiertage gerät mehr und mehr in Vergessenheit. Dennoch bleibt der Mensch ein Teil der Natur, und Mutter Natur ist es, die ihn nährt. Wieder in Kontakt zu kommen mit dem Klima und Wetter der einzelnen Jahreszeiten, sich mit den reifen Früchten der regionalen Saison angepasst zu ernähren, ist sehr wichtig, um in Resonanz mit dem natürlichen Qi zu bleiben.

Stellen Sie daher Ihren Speiseplan mit hochwertigen, frischen Produkten in Anlehnung an die Früchte der Jahreszeit und das aktuelle Angebot des Marktes zusammen („saisonal & regional"), dann bekommen Sie alles an Mineralien und Vitaminen, die der Körper braucht. Je länger Obst und Gemüse transportiert und gelagert wird, umso weniger seiner ursprünglichen Nährstoffe bleiben erhalten. Auch die Thermik der Lebensmittel, die in der Umgebung zum jetzigen Zeitpunkt reif sind, entspricht dem Bedürfnis des Organismus am besten. Nutzen Sie also nach Möglichkeit das Angebot von Saison und Region und statt Supermarktware besser die Direktangebote von lokalen Erzeugern. Der Weg dorthin, der Bummel über den Markt, sollte dabei keineswegs als Zeitverschwendung bedauert, sondern als schöne Möglichkeit für einen kurzen Spaziergang willkommen geheißen werden. Zum einen leidet der moderne Mensch ohnehin an Bewegungsmangel, gleichzeitig an Mangel an regenerativen Inseln der Ruhe im Alltag. Mit solch regelmäßigen Gängen kann beides verbunden werden. Und bei einer stillen Runde über die Felder wird die Natur wieder wahrgenommen, das erste junge Grün, die aufbrechenden Knospen, das Trällern der Singvögel, der Schrei des Bussards, der frische Wind, ein Regenschauer, erster Frost, Schneeflockentanz.

Wer die Jahreszeiten bewusst wahrnimmt, wird schnell feststellen, dass die Angaben im (gregorianischen) Kalender, wann der Jahreszeitenbeginn sei, überhaupt nicht mit dem Lauf der Natur übereinstimmen, siehe Abbildung 2. Diese Kalenderdaten orientieren sich an den Tag- und Nachtgleichen, die jedoch phänomenologisch eher der Mitte der Jahreszeit entsprechen. Der chinesische Kalender orientiert sich dagegen an der Naturbeobachtung. Wenn im deutschsprachigen Raum am 21. März der Frühlingsanfang sein soll, dann haben die Vögel bereits ihre Nester gebaut und sind die Schneeglöckchen vielerorts bereits verblüht. Die frühe Phase des Frühlings beginnt mit der Blüte der Weidenkätzchen, wenn noch Väterchen Frost regiert. Doch dann beginnt der Saft der Bäume zu steigen, schwellen bereits die Knospen, treibt je nach Region zum Februarende das erste Grün.

	Frühjahr (Yang)	Sommer (Yang)
Hilfreiche Thermik:	Wärmen und Yangisieren	Kühlen und Yinisieren
Hilfreiche Geschmäcke:	leichte Schärfe, süß, säuerlich	bitter, sauer, süß, scharf
Hinweise:	Aktivieren, Ausscheiden, Reinigen zwei gegarte Mahlzeiten	Aktivieren, Ausscheiden, Kühlen-befeuchten Leicht bekömmliche Speisen
Saison für:	Keimlinge, Sprossen, Kräuter	Blattgemüse, Früchte
Beispiele für saisonal typische Gerichte: (Rezepte siehe Kapitel 5)	Alles, was frisch sprießt, etwas mehr Rohkost Erste frische Kräuter und Keimlinge über Suppen und Saucen, z. B. Frankfurter „Grie Soß´", Rheinischer Heringsstipp, Eier in Senfsauce, Kresseschaumsüppchen, Neunkräutersuppe Keimlinge und Sprossen im Wok gerührt Spargelgerichte Rhabarberkuchen Grüner Tee Entgiftende Frühlingskur mit Birkensaft oder Brennnesselpresssaft	Feuchtigkeit spendende LM, etwas mehr Rohkost kühle gekochte Speisen, z. B. Salate aus gekochten Zutaten wie Taboulé Ratatouille Junge Pellkartoffeln mit Quark Beerenobst, v. a. als Grütze, Kaltschale, Kompott Aprikosenkuchen Pfirsichkompott zu Pfannkuchen reichlich frische Kräuter, z. B. selbstgemachtes Pesto frische Säfte grüner/schwarzer Tee gegen Sommerhitze (v. a. mit Minze!) Weißwein
Zu vermeiden:	Zuviel Rohkost!	Rohkost im Übermaß! Eis und eisgekühlte Getränke Kaffee scharfe Gewürze

	Herbst (Yin)	Winter (Yin)
Hilfreiche Thermik:	Wärmen und Yangisieren	Wärmen und Yangisieren
Hilfreiche Geschmäcke:	sauer, wenig scharf	bitter, süß, salzig
Hinweise:	Substanzaufbau, Lebenswärme bewahren, Regeneration zwei gegarte, kräftig-deftige Mahlzeiten	Substanzaufbau, Lebenswärme bewahren, Regeneration zwei gegarte, kräftig-deftige Mahlzeiten
Saison für:	Gemüse in Fülle; Äpfel, Birnen, Nüsse	Wurzelgemüse, Kohl, milchsauer Vergorenes
Beispiele für saisonal typische Gerichte: (Rezepte siehe Kapitel 5)	Gelb-orange Früchte , z. B. als Kürbissuppe mit Äpfeln, Möhren Dünnele und Suser (Federweißer) Himmel un Äd (Kartoffeln mit Äpfeln) Sauerbraten mit Bohnen Apfel-, Birnen-Kompott, dazu z. B. Quarkauflauf mehr Rind-, Lammfleisch, Wild Kraftsuppen mit viel Gemüse Indische Daals und Curries Gewürze, v. a. Ingwer, Knoblauch, Chili, Zimt, Nelke, Koriander, Fenchel, Sternanis	v. a. langgekochte Eintöpfe, Grünkohl, Aufläufe, Kochen mit Alkohol Steckrübentopf mit Weißwein und Kichererbsenpüree Borschtsch mit Sauerkraut und Roter Beete Schmortopf aus der Röhre mit Maronen und Möhren gegart Samen, Nüsse, Trockenfrüchte als Hutzelbrot mehr warme und fette Fisch- und Fleischsorten, z. B. Lamm, Wild, Huhn, Ente; Gans, Lachs Kraftsuppen, v. a. aus Huhn Eierspeisen Gewürze, z. B. Ingwer, Algen, Knoblauch, Zimt, Nelke, Koriander, Fenchel, Sternanis, Rotwein, (in geringen Dosen Hochprozentiges)
Zu vermeiden:	Zu viel Fettes und Öliges Milchprodukte	Zuviel an heißen, zu scharfen LM Kaltes meiden, wenig Säfte, selten Grüntee

Tabelle 11: Jahreszeitliche Empfehlungen für die Ernährung

Die wichtigste Ernährungsregel – und wenn Sie nur diese eine Regel konsequent umsetzen, haben Sie schon einen entscheidenden Schritt zur Gesundheit gemacht – lautet also:

Saisonale & regionale Lebensmittel frisch verwenden!

Solange Beschwerden im Vordergrund stehen, sollten die allgemeinen Empfehlungen jedoch mit persönlichen Hinweisen kombiniert werden. Die jahreszeitlichen Empfehlungen, s. Tabelle 11, haben dennoch Priorität und werden durch entsprechende Hinweise ergänzt, gegebenenfalls durch Hinweise eines Therapeuten.

2.6.2 Frühjahr (ca. 18./20. Februar – Anfang Mai)

»Frühling ist wiedergekommen. Die Erde
ist wie ein Kind, das Gedichte weiß;
viele, o viele... Für die Beschwerde
langen Lernens bekommt sie den Preis.

Streng war ihr Lehrer. Wir mochten das Weiße
an dem Barte des alten Manns.
Nun, wie das Grüne, das Blaue heiße,
dürfen wir fragen; sie kanns, sie kanns!

Erde, die frei hat, du glückliche, spiele
nun mit den Kindern. Wir wollen dich fangen,
fröhliche Erde. Dem Frohsten gelingts.

O, was der Lehrer sie lehrte, das Viele,
und was gedruckt steht in Wurzeln und langen
schwierigen Stämmen: sie singts, sie singts!«

(Rainer Maria Rilke, Sonette an Orpheus, XXI. Sonett, aus [RIL01])

Was gibt es Schöneres, als den Frühling mit allen Sinnen zu entdecken und zu begrüßen? Im Frühjahr ist es besonders wichtig, das erwachende Yang vor allem durch regel- & -mäßige Bewegung zu stärken. Das vertreibt Frühjahrsmüdigkeit und kurbelt die Zirkulation im Organismus gut an. Die in den kalten Monaten angesammelten Pfunde durch verstärktes Nähren der Substanz, sollen jetzt in Bewegung kommen. Ausreichend wärmende Ernährung unterstützt die Ausscheidung, so dass der Winterspeck mit Hilfe der frühlingshaften Wärme wie der Schnee dahinschmelzen kann. Auch die westliche Ernährungslehre kennt eine „Frühjahrs-Entschlackung".

Auch wenn das Bedürfnis nach frischen Salaten, Kräutern und Rohkost im Frühjahr besonders groß ist, achten Sie dennoch darauf, sich ausreichend wärmend zu ernähren. Vorsicht mit Rhabarber, er ist sehr kalt und sollte immer zu Kompott mit wärmenden Gewürzen gekocht werden. In großen Mengen sollten Sie ihn dennoch nicht verzehren. Er sammelt das Nitrat aus dem Boden. Es gibt kaum ein nitrathaltigeres Gemüse im Garten. Dennoch wäre es schade, ihn ganz zu meiden.

Leichte bekömmliche, frische Nahrung statt schwerer, fettiger Winterkost ist nun gefragt. Es wird blanchiert und kurz gedünstet, statt lange gegart und geschmort. Die Funktion der „Ministerin für Strategie", Qi- und Blut zirkulieren zu lassen, wird gestärkt durch den leicht (!) säuerlichen Geschmack. Viele typische Frühjahrskräuter, wie Sauerampfer, Keimlinge und Sprossen schmecken daher auch säuerlich und bewegen das Qi. Zuviel Saures bewirkt allerdings das Gegenteil.

Ausbalanciert wird die natürliche Säure der frühlingshaften Nahrungsmittel durch die Verwendung der Geschmacksrichtung süß, also durch Lebensmittel, deren eigener Grundgeschmack süß ist, wie z. B. Hirse, Reis, die letzten Lagerkartoffeln. Auch etwas scharfer Geschmack sollte integriert sein, wobei gerade viele Sprossen ohnehin bereits über anregende Schärfe verfügen. Sie sind daher im Frühling eine ganz wichtige Zutat und können schon sehr früh hinterm Fenster im Keimglas gezogen werden. Auch Kresse kann leicht auf Watte auf einem Teller ausgesät und geerntet werden.

Mit zunehmender Intensität der Sonnenstrahlen treiben dann die ersten Kräuter, Schnittlauch, Bärlauch, Löwenzahn, Gänseblümchen, junge Brennnesseltriebe (kurz blanchieren!) und Scharbockskraut. Sie schmecken lecker in leichten Schaumsüppchen und in frischen Saucen, z. B. Frankfurter „Grie Soß´". Zusammen mit den Keimlingen und Sprossen sowie Postelein (Winterportulak, ein winterharter Blattsalat) und dem letzten Feldsalat lassen sich so Salate zaubern bzw. als Rohkostdekoration für Gerichte verwenden. Mit einem Klecks Senf bekommt die Vinaigrette eine leicht scharfe, frühlingshaft-anregende Note. Auch Eier in Senfsauce oder ein Heringsstipp mit reichlich frischen Kräutern lassen die letzten Winterkartoffeln doch noch schmecken.

Eines der ersten zarten Frühlingsgemüse ist der Spargel, der ab Ende April kommt. Er ist nicht nur das Gemüse der Feinschmecker, sondern hat auch seinen festen Platz in der chinesischen Kräuterheilkunde. Spargel ist leicht wärmend, schmeckt bitter und etwas scharf. Der bittere Geschmack unterstützt die harntreibende und nierenunterstützende Wirkung des Asparagins, das für das Entwässern der Nieren verantwortlich gilt. Er hilft, die Arterien von Ablagerungen zu reinigen, wirkt unterstützend bei allen Gefäßerkrankungen wie Bluthochdruck und Arteriosklerose. Und so ist die ordentliche Portion Spargel auf dem Teller der Frühjahrsputz für die Wasserwege.

Im Klassiker von Gao Lian (Zunsheng bajian: „Eight Pieces On Observing the Fundamental Principles of Life"[17]) lauten die Empfehlungen für die Frühlingszeit:

»Die drei Monate des Frühlings sind die Zeit der Erneuerung: das Alte und Abgestandene verschwindet, Himmel und Erde erwachen zu neuem Leben, und alles erblüht. Schlafe in der Nacht und stehe zeitig auf, schreite frei über den Hof, öffne Deine Haare und gebe Dich ganz dem wohligen Gefühl des morgendlichen Spazierens hin; auf diese Weise solltest Du im Frühling Deine Geister erwecken. Fördere alles Leben und töte nicht, sei großzügig und gefällig, gib aus freien Stücken und strafe nicht. Das ist die angemessene Art und Weise, das Qi des Frühlings zu ehren und in dieser Jahreszeit das Leben zu nähren. Sich diesen Grundsätzen des jahreszeitlichen Flusses zu widersetzen, führt zu ernsten Störungen des Leber-Netzwerkes.

[17] Übersetzung ins Deutsche durch Silja Thiemann, basierend auf Heiner Frühaufs englischer Übersetzung [FRU10]

Der Wandlungsphase Holz und dem Funktionskreis Leber wird der saure Geschmack zugeordnet. Holz kann im Kontrollzyklus die Wandlungsphase Erde überwältigen. Die Erde regiert den Funktionskreis Milz und wird durch den süßen Geschmack beeinflusst. Im Frühling sollte man daher wenig saure Nahrungsmittel zu sich nehmen, dafür mehr milde und süße Speisen, um das Milz-Qi zu stärken.

Die wärmenden Strahlen der erstarkenden Frühjahrssonne locken sprießendes Wachstum aus allem hervor, einschließlich verschiedener Erkrankungen, die unter der Körperoberfläche verborgen sind. Während der beiden ersten Mondphasen des Frühlings [Anm. d. Ü.: Februar bis März] ist das Wetter launisch, erst kalt, im nächsten Augenblick warm. Da die meisten Alten unter einer chronischen Krankheit leiden, macht das treibende Qi des Frühlings sie zusätzlich schwach und müde. Chronische Gebrechen brechen unter diesen Bedingungen oft wieder auf. Während der Wintermonate neigen die Menschen dazu, sich in der Nähe des rauchigen Ofens aufzuhalten und haltbargemachte Speisen zu essen. Diese schädlichen Einflüsse sammeln sich langsam im Körper an, bis sie im Frühjahr zum Ausbruch kommen. Dabei fühlt sich der Körper heiß, der Kopf benommen an. Das Zwerchfell wird undurchlässig und der Mund klebrig, die Arme verlieren an Kraft, Beine und Lenden werden schwach. Alle diese Beschwerden haben sich über den Winter angesammelt. Wenn der Körper die Anzeichen des Wandels empfängt, und jemand wahrnimmt, dass sich eine Erkrankung anbahnt, wäre es falsch, einfach bewegende Kräuter einzusetzen, um die bestehende Stagnation auszuleiten. Heilmittel dieser Wirkweise können zu dieser Zeit das Netzwerk der Organe verletzen und weitere Störungen hervorbringen. Die angemessene Therapie sind Heilmittel, die Wind ausleiten und das Qi harmonisieren, das Zwerchfell kühlen und schwelende Erkrankungen transformieren. Sollen diätetische Maßnahmen ergriffen werden, wähle man Speisen, die weder zu heiß noch zu kalt sind, höchstens etwas kühlende Natur haben, und der Stagnation entgegenwirken durch Unterstützung der sanften Transformation von Essen und Trinken. So werden alle Körperprozesse wieder zum natürlichen Fluss zurückkehren. Sobald die Symptome abgeklungen sind, besteht kein Grund, weiterhin Medizin zu nehmen.

Frühling ist die Jahreszeit der Harmonie. Es ist die Zeit, durch Gärten und Wälder zu wandern, sich an Rastplätzen mit schöner Aussicht gemütlich niederzulassen und die ruhige Sicht der Natur auf sich einwirken zu lassen. Öffne Dein Herz, lass alle stockende Energie los, und ermutige das aufbrechende Qi von Geburt, Leben und Erneuerung zu fließen. In dieser Zeit wäre es gegen die Dynamik der Natur, sorgenvoll herumzusitzen und stagnierter und depressiver zu werden. Vermeide den übermäßigen Genuss von Alkohol, und übe Zurückhaltung gegen die häufig gegessenen Mehlspeisen/Backwaren mit ihrer Neigung, die Funktionskreise Milz und Magen zu beeinträchtigen. Sie sind schwerverdaulich.

Gerade alte Menschen sollten sich nicht der Versuchung dauerhafter oraler Genüsse und Überessen auf nüchternen Magen hingeben, sonst leidet ihre Gesundheit. Für sie wäre es auch ein Fehler, jetzt schon die gefütterte Winterkleidung abzulegen, gerade wenn das Wetter zwischen warm und kalt hin- und herspringt. Typisch für alte Menschen ist ein schwaches Qi, brüchige Knochen und ein zarter Körper, der für Wind-Kälte-Attacken sehr empfänglich ist. Da ihre Körperoberfläche leicht durchdrungen wird, sollten sie stets Kleidung griffbereit haben, die sie dann beiseite legen können, wenn die Sonne herauskommt. Schäle dich nacheinander aus den wärmenden Schichten, und wirf nicht alle Kleidung auf einmal ab.«

	Februar	März	April	Mai
Gemüse	Chicorée	Chicorée	Chicorée	Batavia
	Chinakohl	Chinakohl	Chinakohl	Blumenkohl
	Feldsalat	Grünkohl	Kohlrabi	Bohne, grün
	Grünkohl	Lauch	Kopfsalat	Chinakohl
	Lauch	Meerrettich	Lauch	Eisbergsalat
	Meerrettich	Pastinake	Lollo rosso	Endivie
	Pastinake	Postelein	Löwenzahn	Kohlrabi
	Radicchio	Radicchio	Meerrettich	Kopfsalat
	Rettich	Rotkohl	Pastinake	Rübstiel
	Rotkohl	Sauerampfer	Postelein	Lollo rosso
	Rote Bete	Schalotte	Radicchio	Löwenzahn
	Schalotte	Schwarzwurzel	Rhabarber	Mangold
	Schwarzwurzel	Spinat	Sauerampfer	Pastinake
	Spinat	Steckrübe	Schalotte	Postelein
	Steckrübe	Topinambur	Spargel	Radicchio
	Topinambur	Weißkohl	Steckrübe	Radieschen
	Weißkohl	Zwiebel	Topinambur	Rettich
	Zwiebel		Weißkohl	Rhabarber
			Wirsing	Rucola
			Zwiebel	Sauerampfer
				Schalotte
				Spargel
				Spinat
				Spitzkohl
				Steckrübe
				Stielmus
				Topinambur
				Wirsing
				Zwiebel

Tabelle 12: Frühlings-Saisontabelle für heimisches Gemüse

	Februar	März	April	Mai
Kräuter	Gartenkresse Keimlinge Lorbeer Schnittlauch	Bärlauch Brennnessel Gartenkresse Gänseblume Keimlinge Lorbeer Scharbockskraut Schnittlauch	Bärlauch Brunnenkresse Brennnessel Gartenkresse Gänseblume Dill Keimlinge Lorbeer Scharbockskraut Schnittlauch Waldmeister	Bärlauch Basilikum Borretsch Brennnessel Brunnenkresse Dill Kerbel Koriander Lorbeer Oregano Petersilie Pimpinelle Rosmarin Salbei Schnittlauch Thymian Waldmeister Zitronenmelisse

Tabelle 13: Frühlings-Saisontabelle für heimische Kräuter

	Februar	März	April	Mai
Obst & Nüsse	Apfel	Apfel	Apfel Rhabarber	Erdbeere Rhabarber

Tabelle 14: Frühlings-Saisontabelle für heimisches Obst und Nüsse

2.6.3 Sommer (ca. 20./22. Mai – Anfang August)

»Wir Kinder im Juli geboren
Lieben den Duft des weißen Jasmin,
Wir wandern an blühenden Gärten hin
Still und in schwere Träume verloren.

Unser Bruder ist der scharlachene Mohn,
Der brennt in flackernden roten Schauern
Im Ährenfeld und auf den heißen Mauern,
Dann treibt seine Blätter der Wind davon.

Wie eine Julinacht will unser Leben
Traumbeladen seinen Reigen vollenden,
Träumen und heißen Erntefesten ergeben,
Kränze von Ähren und rotem Mohn in den Händen.«

(Herrmann Hesse, Julikinder, aus [HES08])

Der Sommer ist die Zeit der Blüten, der Lebensfreude, der Gartenfeste, aber auch der Romantik, zu der laue Sommernächte geradezu einladen, wenn die Grillen zirpen. Tagsüber lässt die Wärme wenig Hunger aufkommen, sondern eher Appetit auf saftig-frische Abkühlung. Zum Abend hin trifft man sich dann erst zum gemeinsamen Essen, Trinken, Feiern und nicht zuletzt das Leben genießen.

Während der heißen Jahreszeit benötigt der Körper frisch-kühlende, feuchtigkeitsspendende Speisen. Alles, was frisch und saftig ist, darf jetzt genossen werden, z. B. Erd- und andere Beeren, frischer Salat und junges Gemüse. Je heißer das Wetter, desto kühlender dürfen die Lebensmittel sein, z. B. Melonen, Salatgurke, Tomaten. Auch wenn in den Supermärkten das ganze Jahr über Tomaten verkauft werden, ist erst ab Hochsommer Tomatensaison. Erst jetzt haben die Früchte genug Sonne zum vollen Ausreifen bekommen, erst jetzt unterstützt die säuerliche Kühle der Tomate den Esser. Schwelgen Sie jetzt einfach in aromatisch-saftigen Tomatengerichten. Ab Herbst eignen sich gekaufte Tomaten nur zur Dekoration, bzw. kann gelegentlich auf getrocknete Tomaten ausgewichen werden, wenn die Sehnsucht zu groß wird.

Heiße und austrocknende Speisen sollte nun vermieden werden, z. B. Yogi-Tees, Kaffee und Schwarztee. Beim Grillen können Sie auf Gemüse (Pilze, Tomaten) und Schafskäse ausweichen, der in Alufolie gegart wird, gelegentlich auch Fisch und Garnelen. Dann verliert das erhitzend wirkende Grillfleisch seine übliche Starrolle und tritt in den Hintergrund. Frische und saftige Salate und etwas Zaziki wirken befeuchtend. Statt Fleisch lassen sich auch lecker Auberginen- und Zucchinischeiben grillen. Überhaupt ist die ganze mediterrane Küche ideal zur Sommerzeit.

Wer allerdings eine geschwächte Mitte hat, sollte auch im Sommer darauf achten, dass er durch kurzes Blanchieren, Andünsten oder zumindest Reiben und Raffeln von Rohkost etc. die Speisen verträglicher macht. Die italienischen Antipasti sind ein gutes Beispiel dafür. Obst der Saison lässt sich auch als kurz aufgekochtes Kompott oder klassische Beerengrütze lecker genießen. Dekorieren Sie mit Wildblümchen und frischen Kräutern aus dem Garten, Kapuzinerkresseblüten, Gänseblümchen, Borretsch- und Rosenblüten aromatisieren und erfreuen das Auge zugleich.

Berücksichtigen Sie auch die Geschmäcker bitter, scharf, und sauer, z. B. indem der Salat Radicchio oder geraffelten Rettich enthält oder eine Sauce etwas schärfer abgeschmeckt wird. Sie helfen dem Körper beim Kühlen, in dem sie absenkend wirken, bzw. durch Öffnen der Poren beim Schwitzen helfen. Aus diesem Grund sind typischen Gerichte aus tropischen Ländern oft scharf und säuerlich, z. B. Curries. Die Säure kommt meist von allein über die Früchte und Tomaten, die mit ihrer zusammenziehenden Wirkung die Säfteproduktion im Körper anregt, das Yin ins Innere zieht und so bewahrt. Saftige, befeuchtende Speisen und der süße Geschmack helfen, den ausgeschwitzten Flüssigkeitsverlust auszugleichen.

Im Klassiker von Gao Lian, (Zunsheng bajian: „Eight Pieces On Observing the Fundamental Principles of Life"[18]) lauten die Empfehlungen für die Sommerzeit:

»Die drei Sommermonate werden durch die Energie des Feuers belebt und stehen in Zusammenhang mit Wachstum, Blüte und Reifen. Das Herz-Qi ist erfüllt von Feuerenergie. Der zugeordnete Geschmack ist das Bittere. Im Kontrollzyklus der Beziehung zwischen den Wandlungsphasen kontrolliert Feuer das Metall. Metallenergie regiert die Lungen, und der zugeordnete Geschmack für das Netzwerk der Lungen ist das Scharfe. Während der Sommerphase sollte man daher bittere Speisen reduzieren, aber den scharfen Geschmack zur Nährung der Lungen bevorzugen. In dieser Zeit sollte man auch den Klang "haaaaa" erzeugen, um stagnierendes Herz-Qi zu bewegen, sowie "shhhh", um dessen Bewegung zu harmonisieren.

Wenn die Sommerhitze ihren Höhepunkt erreicht, neigt das Verdauungssystem leicht zur Erkältung, die sich in Form von Durchfällen[19] äußert. Während dieser Zeit ist es sogar besonders ungünstig, einen solchen Kälte-Durchfall zu bekommen, weil der Körper damit wertvolles Yin-Qi verliert (das Yin-Qi ist aber gerade zur Kühlung des Organismus wichtig). Kommt es zu einem solchen Durchfall, sollte keinesfalls mit ausleitenden Maßnahmen therapiert werden. Stattdessen kommen besser schweißtreibende Kräuter zum Einsatz. Noch besser ist natürlich, diese Erkrankung und andere damit zusammenhängende Symptome ganz zu vermeiden, indem gerade während der Sommerhitze wärmende Speisen gegessen werden. Während der Sommersonnen-

---

18 Übersetzung ins Deutsche durch Silja Thiemann, basierend auf Heiner Frühaufs englischer Übersetzung [FRU10]

19 Darunter fällt auch das bekannte Phänomen der Reise-Diarrhoe (im Volksmund „Montezumas Rache")

wende beginnt die winterliche Yin-Energie ihre erneute Rückkehr, wenn auch erst im Verborgen zur mitternächtlichen Stunde. Zur Unterstützung sollte man deswegen in der Sommerzeit ein tonisierendes Dekokt für die Nieren zu sich nehmen. Das Herz ist am Überlaufen zu dieser Zeit, aber die Nieren haben ihre schwächste Phase. Trotz aller Hitze ist es unpassend, sich den Bauch mit (eis-)gekühlten und kühlenden Speisen, kalten und gesüßten Getränken, kalten Nudeln und kühlendem Getreide vollzuschlagen. Das würde zu Kälte im Verdauungstrakt führen, die Folge sind die typischen sommerlichen (infektiösen) Magen-Darm-Infektionen bis hin zu Cholera. Aus den gleichen Gründen, weil eben im Abdomen bereits starkes Yin-Qi präsent ist, sollten sehr Yin-reiche Nahrungsmittel ebenso gemieden werden, z. B. Auberginen, Sommerkürbis, Rohkost! Diese können sonst sehr leicht zu Nahrungsmittelstagnation mit Übelkeit führen. Alte Menschen und Patienten, die zu Schleim-Hitze-Erkrankungen aufgrund einer Kälte-Konstitution neigen, sollten diese Prinzipien verinnerlichen und solche Speisen konsequent meiden.

Aus den gleichen Gründen sollte man vor der Sommerhitze nicht in überfüllte und stark belebte Orte flüchten. Auch wenn man dort sicher erst mal Kühlung findet, z. B. unter einer Markise, in Korridoren, in Bereichen mit Klimaanlagen, in zugigen Bereichen, so bergen diese Bereiche alle die Gefahr, dass schädigender Wind in den Organismus eindringen kann. Stattdessen sollte man sich einen sauberen und weitläufigen Bereich suchen, oder die reine Yin-Energie eines offenen Gewässers, um so natürliche Kühlung zu finden.

Fast noch wichtiger ist es zur Sommerzeit, seine Atmung zu regulieren und das Herz zu beruhigen. Die Vorstellung von Eiskristallen in Herz oder Magen würden eher die Hitze dort richtig aufflackern lassen, statt sie zu vermindern[20]. Es ist keineswegs so, dass heiße Dinge die Hitze fördern. Machen Sie es sich zur Angewohnheit, während der Sommermonate gerade warme Tonika einzunehmen, um einen ruhigen Qi-Fluss zu gewährleisten. Nehmen Sie außerdem wärmende Getränke und Speisen zu sich, essen sie kleinere Portionen, dafür öfter. Trinken Sie Zimttee, gekocht mit Cardamom, trinken Sie abgekochtes statt frisches Wasser, und vermeiden Sie fettig-ölige Speisen und fettige tierische Produkte.

Schlafen Sie auch nicht direkt unter dem Licht der Sterne und des Mondes. Sie sind im Freien direkt dem Wind ausgesetzt. Auch wenn dies zu Anfang eine willkommene Erfrischung zu sein scheint, kann der Wind tief in die Poren eindringen, die durch die Wärme geöffnet sind. Diese Art der Windinvasion provoziert ausgesprochen unangenehme Symptome. Wenn sich z. B. jemand nach einem kalt-kühlen Abendessen mit verschwitztem Körper an einem derart ungeschützten Ort zur Nachtruhe begibt, entstehen leicht Syndrome durch Wind-Blockade mit Taubheitsgefühlen in

[20] So regt auch die „angenehm" kalte Dusche bei Hitze die Blutzirkulation verstärkt an. In Folge dessen wird einem nach der ersten Abkühlung anschließend noch wärmer.

Armen und Beinen, Sprachstörungen, und Lähmungen [Anm. d. Ü.: in der westlichen Medizin entspricht das Schlaganfallgeschehen, Neuralgien z. B. des Trigeminus etc.]. Natürlich bekommt nicht jeder gleich diese Symptome, der eine ist anfälliger, einem anderen scheint es nichts auszumachen. Eine Erklärung dafür ist, dass ein junger, vor Gesundheit strotzender Mensch, der sich während des Vollmondes so verhält, von den natürlichen, kosmischen Kräften unterstützt wird und höchstwahrscheinlich symptomlos bleiben wird. Macht aber eine geschwächte, ältere Person dasselbe zur Zeit des Neumondes, wenn die natürlichen Kräfte dieses unangemessene Verhalten nicht ausgleichen können, sondern stattdessen zusätzlichen Stress auf das Immunsystem bewirken, wird derjenige wahrscheinlich mit Konsequenzen rechen müssen.

Der Kopf ist der Treffpunkt aller Yang-Leitbahnen, und deshalb sollte er vor allem vor Wind gut geschützt werden. Gerade im Schlafzimmer sollten Sie Zugluft über dem Bett, vor allem am Kopfende vermeiden. Während der Sommermonate ist es förderlich, täglich 100–200 Male die Kopfhaut zu bürsten. Hierbei sollten sie eine gute Bürste verwenden, um die Kopfhaut nicht zu verletzen, außerdem sollten Sie dies an einem windstillen Platz machen. Diese einfache Technik vertreibt Wind aus den Leitbahnen und klärt die Augen.«

	Mai	Juni	Juli	August
Gemüse	Batavia	Batavia	Batavia	Artischocke
	Blumenkohl	Blumenkohl	Blumenkohl	Aubergine
	Bohne, grün	Bohne, grün	Bohne, grün	Batavia
	Chinakohl	Chinakohl	Broccoli	Blumenkohl
	Eisbergsalat	Eichblattsalat	Chinakohl	Bohne, grün
	Endivie	Eisbergsalat	Eichblattsalat	Broccoli
	Kohlrabi	Endivie	Eisbergsalat	Chinakohl
	Kopfsalat	Erbse	Endivie	Eisbergsalat
	Rübstiel	Kohlrabi	Erbse	Endivie
	Lollo rosso	Kopfsalat	Kohlrabi	Erbse
	Löwenzahn	Lollo rosso	Kopfsalat	Fenchel
	Mangold	Löwenzahn	Lollo rosso	Knollensellerie
	Pastinake	Mangold	Löwenzahn	Kohlrabi
	Postelein	Paprika	Mangold	Kopfsalat
	Radicchio	Portulak	Paprika	Lollo rosso
	Radieschen	Postelein	Portulak	Löwenzahn
	Rettich	Radieschen	Radieschen	Mangold
	Rucola	Rettich	Rettich	Paprika
	Sauerampfer	Romanesco	Romanesco	Portulak
	Schalotte	Rucola	Rotkohl	Radieschen
	Spargel	Sauerampfer	Rucola	Rettich
	Spinat	Schalotte	Sauerampfer	Romanesco
	Spitzkohl	Spargel	Stangensellerie	Rotkohl
	Steckrübe	Spinat	Tomate	Rucola
	Stielmus	Spitzkohl	Wirsing	Sauerampfer
	Topinambur	Wirsing	Zucchini	Schalotte
	Wirsing	Zucchini	Zuckererbse	Tomate
	Zwiebel	Zuckererbse	Zuckermais	Wirsing
		Zwiebel	Zwiebel	Zucchini
				Zuckererbse
				Zuckermais
				Zwiebel

Tabelle 15: Sommer-Saisontabelle für heimisches Gemüse

	Mai	Juni	Juli	August
Kräuter	Bärlauch	Basilikum	Basilikum	Basilikum
	Basilikum	Bohnenkraut	Beifuß	Beifuß
	Borretsch	Borretsch	Bohnenkraut	Bohnenkraut
	Brennnessel	Brennnessel	Borretsch	Borretsch
	Dill	Dill	Dill	Dill
	Kerbel	Estragon	Estragon	Estragon
	Koriander	Kerbel	Kerbel	Kerbel
	Lorbeer	Koriander	Koriander	Koriander
	Oregano	Liebstöckel	Liebstöckel	Liebstöckel
	Petersilie	Lorbeer	Lorbeer	Lorbeer
	Pimpinelle	Majoran	Majoran	Majoran
	Rosmarin	Minze	Minze	Minze
	Salbei	Oregano	Oregano	Oregano
	Schnittlauch	Petersilie	Petersilie	Petersilie
	Thymian	Pimpinelle	Pimpinelle	Pimpinelle
	Waldmeister	Rosmarin	Rosmarin	Rosmarin
	Zitronenmelisse	Salbei	Schnittlauch	Schnittlauch
		Schnittlauch	Zitronenmelisse	Thymian
		Thymian		Zitronenmelisse
		Waldmeister		
		Zitronenmelisse		

Tabelle 16: Sommer-Saisontabelle für heimische Kräuter

	Mai	Juni	Juli	August
Obst & Nüsse	Erdbeere	Aprikose	Aprikose	Apfel
	Rhabarber	Erdbeere	Brombeere	Aprikose
		Himbeere	Erdbeere	Birne
		Johannisbeere	Heidelbeere	Brombeere
		Süßkirsche	Himbeere	Heidelbeere
		Melone	Johannisbeere	Himbeere
		Nektarine	Melone	Johannisbeere
		Pfirsich	Mirabelle	Melone
		Rhabarber	Nektarine	Mirabelle
		Stachelbeere	Pfirsich	Nektarine
			Pflaume	Pfirsich
			Preiselbeere	Pflaume
			Sauerkirsche	Preiselbeere
			Süßkirsche	Sauerkirsche
			Stachelbeere	Süßkirsche
			Weintraube	Stachelbeere
				Weintraube

Tabelle 17: Sommer-Saisontabelle für heimisches Obst und Nüsse

2.6.4 Herbst (ca. 22./24. August – Anfang November)

»Herr: es ist Zeit. Der Sommer war sehr groß.
Leg deinen Schatten auf die Sonnenuhren,
und auf den Fluren lass die Winde los.

Befiehl den letzten Früchten voll zu sein;
gib ihnen noch zwei südlichere Tage,
dränge sie zur Vollendung hin und jage
die letzte Süße in den schweren Wein.

Wer jetzt kein Haus hat, baut sich keines mehr.
Wer jetzt allein ist, wird es lange bleiben,
wird wachen, lesen, lange Briefe schreiben
und wird in den Alleen hin und her
unruhig wandern, wenn die Blätter treiben.«

(aus Rainer Maria Rilke, Das Buch der Bilder [RIL10])

Ab Anfang August beginnt die Erntezeit, deren Beginn eine Zwischenjahreszeit ist, die der Erde zugeordnet wird. Zwischen allen Jahreszeiten haben wir solch eine Phase, diese hier nehmen wir aber besonders wahr, denn hier nährt Mutter Erde uns sicht- und greifbar durch die Reife der Früchte in Hülle und Fülle.

Gelborange ist die Farbe des Erdelementes, dem die Erntezeit zugeordnet wird. Gelborange Lebensmittel wie Kürbis und Möhren stärken jetzt die Mitte, um noch einmal gründlich zu nähren und alle Depots für die energetisch kargere Ernährung im Winter zu füllen. Schwelgen auch Sie jetzt im Reichtum der Ernte, nähren Sie sich aus der Vielfalt abwechslungsreich und tiefgehend mit wärmenden Speisen mit süßem (nicht gesüßtem) Geschmack. Dazu gehören vor allem Getreide, Gemüse und Gewürze. Meiden Sie kühle und kalte Nahrungsmittel, aber auch fette, ölige Speisen, die erst zum Winter ihren Platz auf dem Speiseplan finden. Im Spätsommer sollte bewusst milder gewürzt werden als im Sommer.

Mit zunehmendem Herbst wird die Nahrung schwerer, es reifen jetzt Kartoffeln, die schweren Kürbisse, Pilze, Äpfel und Birnen. Mitte August kommen wir in den Herbst, der Zeit des Abschiednehmens von diesem Wachstumszyklus. Das Erntedankfest im Herbst wurde noch einmal gefeiert, wenn die meiste Arbeit des Einholens und Konservierens getan war.

Der saure Geschmack unterstützt die Qi-Qualität des Herbstes. Die Wandlungsphase Metall sammelt, konserviert, fördert den Rückzug ins Innere. Auch der saure Geschmack bewirkt ein Zusammenziehen und Bewahren der Substanz. Die einheimischen Apfelsorten zeichnen sich durch feine Säure aus. Die einzige im Herbst empfohlene Schärfe bringen die jetzt reifen Zwiebeln in die Speisen, auch Lauch, Rettich und Meerrettich. Der scharfe Geschmack wirkt zerstreuend, öffnend, was nun konträr wirkt. Die sanfte Schärfe des Gemüses hingegen stärkt das Qi der Lungen, der „Ministerin für himmlische Angelegenheiten". Diese brauchen wir besonders, um uns nicht in Depressionen treiben zu lassen, wenn sich die dicken Herbstnebel auf das Gemüt legen und uns mit Themen von Zerfall, Abschied und Vergänglichkeit konfrontieren.

„Himmel un Äd" ist ein charakteristisches Herbstgericht. Seinen Namen hat es daher, dass sowohl Äpfel, die zum Himmel wachsen, als auch die in der Erde wachsenden Erdäpfel (Kartoffeln) zu seinen Zutaten gehören. In den alemannischen Wein- und Obstbaugebieten wird nicht nur der junge Wein auf den vielen Erntefesten und Besenwirtschaften angeboten, sondern dazu Dünnele gereicht. Die Elsässer nennen sie Flammkuchen: dünne Sauerteigböden belegt mit Zwiebelringen, Apfelscheiben, Speck und Sauerrahm, s. Rezepte 5.11.6. Pilz- und Wildgerichte gehören ebenso zum Herbst, wie die gedünstete Birne mit Preiselbeere dazu gereicht wird, um den Reigen aller Geschmäcker zu vollenden.

Im Klassiker von Gao Lian, (Zunsheng bajian: „Eight Pieces On Observing the Fundamental Principles of Life"[21]) lauten die Empfehlungen für die Herbstzeit:

»Das Thema der drei Herbstmonate ist das Vergehen und Verlangsamen des Wachstumsimpulses. Mit dieser Jahreszeit verbunden ist im Organismus das Netzwerk der Lungen; dieses Organ ist erfüllt mit Qi und hat eine spezielle Beziehung zum scharf-aromatischen Geschmack. Werden die Lungen in Zusammenhang mit den anderen Körperfunktionen betrachtet, so ist wichtig zu berücksichtigen, dass die Wandlungsphase des Herbstes, das Metall, Holz überwältigen kann. Mit dem Holz verbunden ist die Leber, und weil die Wandlungsphase Holz wiederum durch den sauren Geschmack angesprochen wird, sollte im Herbst die Aufnahme von scharfem Geschmack reduziert werden, dafür aber vermehrt saurer Geschmack zugeführt werden, damit das Leber-Qi genährt und unterstützt wird.

Kommt es zu einer krankhaften Fülle im Funktionskreis der Lungen, hilft der Klang "sssssssss", diese Fülle auszuleiten. Mit Einsetzen der drei Herbstmonate ist es wichtig, Körper und Geist in einem ruhigen, harmonischen Zustand zu halten und seine Energien nicht zu verschleudern. Sowohl Frühling als auch Herbst sind Jahreszeiten des Wandels, daher werden sich vor allem zu diesen Jahreszeiten Erkrankungen zeigen. Aus diesem Grund ist es so wichtig, dann beruhigende, meditative Praktiken, die das Leben nähren, besonders zu pflegen. Sowohl der Alltag als auch die Behandlung sollten auf die der Jahreszeit entsprechende Energiequalität hin abgestimmt werden. So ist es im Herbst unangebracht, mit stark ausleitenden Techniken zu arbeiten wie Brechmitteln oder intensiv schweißtreibenden Maßnahmen. Sie würden bewirken, dass sich der Patient leer-

[21] Übersetzung ins Deutsche durch Silja Thiemann, basierend auf Heiner Frühaufs englischer Übersetzung [FRU10]

gepumpt fühlen würde und sich Unruhe und Ruhelosigkeit im Netzwerk der Funktionen bilden könnte. Stattdessen sollte z. B. im Falle einer Diarrhö nur Akupunktur und Moxibustion eingesetzt werden, zusammen mit Kräutern, die das Yang-Qi des Patienten unterstützen.

Menschen, die unter Erschöpfung, Hämorrhoiden oder auch unter Erkrankungen leiden, die mit starkem Durstgefühl zusammenhängen [Anm. d. Ü.: z. B. Diabetes] etc., sollten darüber hinaus gebratenen Reis, überhaupt Gebratenes und Frittiertes, meiden, wie auch Fleisch von Rindern, die nicht geschlachtet[22] wurden, weiterhin rohen Fisch, dazu Huhn, Schwein, Wein, fermentierte Nahrungsmittel, salzige Nahrungsmittel, Essig, sowie alles, was klebrig und schwer verdaulich ist. Wer unter einer schwachen Verdauung leidet, meidet besser auch Rohkost, Samen und fermentierte Sojaprodukte. Dasselbe gilt auch für Menschen, die unter einer Wind-Erkältung leiden, sowie auch für Menschen mit Völle unterhalb der Rippenbögen.

Morgens, direkt nach dem Aufwachen, sollte folgende Übung gemacht werden: Schließe Deine Augen, klappere 21 Mal mit den Zähnen, schlucke den Speichel, reibe Deine Hände aneinander und lege danach die Handflächen auf die Augen und spüre die Wärme, die auf die Augen übergeht. Reibe nochmal Deine Hände und bedecke wieder die Augen. Wer diese Übung regelmäßig während der gesamten drei Herbstmonate praktiziert, bekommt klare und leuchtende Augen.

Im Neijing steht: Im Herbst „soll man früh zu Bette gehen und morgens mit den Hühnern (zu Sonnenaufgang) aufstehen." Dies soll alle mentalen Wesensbereiche ruhig und friedlich machen und die Abwärtsströmung des Herbstes lindern. Bring Deine mentale Energie in Einklang mit der zusammenziehenden und abwärtsgerichteten Qualität des Herbst-Qi, verschleudere keine Energie und das Lungen-Qi wird klar. So wird das Leben im Einklang mit dem nährenden und zusammenziehenden Qi der herbstlichen Erntezeit genährt. Verstöße gegen diese Prinzipien verletzen den Funktionskreis der Lungen, führen zu Durchfall im Winter, zu Verlust genau dann, wenn es um Lagerung und Erhaltung geht. Das Qi des Herbstes ist trocken, daher wird empfohlen, mit etwas befeuchtendem Sesam gegenzusteuern. Vermeide kalte Getränke, ebenso wie kalte und klamme Kleidung auf der Haut.«

---

[22] Fleisch von einem verendeten Rind

	August	September	Oktober	November
Gemüse	Artischocke	Artischocke	Artischocke	Blumenkohl
	Aubergine	Aubergine	Aubergine	Chicorée
	Batavia	Batavia	Blumenkohl	Chinakohl
	Blumenkohl	Blumenkohl	Bohne, grün	Endivie
	Bohne, grün	Bohne, grün	Broccoli	Feldsalat
	Broccoli	Broccoli	Chinakohl	Fenchel
	Chinakohl	Brunnenkresse	Eisbergsalat	Frisée
	Eisbergsalat	Chinakohl	Endivie	Gartenkresse
	Endivie	Eichblattsalat	Feldsalat	Grünkohl
	Erbse	Eisbergsalat	Fenchel	Knollensellerie
	Fenchel	Endivie	Frisée	Kohlrabi
	Knollensellerie	Feldsalat	Grünkohl	Kürbis
	Kohlrabi	Fenchel	Knollensellerie	Lauch
	Kopfsalat	Knollensellerie	Kohlrabi	Meerrettich
	Lollo rosso	Kohlrabi	Kopfsalat	Pastinake
	Löwenzahn	Kopfsalat	Kürbis	Postelein
	Mangold	Kürbis	Lauch	Radicchio
	Paprika	Lollo rosso	Lollo rosso	Rettich
	Portulak	Löwenzahn	Löwenzahn	Romanesco
	Radieschen	Mangold	Mangold	Rosenkohl
	Rettich	Meerrettich	Meerrettich	Rotkohl
	Romanesco	Paprika	Pastinake	Rote Beete
	Rotkohl	Portulak	Postelein	Sauerampfer
	Rucola	Postelein	Radicchio	Schalotte

	August	September	Oktober	November
Gemüse (Fortsetzung)	Sauerampfer	Rettich	Radieschen	Schwarzwurzel
	Schalotte	Romana Salat	Rettich	Spinat
	Tomate	Romanesco	Romana Salat	Stangensellerie
	Wirsing	Rosenkohl	Romanesco	Steckrübe
	Zucchini	Rotkohl	Rosenkohl	Topinambur
	Zuckererbse	Rote Beete	Rotkohl	Weißkohl
	Zuckermais	Rucola	Rote Beete	Wirsing
	Zwiebel	Sauerampfer	Rucola	Zuckermais
		Schalotte	Sauerampfer	Zwiebel
		Schwarzwurzel	Schalotte	
		Spinat	Schwarzwurzel	
		Spitzkohl	Spinat	
		Stangensellerie	Stangensellerie	
		Steckrübe	Steckrübe	
		Tomate	Tomate	
		Weißkohl	Weißkohl	
		Wirsing	Wirsing	
		Zucchini	Zucchini	
		Zuckermais	Zuckermais	
		Zwiebel	Zwiebel	

Tabelle 18: Herbst-Saisontabelle für heimisches Obst und Gemüse

	August	September	Oktober	November
Kräuter	Basilikum	Basilikum	Basilikum	Basilikum
	Beifuß	Bohnenkraut	Koriander	Koriander
	Bohnenkraut	Borretsch	Lorbeer	Lorbeer
	Borretsch	Kerbel	Petersilie	Petersilie
	Dill	Koriander	Schnittlauch	Schnittlauch
	Estragon	Liebstöckel		
	Kerbel	Lorbeer		
	Koriander	Majoran		
	Liebstöckel	Minze		
	Lorbeer	Oregano		
	Majoran	Petersilie		
	Minze	Rosmarin		
	Oregano	Schnittlauch		
	Petersilie	Thymian		
	Pimpinelle			
	Rosmarin			
	Schnittlauch			
	Thymian			
	Zitronenmelisse			

Tabelle 19: Herbst-Saisontabelle für heimische Kräuter

	August	September	Oktober	November
Obst & Nüsse	Apfel	Apfel	Apfel	Apfel
	Aprikose	Birne	Birne	Birne
	Birne	Brombeere	Holunder	Quitte
	Brombeere	Himbeere	Melone	Weintraube
	Heidelbeere	Holunder	Nektarine	
	Himbeere	Melone	Pfirsich	
	Johannisbeere	Nektarine	Pflaume	
	Melone	Pfirsich	Preiselbeere	
	Mirabelle	Pflaume	Quitte	
	Nektarine	Preiselbeere	Weintraube	
	Pfirsich	Quitte		
	Pflaume	Sauerkirsche		
	Preiselbeere	Weintraube		
	Sauerkirsche			
	Süßkirsche			
	Stachelbeere			
	Weintraube			

Tabelle 20: Herbst-Saisontabelle für heimisches Obst und Nüsse

2.6.5 Winter (ca. 22./23. November – Anfang Januar)

»ohne Sonne zu sehn
blühn verborgen
Christrosen im Schnee«

(Silja Thiemann)

In der kalten Jahreszeit benötigen wir vor allem Ruhe und Rückzug, die Ernährung sollte wärmen und nähren. Wärmende Aufläufe, Geschmortes, deftige Eintöpfe mit pikant-salzigem, sowie süßem Geschmack haben jetzt Saison. Kalte Speisen sollten Sie nun meiden, sondern stattdessen wärmende und yangisierende Garmethoden einsetzen. Samen, Nüsse und Gewürze geben den Speisen Pfiff und eine ordentliche Portion stärkendes Qi für die Ministerin der Vitalität. Die Zubereitung sollte schlicht sein, Extreme sind jetzt zu vermeiden.

Es sollte nicht mehr Salz verwendet, aber mehr salzige Nahrungsmittel aus der Lebensmittelliste des Anhangs ausgewählt werden, bzw. s. Abschnitt 2.5 (Qualität/Geschmäcke). Auch Bitteres und Pikantes soll integriert werden. Zu scharf sollten Sie im Winter allerdings nicht kochen, denn der Körper versucht, die Wärme zu halten und zu speichern. Durch zu weit geöffnete Poren kann auch schädlicher Wind nach innen dringen.

Ihre gewohnte Ernährung können Sie nun mit Miso und Algen ergänzen, auch Hirse, Gerste und Sojasauce passen gut in den Winter. Vor dem Schlafengehen können Sie eine Tasse Pfefferminztee trinken, die beruhigt und den Schlaf im Winter fördert.

Im Klassiker von Gao Lian, (Zunsheng bajian: „Eight Pieces On Observing the Fundamental Principles of Life“[23]) lauten die Empfehlungen für die Winterzeit:

»Während der drei Wintermonate verschließen sich Himmel und Erde und fallen in das Ruhestadium der Speicherung. Wasser gefriert zu Eis, und in der Erde bilden sich Frostrisse. Die Yang-Energie der Natur bleibt ungestört. Es ist die Zeit, früh zu Bett zu gehen und erst dann aufzustehen, wenn die wärmenden Strahlen der Sonne am Morgen erscheinen. Kälte sollte gemieden, Wärme dagegen gesucht werden. Vorsicht ist geboten bei Maßnahmen, die die Hautporen öffnen. Beachtet man dies im Winter nicht, besteht die Gefahr, das Netzwerk der Nieren zu verletzen. Dadurch wird die Fähigkeit des Keimens im Frühling beeinträchtigt. Dann wird der Erkrankte erst im kommenden Frühjahr von Erkrankungen, wie Muskelatrophie, Paralysen oder Schlaganfallgeschehen genesen.

[23] Übersetzung ins Deutsche durch Silja Thiemann, basierend auf Heiner Frühaufs englischer Übersetzung [FRU10]

Während des Winters ist das Yang ins Innere abgetaucht. Wer zu dieser Zeit an einer Krankheit leidet, dem wird therapeutisch geraten, die eingedrungenen pathogenen Faktoren mit Methoden auszuleiten, die Erbrechen hervorrufen. Mit Methoden hingegen, die eine Öffnung der Hautporen verursachen, sollte man zu dieser Zeit vorsichtig sein, denn es geht hier zuviel wertvolle Yang-Energie verloren. Das Herz und darüber hinaus die Zwerchfellregion neigen jetzt zu Hitzeansammlungen. Es ist nun die Zeit für in Wein eingelegte Tonika, oder für 1–2 kleine Tassen Discorea-Wein täglich, um das Yang-Qi zu unterstützen.

Zur Nachtruhe sollte man nicht plötzlich niedersinken, sondern sich in Ruhe und Gemütlichkeit zu Bett begeben. Wattierte Kleidung ist nun angesagt, mit zunehmender Kälte kommen nach und nach immer mehr wärmende Schichten dazu, bis man die Kälte nicht mehr unangenehm fühlt, statt sich zu schnell zu warm einzupacken. Um unangenehme Konsequenzen zu vermeiden, sollte man die Angewohnheit meiden, sich direkt vor einem offenen Feuer aufzuwärmen. Hände und Füße sind mit dem Funktionskreis des Herzens verbunden und sollten nicht direkt über offenem Feuer gegrillt werden. Damit würde man das Feuer ins Herzen locken, dort führt es zu Symptomen der Unruhe. Aus diesem Grunde vermeide man auch das Grillen von Speisen über dem offenen Feuer. Man behalte in Erinnerung, dass kühlende Medizin nicht gegen extrem hitzige Erkrankungen wirkt, aber eben auch nicht wärmende Medizin gegen sehr kalte Erkrankungen – die Natur des Wasser ist feucht, die des Feuers ist trocken.

Das Herz-Qi soll genährt werden durch Zunahme von salzigen, bei gleichzeitiger Verringerung von bitteren Speisen, weil die Wintermonate mit dem Nierenwasser zusammenhängen. Dieses wird durch den salzigen Geschmack beeinflusst. Das Herz-Qi sollte prophylaktisch genährt werden, um das Wasser zurückzuhalten, einen zu starken Einfluss auf das Feuer zu nehmen, und so das Herz in Disharmonie zu bringen. Es ist das Beste, sich in ein gut isoliertes Zuhause zurückzuziehen, auf regelmäßige Nahrungsaufnahme zu achten, und seine Kleidung den Temperaturen anzupassen. Man sollte nicht zu wagemutig werden und sich dem kalten Wind aussetzen. Vor allem gilt dies für alte Menschen, weil der Winter ein erhöhtes Risiko für Erkältungen mit sich bringt. Diese resultieren in Symptomen wie Husten, Taubheit der Extremitäten, Schwindel, etc.

Während des Winters residiert das Yang der Erde tief im Inneren, während sich das Yin-Qi an der Oberfläche aufhält. Alte Menschen, die häufig zu Hitze-Symptomatik im oberen und zu Kälte-Symptomatik im unteren Teil des Körpers neigen, sollten im Winter heiße Bäder meiden. In der Zeit, in der das Yang im Inneren schlummert, führt sengende Hitze zu extremen Schweißausbrüchen. In hohem Alter werden die Knochen brüchig und das Fleisch gebrechlich, und der ganze Organismus reagiert überempfindlich auf diese Stimulantien.

Da der Winter die Zeit ist, in der Erkrankungen durch äußere Einflüsse schnell verursacht werden, gilt es, die frühen Morgenstunden wegen des Frostes draußen zu meiden. Morgens sollte der Tag mit einer kleinen Tasse Wein begonnen werden, um die Kälte zu vertreiben; am Abend nimmt man dagegen etwas Kräuter, um innere Hitze zu vertreiben. So harmonisiert man sein Herz-Qi und vermeidet, dass pathogene Hitze aufsteigen kann. Im Winter sollte außerdem vermieden werden: Sex, zuviel Genuss von Backwaren, Mehlspeisen, Fleisch, Wan-Tan, Dumplings, etc.«

	November	**Dezember**	**Januar**	**Februar**
Kräuter	Basilikum	Lorbeer	Lorbeer	Lorbeer
	Koriander	Schnittlauch	Schnittlauch	Schnittlauch
	Lorbeer			
	Petersilie			
	Schnittlauch			

Tabelle 21: Winter-Saisontabelle für heimische Kräuter

	November	**Dezember**	**Januar**	**Februar**
Obst & Nüsse	Apfel	Apfel	Apfel	Apfel
	Birne			
	Quitte			
	Weintraube			

Tabelle 22: Winter-Saisontabelle für heimisches Obst und Nüsse

	November	Dezember	Januar	Februar
Gemüse	Blumenkohl	Chicorée	Chicorée	Chicorée
	Chicorée	Chinakohl	Chinakohl	Chinakohl
	Chinakohl	Endivie	Endivie	Feldsalat
	Endivie	Feldsalat	Feldsalat	Grünkohl
	Feldsalat	Frisée	Grünkohl	Lauch
	Fenchel	Grünkohl	Lauch	Meerrettich
	Frisée	Gartenkresse	Meerrettich	Pastinake
	Gartenkresse	Lauch	Pastinake	Postelein
	Grünkohl	Meerrettich	Radicchio	Radicchio
	Knollensellerie	Pastinake	Rettich	Rettich
	Kohlrabi	Radicchio	Rosenkohl	Rotkohl
	Kürbis	Rettich	Rote Beete	Rote Beete
	Lauch	Rosenkohl	Schalotte	Schalotte
	Meerrettich	Rote Beete	Schwarzwurzel	Schwarzwurzel
	Pastinake	Schalotte	Spinat	Spinat
	Postelein	Schwarzwurzel	Steckrübe	Steckrübe
	Radicchio	Spinat	Topinambur	Topinambur
	Rettich	Steckrübe	Weißkohl	Weißkohl
	Romanesco	Topinambur	Zwiebel	Zwiebel
	Rosenkohl	Weißkohl		
	Rotkohl	Wirsing		
	Rote Beete	Zwiebel		
	Sauerampfer			
	Schalotte			
	Schwarzwurzel			
	Spinat			
	Stangensellerie			
	Steckrübe			
	Topinambur			
	Weißkohl			
	Wirsing			
	Zuckermais			
	Zwiebel			

Tabelle 23: Winter-Saisontabelle für heimisches Gemüse

2.6.6 Zwischenjahreszeiten

In den Übergangsjahreszeiten (Dojo-Zeiten) vollzieht die Natur den Wandel von der Energiequalität der einen zur anderen Jahreszeit. Der süße Geschmack, der zu diesen Erdphasen gehört, unterstützt solche Zeiten des Wechsels und Wandels durch seine stabilisierende Wirkung. Passen Sie ihren Speiseplan ansonsten ruhig so an, wie sie den Übergang selbst empfinden. Manches Mal ist z. B. plötzlich der Frühling da, in einem anderen Jahr bleibt der Winter hartnäckig in seinem Regime.

2.6.7 Zur passenden Tageszeit

Mahlzeiten sollten zur entsprechenden Tageszeit eingenommen werden:

- Frühstück zwischen 7 und 9 Uhr („Tanken vor der Fahrt"),
- Mittagessen zwischen 13 und 15 Uhr,
- Abendessen bis 18 Uhr (19–21 Uhr ist die Ruhezeit des Magens)

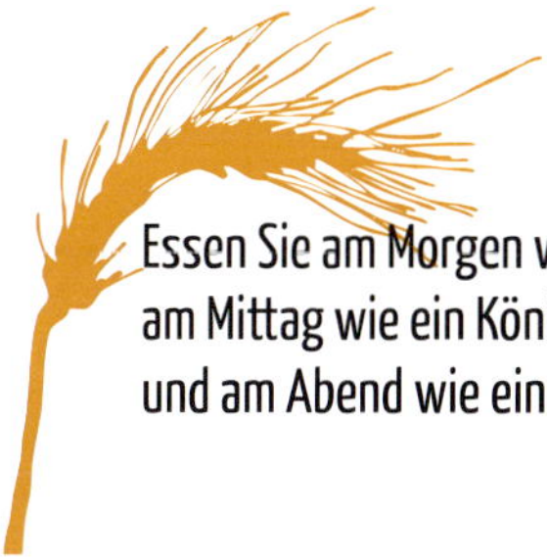

**Essen Sie am Morgen wie ein Kaiser,
am Mittag wie ein König
und am Abend wie ein Bettelmann.**

Am umfangreichsten sollten das Frühstück und das Mittagessen sein. Das Abendessen sollte deutlich bescheidener ausfallen und kalorienmäßig die kleinste Mahlzeit darstellen. Nach einer umfangreichen und vor allem eiweißreichen Abendmahlzeit ist keine vollständige Verdauung mehr möglich, es bleibt im Magen liegen. Denn der Magen hat am Abend seine Ruhephase. Besonders Eiweiß wird über Nacht von Bakterien zu hochgiftigen Fäulnisprodukten abgebaut. So entstehen Stoffwechselzwischenprodukte, die morgens weiterverdaut und ausgeschieden werden müssen. Dies führt dann oft auch zur „Frühstücksmuffelei", wenn das Verdauungssystem noch gefordert ist, diese Altlasten aufzuräumen.

Es gibt Menschen, gerade mit Yin-Mangel-Konstitution, die mit nur drei Mahlzeiten schwer zurechtkommen. Wer lieber kleinere Mahlzeiten zu sich nehmen möchte, kann auch eine weitere Mahlzeit hinzunehmen. Die beste Zeit hierfür wäre zwischen Frühstück und Mittagessen, hierfür kann ohne weiteres eine zweite Portion des Frühstückes verwendet werden. Das Mittagessen kann dann etwas nach hinten verlegt werden, damit die Zeit zum Abendessen verkürzt wird. Jedoch sollte zwischen allen Mahlzeiten ca. 4 Stunden Zeit zum Verdauen verbleiben!

Auf die einzelnen Mahlzeiten wird in späteren Abschnitten noch detailliert eingegangen.

2.6.8 Altersgemäße Ernährung

Gesunde Ernährung ist sehr wichtig zum Aufbau und zur Erhaltung von Körper und Psyche. Grundsätzlich muss immer „die Mitte", also das Verdauungssystem, gestärkt werden, wobei sie bei Kindern noch sehr schwach ausgeprägt ist. Beim Neugeborenen ist die Darmflora noch von der Mutter geprägt und die Muttermilch ist eine Idealkost, um das Kind zu einer raschen Gehirnentwicklung, aber auch zum Aufbau einer eigenen Darmflora zu unterstützen. Nach der reinen Stillphase sollte die kindliche Verdauung erst ganz allmählich an abwechslungsreichere Kost gewöhnt werden. Das Kleinkind braucht keine variantenreiche Ernährung, sondern muss an neue Lebensmittel gewöhnt werden. So sollte der Saison entsprechend eine Gemüsesorte nach der anderen ca. im Wochenrhythmus gegeben werden. Das Gemüse wird schonend gedämpft oder gedünstet und püriert oder zerdrückt, ohne zu würzen.

Die industriell gefertigte Baby- und Kleinkindnahrung enthält sprühgetrocknete Milch,- Sahne- und Eipulver, oft Aromastoffe und massiv Zuckerzusätze. Gerade die Kindernahrungsmittel sind für Kinder überhaupt nicht geeignet. (Oder wie es ein (anonymer) Mitarbeiter eines Kinderkostherstellers formulierte: „Wir stellen Babykost her, die der Mutter schmecken muss!" – die Wirkung für das Kind ist zweitrangig?)

Bis zum Schulalter ist das Essen vom Tisch der Erwachsenen aufgrund von zu viel Salz, Würze und Fett, sowie Weizenmehl nicht geeignet. Die Kinderportion sollte vor dem Würzen separiert werden. Frische Küchenkräuter können immer hinzugefügt werden. Der kindliche Geschmack hat nicht das Bedürfnis nach der intensiven Würze der Erwachsenen. Kinder/Jugendliche haben dagegen ein natürliches Verlangen nach Süßem. Süß ist der beste Geschmack, um die Mitte aufzubauen und zu stärken. Allerdings ist unter dem süßen Geschmack nicht „gesüßt" zu verstehen, sondern Lebensmittel, die natürlich bereits süß schmecken, z. B. Karotten, Früchte, Getreide.

Industrieller Zucker sollte gerade bei Kindern/Jugendlichen möglichst vermieden werden. Er kann aber auch hier ersetzt werden durch natürliche Süßungsmittel, z. B. Honig, Ahornsirup, Birnendicksaft, Zuckerrübensirup, Apfelkraut und süße, wärmende Früchte. Auch Rosinen, Datteln und Trockenfrüchte schmecken süß. Schokolade enthält einen koffeinähnlichen Stoff, der unruhig macht und aufputscht. Außerdem behindert die enthaltene Oxalsäure die Calciumaufnahme. Versuchen Sie zu Hause statt Riegel, Schokolade und Süßigkeiten lieber am Nachmittag eine Portion Kompott mit etwas Grießbrei, Pudding etc. bereit zu halten. Nur leicht gesüßte Kekse, Waffeln oder Minikuchen, die viel

Fruchtanteil enthalten, können mit den Kindern selbst gebacken und zu (gedünstetem) Obst gereicht werden. In einer gut verschlossen Dose sind sie durchaus einige Tage haltbar.

Gewöhnen Sie Ihre Kinder am besten schon als Baby daran, (abgekühltes) heißes Wasser zu trinken. Alle sonstigen Getränke, auch Heiltees, sollten seltene Ausnahmen sein, denn sie führen therapeutische Wirkung zu. Am besten kaufen Sie für zu Hause gar nicht erst gesüßte Limonaden, Cola etc., dann gibt es darüber keine Diskussionen. Limonaden bleiben dann bei Ausflügen eine willkommene Ausnahme. Gelegentlich(!) dürfen hochwertige, direkt gepresste und ungesüßte Fruchtsäfte genossen werden. Sie sollten stets mit Wasser verdünnt und nicht kälter als Zimmertemperatur gegeben werden. Am besten mischt man die Säfte mit leicht abgekühltem heißem Wasser.

Kaltgeschleuderter, unerhitzter Honig ist für Kinder unter zwei Jahren ebenfalls nicht geeignet, und steht sogar unter Verdacht, einen Zusammenhang mit dem plötzlichen Kindstod zu haben. Ähnlich ist es mit Roh- und Vorzugsmilch. Hierauf wird im Abschnitt über Milch genauer eingegangen, siehe Abschnitt 3.7.1. Milchprodukte sollten eine seltene Ausnahme bleiben, vor allem der gekaufte Fruchtjoghurt. Er ist kalt und übermäßig mit Raffinadezucker gesüßt, was eine verhängnisvolle Kombination darstellt. Und gerade die industriellen Kinderprodukte enthalten sehr viel Zucker und Aromen, so wird der Geschmack der Kinder gleich auf die Industrienahrung trainiert. Selbst Babynahrung und Fläschchennahrung ist bereits mit synthetischen Aromen versehen.

Für Kinder besonders empfehlenswerte Lebensmittel:

- Getreidesorten Hirse, Reis, Gerste
- Obst/Gemüse: Pastinake, Möhren/Rüben, Fenchel, Kartoffel, Apfel
- Fleischsorten Huhn und Rind
- gelegentlich Traubensaft, Fencheltee
- Achten Sie auf besonders hochwertige Pflanzenöle

Für Kinder (vor allem im Kleinkindalter) zu meiden:

- Industriell gefertige Kinderkost und industrielle Produkte
- Kühle und kalte Nahrung (Banane, Weizenmehl!)
- Übermaß an Milchprodukten, Industriezucker, Schokolade, Honig
- Scharfe Gewürze
- Fette Speisen, raffinierte Fette, Margarine

»Wie jede Blüte welkt und jede Jugend
Dem Alter weicht, blüht jede Lebensstufe,
Blüht jede Weisheit auch und jede Tugend
Zu ihrer zeit und darf nicht ewig dauern.
Es muss das Herz bei jedem Lebensrufe
Bereit zum Abschied sein und Neubeginne,

Um sich in Tapferkeit und ohne Trauern
In andre, neue Bindungen zu geben.
Und jedem Anfang wohnt ein Zauber inne,
Der uns beschützt und der uns hilft, zu leben.

Wir sollen heiter Raum um Raum durchschreiten,
An keinem wie an einer Heimat hängen,
Der Weltgeist will nicht fesseln uns und engen,
Er will uns Stuf' um Stufe heben, weiten.
Kaum sind wir heimisch einem Lebenskreise
und traulich eingewohnt, so droht Erschlaffen,
Nur wer bereit zu Aufbruch ist und Reise,
Mag lähmender Gewöhnung sich entraffen.

Es wird vielleicht auch noch die Todesstunde
Uns neuen Räumen jung entgegensenden,
Des Lebens Ruf an uns wird niemals enden...
Wohlan denn, Herz, nimm Abschied und gesunde!«

(Stufen, Hermann Hesse, Das Glasperlenspiel [HES96])

Das Alter wird in unserer Kultur immer geringer geschätzt, weil der Organismus seine äußere Schönheit und seine Leistungsfähigkeit verloren hat. Nicht beachtet und wenig geschätzt ist die Kostbarkeit des Alters. Statt Tatendrang sollte sich Weisheit angesammelt haben. Das „Ich will" sollte abnehmen zugunsten heiterer Gelassenheit, die mehr und mehr Raum erhalten sollte. Der Alterungsprozess ist ein natürlicher Vorgang. Das Bedürfnis nach Ruhe und Schonung wächst. Bereits mit dem 40. Lebensjahr sind schon 70 % der ererbten, konstitutionellen Energie verbraucht. Entsprechend schwer fällt es mit zunehmendem Alter zu regenerieren, wobei sich diese mangelnde Regeneration bereits ab Mitte 30 bemerkbar zu machen beginnt. Je älter man ist, desto weniger sollte man seinem Körper zumuten. Und schon gar nicht mehr leisten, als an Energie zu Verfügung steht. Denn der Körper wird diese verloren gegangene Energie nur sehr langsam und mit sehr viel Achtsamkeit überhaupt wiederherstellen können. Allgemeine Schwäche bis hin zum Burnout-Syndrom ist die Folge.

Der Bedarf des Körpers an hochwertiger Nahrung nimmt zu, denn auch das Verdauungssystem wird schwächer. Nahrung ist die einzige Energiequelle, die ersetzen kann, was verbraucht wird. Und wenn nur noch geringe, gut verdauliche Mengen verarbeitet werden können, muss in dieser Menge alles enthalten sein, was benötigt wird. Eine schwache Mitte ist nicht mehr in der Lage, die Nahrung richtig aufzuschlüsseln und ausreichend Säfte aufzubauen, die den Körper befeuchten. Weiterhin ist die Ausscheidung geschwächt. So wird es schwieriger, genügend Energien aufzubauen.

Als Konsequenz ergibt sich im Alter eine Ernährung, die das Verdauungssystem entlastet und schonend behandelt. Dazu muss die Menge an zugeführten Nahrungsmitteln reduziert werden, aber die Qualität, also der Gehalt an Nährstoffen, sollte ideal sein. Die Bekömmlichkeit wird durch überwiegend gegarte Speisen erhöht. Ein warmes Frühstück, z. B. Haferbrei mit Kompott hilft, gut in den Tag zu starten.

Um einem Eiweißmangel vorzubeugen, sollten täglich 1 Ei, Hülsenfrüchte und max. 100 g Fleisch und Fisch in die Ernährung eingebaut werden. Fleisch sollte am besten in Form von Geschnetzeltem oder Gehacktem verzehrt werden. Das Gehackte sollte aus magerem Fleisch hergestellt sein.

Schwerverdauliches sollte am besten ganz gemieden werden, z. B. Backwaren oder überbackene Gerichte mit Käse. Auch rohes Obst sollte vermieden werden und besser angedünstet oder als Kompott genossen werden, weil der Magen die Fruchtsäuren schlecht transformieren kann. Die Ausnahme ist wirklich sonnengereiftes, reifes Obst. Um dem Körper dennoch ausreichend Vitamine zuzuführen, geben Sie unter das Kompott z. B. eine geriebene Möhre oder Apfel. Das Frühstück sollte aus Kompott mit Haferbrei bestehen, rohe Salate nur in kleiner Menge als Beilage gegessen werden. Ansonsten können auch Salate aus kurz abgekochtem Gemüse angerichtet werden, die lauwarm oder auch abgekühlt gegessen werden.

Besonders aufbauende Lebensmittel, die Senioren öfters im Speiseplan integrieren können:

- Gelee Royale und Blütenpollen,
- alle Sorten Keimlinge und Sprossen,
- Knochenmark, am besten als Kraftsuppe aus der Beinscheibe
- Innereien (aber nur beste Qualität!),
- Mandeln und Mandelmilch (Übermaß vermeiden).

2.7 Schrittweise Umstellen

2.7.1 ...auf eine gesunde Ernährung

Haben Sie Geduld und stellen Sie in kleinen Schritten um. Eine Ernährungsoptimierung dauert Monate bis Jahre. Geben Sie sich und Ihrer Familie Zeit, sich an die Umstellung zu gewöhnen. Gerade, wenn Sie nicht allein leben, sondern auch noch für andere Familienmitglieder kochen, müssen auch deren Bedürfnisse berücksichtigt werden. Und wenn ein Familienmitglied genug Einsicht oder Leidensdruck hat, um auf eine gesündere Ernährung umzustellen, gilt dies nicht für alle anderen. Manches wird auf Anhieb gelingen und gut schmecken und auch bei Kindern und Männern ankommen. Anderes wird zunächst Widerstand erfahren. Trauen Sie sich, und probieren Sie aus.

Stellen Sie allmählich um auf Vollkornprodukte. Am besten verträglich ist Vollkornreis und Hirse. Starten Sie mit der Morgenmahlzeit aus gekochtem Vollkorngetreide oder Vollkornreis. Beim Backen mischen Sie allmählich immer mehr Vollkornmehl unter Ihre Backwaren. Lassen Sie abends anfangs noch Vollkorngerichte weg. Kochen Sie in Suppen anfangs nur esslöffelweise kleine Portionen Getreidekörner mit. Auch in Gemüsepfannen lässt sich anfänglich ein Esslöffel gekochter Getreidekörner mit verwenden, auch über Salate können zunächst mehr dekorativ wenige gekochte Körner gegeben werden. So können sich die Mägen, aber auch der Geist der Familienmitglieder allmählich daran gewöhnen, was eine „neue Normalität" werden soll.

Verwenden Sie mehr und mehr Gemüse, während Sie Fleisch reduzieren. Statt Schnitzel und Kotelett kochen Sie mit Geschnetzeltem und hochwertigem, magerem Hackfleisch. Auch Suppen und Eintöpfe sind ideal für kleine Fleischeinlagen. Reduzieren Sie zuerst die Fleischmenge an Fleisch, das von Säugetieren stammt, so genanntes rotes Fleisch. Im nächsten Schritt reduzieren Sie dann langsam Geflügel und Fisch, s. Abschnitte 3.8.1 und 3.11. Generell erleichtert es Ihnen den Umstieg von einer auf tierischen Nahrungsmitteln basierenden Kost, wenn Sie regelmäßig und kontinuierlich kleinere Mengen verzehren, statt gelegentlicher „ordentlicher Fleischportionen". Diese belasten den Stoffwechsel stärker und fachen das Bedürfnis stärker an.

Stellen Sie bei Eiern und Milchprodukten direkt um auf hochwertige Lebensmittel aus artgerechter Haltung. Verzichten Sie auf alle raffinierten, fettreduzierten und gesüßten Milchprodukte. Milch ist ein Lebensmittel und kein Getränk. Kakaogetränke sollten statt aus der Tüte übrigens aus echtem Kakao mit heißem Wasser gekocht werden, s. Abschnitt 3.12.5.

2.7.2 Wenn der süße Zahn nagt

Einige hilfreiche Hinweise, falls Sie öfters unter Süßhunger leiden:

- Stellen Sie Ihre Ernährung um auf eine Vollwertkost mit hohem pflanzlichem Anteil, die sie bewusst gut kauen und einspeicheln. Je länger komplexe Kohlenhydrate gekaut werden, desto süßer schmecken sie. Mit etwas Geduld wird Ihr Süßhunger geringer werden. Auch zu schnelles Runterschlingen mit zuwenig Kauen provoziert Süßgelüste, ebenso wie ein Speiseplan mit zuviel industriell raffinierter Nahrung.
- Finger weg von „natürlichen" Süßstoffen, sie sind genauso raffiniert wie weißer Zucker. Verwenden Sie zum Süßen Früchte, Stevia (darf nur außerhalb der EU als Lebensmittel empfohlen werden!), Reis-, Ahorn- und Malzsirup, Birnen-, Agavendicksaft, Honig.
- Achten Sie auf die Balance von Yin und Yang in Thermik und Geschmackszusammenstellung Ihrer Speisen. Stark salzige Speisen erhöhen den Süßhunger (z. B. salzige Sojasauce, Miso, Salz), weil sie die Energie stark absenken und der Zucker dem entgegenwirken muss. Manchmal hilft es, etwas Saures, Scharfes oder Aromatisches zu essen, um den Süßhunger auszubremsen.
- Essen Sie bewusst wenig tierisches Protein wie Fleisch, Fisch und Käse, die ebenfalls Süßhunger provozieren. Greifen Sie stattdessen zu Gemüse, das einen natürlich süßen Geschmack hat, wie Möhren, rote Beete oder Süßkartoffeln.

- Übersäuerung aufgrund mangelnder Bewegung ist oft eine Ursache für Süßhunger. Machen Sie einen kurzen, strammen Spaziergang oder tanzen Sie 10 Minuten bei offenem Fenster umher und atmen Sie dabei intensiv. Gerade wenn Sie eine sitzende Tätigkeit ausüben, sollten Sie darauf achten, zumindest alle 60–90 Minuten Pause zu machen und sich ausgiebig zu recken und strecken, einen Gang zu Fuß machen, stramm die Treppe statt den Lift nehmen, o.ä.

2.7.3 Trinken, aber nicht bis zum Umfallen

Der Organismus braucht ausreichend, aber auch nicht zuviel Flüssigkeitszufuhr. Diese dient zum Ausschleusen von harnlöslichen Stoffwechselendprodukten. Beim gesunden Menschen sollten zur ausgewogenen Ernährung ca. 1 bis 1.5 Liter zusätzlich getrunken werden. Diese Menge hängt allerdings auch vom Flüssigkeitsgehalt der Ernährung und von den äußeren Umständen ab. Im Sommer, wenn man stark schwitzt, ist eine höhere Zufuhr nötig, als im Winter. Außerdem spielen körperliche Arbeit, Sport etc. ebenfalls eine Rolle.

Daher gibt es keine festen Trinkmengen, die empfohlen werden können, sondern nur Rahmenwerte. Grundsätzlich gilt: Orientieren Sie sich an Ihrem Bedürfnis. Trinken Sie, wenn Sie Durst haben. In der Regel weiß der Körper, welche Mengen für ihn richtig sind. Trinken aus Disziplin ist ebenso falsch und belastend für den Organismus wie zu wenig Flüssigkeitszufuhr. Die Nieren müssen nicht zusätzlich gespült werden, sondern können durch zu viel Flüssigkeit auch schnell überlastet werden.

Trainieren Sie stattdessen Ihr natürliches Durstempfinden. Achten Sie darauf, dieses nicht aus Stress oder aus Bequemlichkeit („dann muss ich soviel aufs Klo rennen“) zu unterdrücken. Allerdings haben gerade ältere Menschen oft schon über lange Zeit ihr Durstgefühl wegtrainiert. Unter diesen Umständen müssen Sie natürlich sehr bewusst darauf achten, dieses wieder zu erlernen, ohne ihren Körper zu überfordern. In diesem Falle sollten Sie mit Hilfe von Disziplin lernen, täglich zunächst die 1–Liter-Thermoskanne mit heißem Wasser/Ingwerwasser (s. Rezeptteil, Abschnitt 5.1.5) zu trinken. Nach einiger Gewöhnung in Abhängigkeit Ihrer Belastung und der Witterung können Sie versuchen, einen weiteren ½ bis 1 Liter zu schaffen. Wer schon tagsüber an der Arbeitsstelle der Rennerei wegen das Trinken reduzieren muss, sollte dann zumindest morgens direkt nach dem Aufstehen mit ½ Liter heißem (Ingwer-)Wasser beginnen und auch nach Feierabend konsequent ans Trinken denken. Wobei sich hier vielmehr die Frage aufdrängt: Müsste nicht Zeit zum Trinken und Toilettengang auch während der Arbeitszeit möglich sein?

Vorsicht übrigens vor den Wasserspendern, die in Geschäften, öffentlichen Gebäuden, Büros und Praxen stehen. In einem Artikel schrieb die Frankfurter Allgemeinen Zeitung [FAZ08]:

»Hygienefachleute wie der emeritierte Freiburger Umweltmediziner Franz Daschner sind beunruhigt: ›Die Leitungen dieser Geräte sind häufig mit Keimen kontaminiert, dort bildet sich aus

Ablagerungen ein Schleim. Es ist sehr schwer, diese Leitungen sauber zu halten.‹ Im Jahr 2007 veröffentlichte der Biologe Stefan Adler, ein ehemaliger Mitarbeiter Daschners, in der „Deutschen Medizinischen Wochenschrift" eine Untersuchung über die Trinkwasserqualität der Geräte. Danach waren bei 87,5 Prozent der Proben (40 überprüfte Water-Cooler) die mikrobiologischen Grenzwerte der Trinkwasserverordnung überschritten. Eine Probe enthielt Pseudomonas aeruginosa, eine andere Rahnella aquatilis und eine weitere Serratia liquefaciens. ›Das sind Keime, die seit Jahrzehnten als Erreger von lebensbedrohlichen Infektionen bei abwehrgeschwächten Patienten bekannt sind ‹, sagt Daschner. Auch Coli-Bakterien und Streptokokken fanden Daschner und Adler vereinzelt im Wasser der Water-Cooler. ›Für gesunde Menschen ist das Wasser ungefährlich, Menschen mit einem geschwächten Immunsystem können erkranken‹, sagt Adler. Die Forscher raten deshalb vom Gebrauch von Water-Cooler-Geräten aus hygienischen Gründen ab. Unsachgemäße Aufstellung, mangelhafte Reinigung oder nachlässige Wartung könnten die Ursache für die Verkeimung sein.«

Hinweise zu bestimmten Nahrungsmitteln

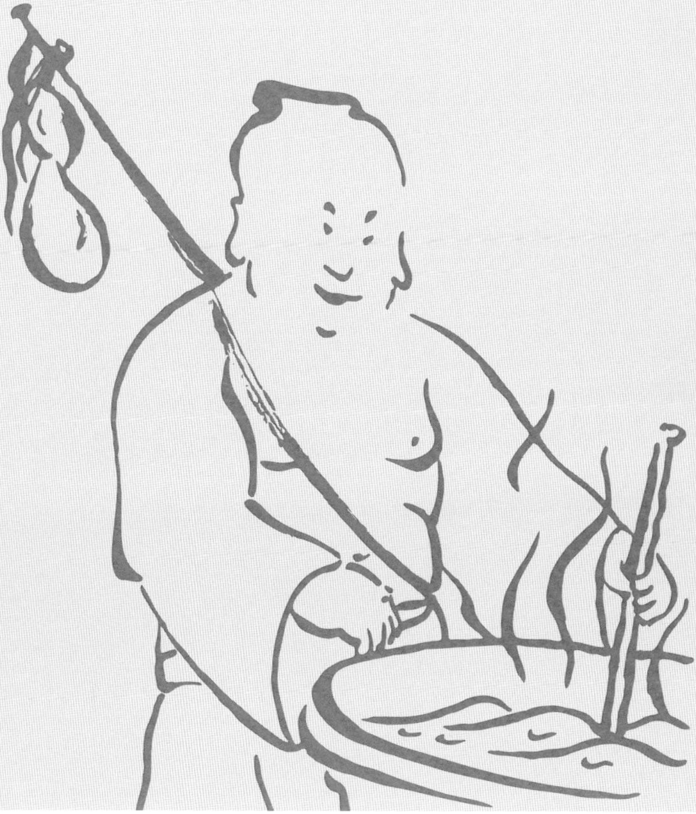

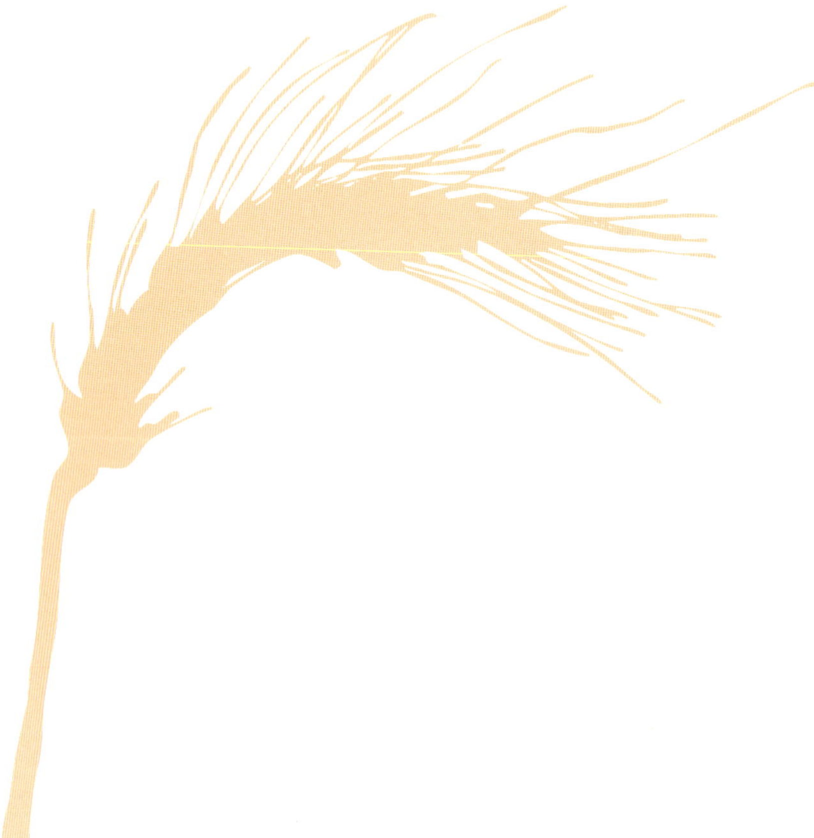

3 Guten Appetit! – Hinweise zu bestimmten Nahrungsmitteln

Auch wenn nicht jede kleine (Ernährungs-)Sünde sich gleich mit Tod und Krankheit bemerkbar macht, ist es doch die Summe aller Dinge, die das Gleichgewicht ernsthaft gefährdet. Solange der Weg der Mitte die Norm im Alltag ist, verzeiht der Körper mit seiner Selbstheilungs- und Regulationskraft Ausnahmen. Wenn Sie also das supercremige Eis mit Chemiecocktail, das Stück Sahnetorte mit Wonne, aber eben als Ausnahme genießen – genießen Sie es aus ganzem Herzen! Es bringt Sie nicht um. Wenn Ihre Alltagsernährung aber zum großen Teil aus Restaurant- und Kantinenkost, Convenience- und Fertigprodukten besteht, wird Ihr Körper Ihnen das irgendwann übel nehmen, je nachdem wie gut Ihre Konstitution ist. Warum das so ist, können Sie in diesem Kapitel herausfinden.

Dieses Kapitel muss nicht am Stück gelesen werden, sondern kann durchaus wie ein Lexikon zum Nachschlagen bei Bedarf dienen. Die Informationen sind teilweise sehr anspruchsvoll und enthalten auch Hintergründe für Leser, die über naturwissenschaftliche bzw. ernährungswissenschaftliche Kenntnisse verfügen. Lesen Sie soweit, wie Sie mögen, oder überlesen Sie großzügig, wenn es Ihnen zu viel wird. Wie auch bisher, sind wichtige Tipps optisch deutlich aus dem Text herausgehoben.

Evolutorisch sind neben Getreide und Milchprodukten auch Mineralwässer, Fleisch und Fleischfette von Stall- oder Masttieren für den Menschen nicht artgerecht. Es lohnt sich, bestimmte Nahrungsmittel genauer zu betrachten und deren Einsatz in der Ernährung zu überdenken und besser an die Bedürfnisse des Organismus anzupassen. Es werden zu diesen Nahrungsmitteln auch Hinweise gegeben, die sich auf die einzelnen Konstitutionstypen aus Abschnitt 4.1 beziehen.

3.1 Grünzeug und sonstige Früchtchen

Mutter Erde schenkt uns mit der Pflanze, ihren Wurzeln, Knollen, Pflanzenfrüchten, Blüten und mit den Früchten der Bäume und Sträucher, dem Obst, eine schier unbegrenzte Vielfalt von Lebensmitteln. Die Pflanze ist die Mutter aller Lebensmittel. Sie ist Mutter der Samenträger Getreide, Hülsenfrüchte und Nüsse/Samen. Die Pflanze liefert uns die lebenswichtigen Nährstoffe Kohlenhydrate, Fett und Eiweiß. Voraussetzung ist jedoch, dass sie unter artgerechten Lebens- und Wachstumsbedingen reifen kann. Die Pflanze ist letztlich auch Mutter der tierischen Nahrungsmittel. Pflanzliche Lebensmittel sollten die Basis unserer Ernährung sein, deren Samenträger und tierische Lebensmittel nur Ergänzung. Die frische und naturbelassene Pflanze liefert in idealer Weise die für den Stoffwechsel und die Verdauung benötigte vitalstoffreiche, damit basenspendende Substanz mit ihren Mineralien und Spurenelemente, den aufbaufördernden Vitalstoffen wie Vitaminen, Enzymen, sowie den natürlichen Geschmacks-, Farb- und Aromastoffen. Nicht zuletzt liefern Pflanzen einen hohen Gehalt an

Antioxidantien. Im natürlichen Lebensmittel stehen all diese Vitalstoffe in ausgewogenem Verhältnis zueinander und derart gebunden vor, dass die Verdauung diese Stoffe auch aufnehmen und verwerten kann.

Obst und Gemüse, am besten biologisch angebaut, regional und saisonal eingesetzt, sollte die wertvolle Grundlage unserer Nahrung bilden. Bei konventionell angebautem Gemüse handelt es sich häufig um chemisch behandelte und veränderte Nahrung, die durch den Einsatz von Düngemitteln zum schnellen Wachstum angeregt wurde und häufig bereits unreif geerntet wird. Dieses hat eine stärker kühlende Wirkung als unbehandelte, natürlich gewachsene vegetabile Lebensmittel. Dies ist bedingt durch die verstärkte Wasseransammlung im Gewebe der Pflanzen. Wasser bringt Größe und Gewicht, aber eben auch feuchte Kühle zu Lasten von Yang, Qi, Geschmack und blutbildenden Nährstoffen. Es fehlt beim konventionellen Anbau bzw. beim Anbau unter Glas am vollen Spektrum des Sonnenlichtes, das mit seiner Wärme die Ausreifung der Frucht fördert. Statt voller Ausbildung des wärmenden Yangs der natürlichen Zucker des Reifezustandes, bleibt die Pflanze im grünen, sauren Stadium der Kühle.

Zusätzlich wird im konventionellen, ertragsoptimierten Anbau Saatgut verwendet, das nicht mehr nur aus natürlicher Selektion stammt, sondern immer häufiger genmanipuliert ist. Damit wird die Struktur der Pflanze verändert, wobei heute bisher nur zu ahnen sein kann, wie stark der Effekt auf den menschlichen Organismus ist. Es ist schon auffällig, dass Allergien auf die Arten des Ertragsanbaus auftreten, jedoch nicht auf alte Sorten, wie bei Weizen und Dinkel.

Der Reichtum an Cellulose im Obst zwingt zu einem bescheideneren Genuss im Vergleich zum Gemüse. Der menschliche Verdauungsapparat kann Cellulose nur über den Umweg der Vergärung verdauen, s. Abschnitt 2.3.1. Obst darf regel-, muss aber mäßig gegessen werden.

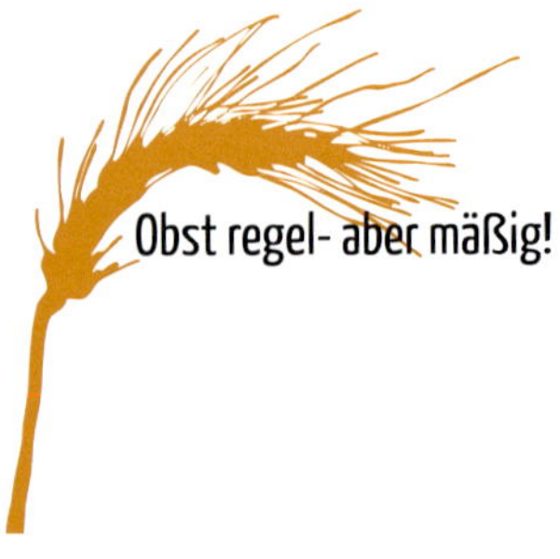

Jedes Zuviel wandelt den Basenspender Obst durch Vergärung in einen Säurebildner um, der zur Belastung für die Verdauung wird, statt das Yin zu nähren. Am Morgen und vor dem Mittagessen, während der stärksten Zeit der Mitte, ist Obstgenuss empfehlenswert. Nach 14 Uhr sollte der Verzehr von säurereichem Obst und Gemüse eingeschränkt oder bei empfindlicher Verdauung sogar gemieden werden. Obst wird deutlich bekömmlicher, wenn es durch die Zubereitung yangisiert wird, z. B. geraspelt, gerieben, kurz erhitzt oder gedünstet.

3.1.1 Kartoffeln, die tollen Knollen

Die Kartoffel ist ein Gemüse, das gleichzeitig ein wichtiger Kohlenhydratspender ist. Sie ist reich an leichtverdaulicher Stärke, Eiweiß, Kalium und Vitamin C. Sie sollten zwar mit Schale gekocht, aber ohne Schale gegessen werden. Gerade bei Lichteinwirkung können die Knollen als Nachtschattengewächse unter der Schale gesundheitsschädliche Substanzen bilden. Keimlinge und grüne Stellen sollten zusätzlich zur Schale großzügig entfernt werden. Auch beim schonenden Kochen oder Braten wird der Gehalt der gesundheitsschädlichen Substanzen nicht verringert. Da die Kartoffelschale beim Kochen vor dem Verlust wasserlöslicher Vitamine und Mineralstoffe schützt, sollte sie erst danach entfernt werden. So gehen beim Kochen die wasserlöslichen Vitamine nicht verloren.

Niemals nackte Kartoffeln in den Topf!

Am besten ist, wenn die Kartoffeln mit einer Bürste zuerst gründlich geschrubbt werden, evtl. durch zerkleinern in der Größe aneinander angepasst mit Schale gekocht werden. Erst nach dem Kochen sollte man die Pelle abziehen. Junge, frische Kartoffeln mit feiner Schale können dagegen gelegentlich mit Schale verzehrt werden. Das Kochwasser sollte für die Sauce oder eine Suppe wie bei jedem Gemüse möglichst weiterverwendet werden.

Kartoffeln stärken die Mitte, auch bei Verdauungsbeschwerden und Entzündungen im Verdauungstrakt. Sie „entschlacken" den Körper, z. B. von oxidierten Cholesterinen und unterstützen die Gewichtsreduktion bei gleichzeitiger Versorgung mit Vitalstoffen. Verstopfung wird gelindert. Auch bei

Lebensmittelunverträglichkeiten und –allergien werden Kartoffeln meist sehr gut vertragen. Durch den hohen Gehalt an B-Vitaminen beruhigen die Erdäpfel auch die Nerven und „erden", vgl. [MÜN00].

Kombiniert mit Salat bietet die Kartoffel eine gute Ergänzung zu Fleischgerichten. Gerade in der Winterzeit, wenn wenig ansprechendes, frisches Gemüse verfügbar ist, sind Kartoffelgerichte mit einer Handvoll frischer Kräuter genau richtig. Kartoffelsuppen sind ein leichtes, kalorienschonendes und doch vitalstoffreiches Abendessen. Zunächst ungewohnt, aber durchaus wert sie auszuprobieren, sind Kartoffelsuppen zum Frühstück, wobei Pellkartoffeln oder Bratkartoffeln aus Pellkartoffeln mit etwas Ghee/Butter genauso geeignet sind.

3.1.2 Rohkost

Ein kleiner Anteil (5 % an vegetabilen Lebensmitteln) sollte „roh" bleiben wegen der Enzyme und hitzeempfindlichen Vitalstoffe. Roh bedeutet in der chinesischen Ernährungslehre allerdings weniger unzubereitet, sondern vor allem. zerkleinert, gekeimt, vergoren, fermentiert.

Rohkost wird deutlich verdaulicher, wenn sie zerkleinert, geraspelt und gehackt wird. Dadurch wird dem rohen Lebensmittel bereits Yang, also Energie, zugeführt. Außerdem kann dieses dann besser in der Marinade anfermentieren. Möhren sollten also z. B. besser geraspelt, und außerdem mit ein paar Tropfen Olivenöl angemacht werden. Denn ohne die einfach gesättigten Fettsäuren (keine mehrfach gesättigten Öle verwenden) kann unser Organismus das Vitamin A (bzw. dessen Vorstufen) gar nicht aus den Karotten aufnehmen. Und ob die ganzen Möhren als Pausensnack mitgenommen werden, oder der geraspelte Möhrensalat, in der Dose lässt sich beides gleich transportieren.

Vergoren ist milchsauer vergorenes Gemüse, auch als Saft (Beispiel: Sauerkraut, Selleriesaft). Milchsauer Vergorenes ist ein sehr guter Enzymlieferant, und damit eine gute Verdauungshilfe. Fermentiert sind z. B. hochwertige Sojasauce und Miso sowie Essig (diese dürfen nicht pasteurisiert sein und nicht stark erhitzt werden). Liegt der fein geschnittene Salat/Rohkost eine Zeit lang in einer Essig-Öl-Sauce, ist er schon leicht anfermentiert, somit wird die Verdaulichkeit erhöht.

Gekeimtes sind Sprossen, z. B. von Kresse, Radieschen, Alfalfa, u.v.m. Diese rohen Produkte, wie auch eine feingewiegte Handvoll frischer Küchenkräuter, werden in der Regel erst zum Schluss über das Essen gegeben und nicht mitgekocht. Vorsicht jedoch bei Mungbohnensprossen (oft als „Sojasprossen" bezeichnet), sie sind roh giftig und müssen unbedingt einmal erhitzt werden.

Vorsicht!
Soja-/Mungsprossen stets erhitzen!

Rohkost ist thermisch kühl-kalt und wird von einer geschwächten Mitte nicht vertragen. Dabei wird Rohgemüse im Allgemeinen besser vertragen als Obst. Wie beim Obst sollte nach 14 Uhr auf den Verzehr von Rohkost verzichtet werden.

Ein großes Problem in der üblichen Ernährung ist das Zuviel an Früchten und Fruchtsäften, besonders von Tropenfrüchten. Tropische Früchte reifen in heißem und trockenem Klima. Ihr Verzehr in diesen Ländern unterstützt durch die kühlende und befeuchtende Wirkungsweise der sonnengereiften Früchte. Für den Export werden sie jedoch grün und unreif gepflückt, wodurch sie noch kühlender und sauer bleiben. Hier angekommen in nass-kaltem Klima passt es überhaupt nicht zu unseren Bedürfnissen. Statt also durch hohen Vitamingehalt das Immunsystem vor Erkältungen zu schützen, belastet dieses Obst den Verdauungstrakt, der ja zum Großteil das Immunsystem ausmacht. Auch der Wärmehaushalt wird weiter gekühlt statt unterstützt.

Decken Sie den Vitamin C-Bedarf z. B. über Sauerkraut und frische Kohlsorten, die hier Saison haben. Frische Datteln sind im Winter eine gute Alternative, auch wenn sie ebenso aus heißen Ländern stammen. Sie sind jedoch sehr süß und werden reif gepflückt. Natürlich dürfen Sie aus Lust gelegentlich eine Mandarine naschen oder sich ein Glas frischen Blutorangensaft pressen – als Ausnahme.

Verzichten Sie im Winter auf
regelmäßige Mengen an Zitrusfrüchten
und Tropenfrüchten wie Bananen und Kiwi.

3.1.3 Von Hülsenfrüchten und Erbsenzählerei

In der „normalen westlichen" Küche werden Hülsenfrüchte leider sehr stiefmütterlich behandelt, viel mehr als Erbseneintopf oder Linsensuppe aus der Dose fällt vielen nicht mehr dazu ein. Völlig zu Unrecht: Hülsenfrüchte – in Kombination mit Getreide – ergänzen einander ideal und können durchaus durch das ausgewogene Verhältnis im Kohlenhydrat- und Eiweißstoffwechsel Fleisch ersetzen. Hülsenfrüchte sind die eiweißhaltigsten pflanzlichen Lebensmittel, die zudem einen hohen Gehalt verschiedener B-Vitamine, Folsäure und Eisen aufweisen. Gerade für Vegetarier ist die gezielte Kombination von Hülsenfrüchten mit anderen Lebensmitteln unbedingt zu beachten, s. Abschnitt 4.9.

Neben ihrer intensiv nährenden Wirkung auf die Nieren, die in der chinesischen Medizin als „Hüterin der Lebensenergie" angesehen wird, sind Hülsenfrüchte für alle ein wichtiger Nahrungsbestandteil. Wie auch das Getreide unterstützen und nähren sie mit ihrem süßen Geschmack ebenfalls intensiv die Mitte. So kennt der Ayurveda z. B. eine Heilkost aus Reis und Bohnen. Dem entspricht auch das kubanische Nationalgericht „Moros y Cristianos", Reis mit schwarzen Bohnen, zu finden in den Rezepten, s. Abschnitt 5.10.5.

Viele traditionelle Rezepte mit Hülsenfrüchten werden mit viel Öl zubereitet oder mit öligen Speisen kombiniert. Dadurch wird die austrocknende Wirkung der Hülsenfrüchte ausgeglichen, vor allem dünne, zur Trockenheit neigende Menschen sollten dies beachten.

Viele Menschen haben jedoch Schwierigkeiten bei der Verdauung von Hülsenfrüchten. Essen Sie daher regelmäßig, aber nur geringe Mengen, vor allem die leichtverdaulichen Sorten: Aduki-, oder Schwarzaugenbohnen, Linsen und Mungbohnen. Schwerer zu verdauen sind schwarze Bohnen, Kidney- und Limabohnen und Kichererbsen, am schwersten die Sojabohnen. Dagegen sind Tofu und andere Sojaprodukte sehr gut bekömmlich.

Hülsenfrüchte werden deutlich bekömmlicher, wenn sie mindestens zwölf Stunden vor dem Kochen eingeweicht werden. Zusätzlich kann man sie danach auch noch leicht ankeimen lassen, indem sie nach dem Einweichen noch einmal gut gespült werden und für weitere 24 Stunden im Sieb zugedeckt (Dunkelheit fördert die Keimung) abtropfen können. Während dieser Zeit sollte man sie zwei bis drei Mal unter fließendem Wasser spülen. Auch ein Schuss Essig, der am Ende des Kochens dem Gericht beigefügt wird, unterstützt die Bekömmlichkeit. Auch entblähende Gewürze können verwendet werden, wie Fenchel, Cumin, Ingwer und Koriander, sowie das Mitkochen von Algen. Zum Kochwasser gibt man dann einen Teelöffel Natron, der ebenfalls die Bekömmlichkeit steigert. Hülsenfrüchte werden erst nach Beendigung des Kochvorgangs gesalzen, weil sie sonst nicht weich werden.

Es gibt viele verschiedene Hülsenfruchtsorten. Lassen Sie sich von der Vielfalt inspirieren und probieren Sie einfach aus, welche Ihnen schmecken. Viele erhält man in Naturkostläden, Reformhäusern, asiatischen und italienischen Lebensmittelgeschäften. Eine Rezeptvielfalt finden Sie in asiatischen Kochbüchern, in der arabischen und indischen Küche und dem Ayurveda. Auch die italienische Küche verwendet gerne Hülsenfrüchte, z. B. in der klassischen Minestrone.

Einige Beispiele für die Wirkung von Hülsenfrüchten:

- Mungbohnen sind die kühlsten Bohnen und nähren das Yin. Sie sind ein Heilmittel gegen Hitze. Sie fördern die Wasserausscheidung, entgiften, lösen Schwellungen auf. Bei schwülwarmer Sommerhitze, die zu Schwellungen führt, kann ein Trank aus Mungbohnenwasser (eine Handvoll in Wasser garkochen) mit Grüntee oder Minze (10 Minuten in dem Mungbohnenwasser ziehen lassen) getrunken werden. Dieser Trank kann auch mit Zitrone abgeschmeckt und mit Kuzu als Wackelpudding angedickt werden. Vorsicht bei konstitutioneller Yang-Leere.
- Adukibohnen kräftigen die Mitte, fördern die Milchbildung, leiten Feuchtigkeit aus, entgiften und beseitigen Hitze und Schwellungen, Entzündungen und Hautausschläge. Bei prämenstruellem Syndrom mit Neigung zu Wasseransammlung in den Brüsten oder Extremitäten können die Adukibohnen mit Safran gekocht werden. Bei Yin-Leere-Kondition und zu langfristigem, regelmäßigem Genuss kann es zu Austrocknung und Auszehrung kommen!
- Schwarze Bohnen stärken die Mitte und die „Ministerin für Vitalität", besonders bei Yin-Leere und wirken entgiftend.

Diese drei Bohnenarten, Mung-, Aduki- und Schwarze Bohne, können je eine Handvoll mit Wasser gar gekocht werden (über Nacht einweichen, ca. 30 Minuten Kochzeit). Die Suppe und die Bohnen werden am Tag auf zwei Portionen verteilt gegessen. Dieser „Trank aus drei Bohnen" (Bian Que Sandou Yin) ist eine kräftigende und entgiftende Rezeptur gegen Kater nach übermäßigem Alkoholgenuss, bei starker Sommerhitze, zur Unterstützung bei Medikamenten mit leber- und nierenbelastenden Nebenwirkungen. [ENG06]

- Kidneybohnen (rote Bohnen) nähren besonders das Yin. Sie stärken die Mitte, wandeln Feuchtigkeit und fördern die Ausscheidung von überschüssiger Feuchtigkeit.
- Limabohnen (weiße Bohnen) befeuchten die Haut, machen sie glatt und geschmeidig. Sie neutralisieren eine Übersäuerung im Körper.
- Gelbe Sojabohnen sind die hochwertigsten Hülsenfrüchte, sind aber sehr schwer verdaulich und werden daher hauptsächlich in Form von Sojaprodukten wie Tofu, Sojasauce, Miso und Sojamilch verwendet. Sojamilch ist ein guter Ersatz für Kuhmilch, wobei auch sie nicht im Übermaß genossen werden sollte, da sie sehr kühlend wirkt.
- Schwarzaugenbohnen werden sehr schnell gar und stärken die Mitte und die „Ministerin für Vitalität".
- Kichererbsen stärken die Mitte und das Herz.
- Linsen sind schneller gar als Bohnen und enthalten viel Eisen. Sie fördern die Blutzirkulation und stärken Herz und Nieren.
- Erbsen sind gut für die Mitte und fördern das Wasserlassen. Sie sind eine hervorragende, natürliche Quelle für Vitamin B. Frische Erbsen fördern die Säfteproduktion im Körper und stärken die Mitte. Getrocknete Erbsen sind dagegen schwer verdaulich und blähend.

3.2 Mühsam ernährt sich das Eichhörnchen: Nüsse, Samen und Kerne

Nüsse, Samen und Kerne sind kleine Kraftpakete aus hochwertigem Eiweiß, lebenswichtigen einfach und mehrfach gesättigten Fettsäuren, Aminosäuren und Vitalstoffen, insbesondere Magnesium und Eisen, relativ hoch ist auch der Vitamin-B_1-Anteil. Sie verfügen über einen günstigen Gehalt an antioxidativem Vitamin E und phenolischen Pflanzenstoffen, die in der Ernährungswissenschaft als gut gegen Herz- und Krebserkrankungen (und dadurch bedingte Todesfälle) erkannt wurden. Wie aus klinischen Studien hervorgeht, beruht die Verminderung des Herzinfarktrisikos teilweise oder vollständig auf einer durch Nussverzehr bewirkten Senkung des Gesamtcholesterin- und des LDL-Cholesterinspiegels im Blut. Das günstige Fettsäureprofil der Nussfette spielt dabei eine Rolle mit relativ hohem Gehalt an einfach und mehrfach ungesättigten Fettsäuren. Da über günstige Wirkungen eines erhöhten Verzehrs von einfach ungesättigten Fettsäuren auf Glucose-, Fett- und Insulinspiegel im Blut von Typ-II-Diabetikern berichtet wurde, und weil Nüsse relativ reich an solchen Fettsäuren sind, wird solchen Diabetikern von einigen Autoren ein verstärkter Verzehr von Nüssen empfohlen, bei gleichzeitiger Verminderung des Verzehrs von Kohlenhydraten, vgl. [DIE01]

Der hohe Fettgehalt der Nüsse, Samen und Kerne nährt und verwurzelt vor allem das Yang. Im Übermaß verwandelt sich der nährende Effekt allerdings in die negative Ansammlung von Feuchtigkeit und Übergewicht. Aufgrund des hohen Gehaltes an Eiweiß und Fett sind sie schwer verdaulich und sollten daher immer in kleinen Mengen verzehrt werden. Die früher negative Sicht („Kalorienbomben") ist jedoch der eindeutigen Befürwortung eines höheren Verzehrs, eine „Handvoll pro Tag", gewichen.

Eine Handvoll Nüsse pro Tag in die Ernährung einbauen.

Walnüsse und Walnussöl sind darüber hinaus eine gute pflanzliche Quelle für die Versorgung mit ω3-Fettsäuren. Walnüsse enthalten α-Linolensäure, die der Körper in die ω3-Fettsäuren EPA und DHA umwandeln kann, s. Abschnitt 3.8. Und noch etwas zeichnet die Walnüsse aus: Sie sind reich an dem Krebsschutzfaktor Ellagsäure. Aus chinesischer Perspektive nähren Walnüsse die Körpersubstanz und unterstützen bei Husten und Kurzatmigkeit sowie die Energie der „Ministerin für Vitalität und Familienplanung". Bei Schwäche im Lendenwirbelbereich und Knien, bei Impotenz und Blasenschwäche können immer wieder Walnüsse in Suppen und Eintöpfen mitgekocht werden und sie roh (bei Yin-Leere-Konstitution) oder angeröstet (bei Yang-Leere-Konstitution) über Speisen gegeben werden. Bei starken Hitzesymptomen sollten Walnüsse gemieden werden. Im Übermaß erzeugen sie Durchfall.

Sonnenblumenkerne sind Yin-nährend und befeuchtend. Sie helfen auch Hautausschlägen zum Durchbruch. Werden sie geröstet, werden sie dagegen trocken und heiß, sind dann also nicht mehr geeignet für Yin-Leere-Typen mit Hitzezeichen. Sonnenblumenöl sollte übrigens gemieden werden, weil es zum einen zu schnell oxidiert, zum anderen enthält die Ernährung ohnehin schon zuviel ω6-Fettsäuren, s. Abschnitt 3.8.

Sesam, vor allem der weiße Sesam, wird in der Küche Asiens und des Mittelmeerraumes häufig eingesetzt. Tahine ist gemahlenes Sesammus. Gomasio ist gerösteter Sesam mit Meersalz, Rezept s. Abschnitt 5.2.2. Beide können zum Würzen verwendet werden. Sesam verfügt über einen hohen Eiweißgehalt von knapp 20 % und stellt bis auf Lysin alle essentiellen Aminosäuren zur Verfügung. Zudem ist er reich an B-Vitaminen, Vitamin E, Eisen und Phosphor. Noch bedeutsamer dürfte aber der außerordentlich hohe Calciumgehalt sein. Sesam stärkt die Substanz und die Knochen (hoher

Calciumgehalt) und das Blut (reich an Eisen) und wirkt befeuchtend. Im rohen Zustand tendiert Sesam zu Kühle, geröstet zu Wärme. Die chinesische Medizin attestiert dem Sesamöl befeuchtende, entgiftende und stuhlgangfördende Wirkung, vgl. [ENG06].

Wer unter belastungsbedingten (chronischen) Rückenschmerzen im Lendenwirbelbereich klagt, sollte immer eine (kleine!) Portion Studentenfutter bei sich haben, um Hunger und Unterzuckerung vorzubeugen. Kommt der Körper in Unterzuckerung und Schwäche, ist die Gefahr, den schwachen Rücken durch unglückliche Bewegung, Überlastung, Windzug und/oder Kälte zu verletzten, besonders groß.

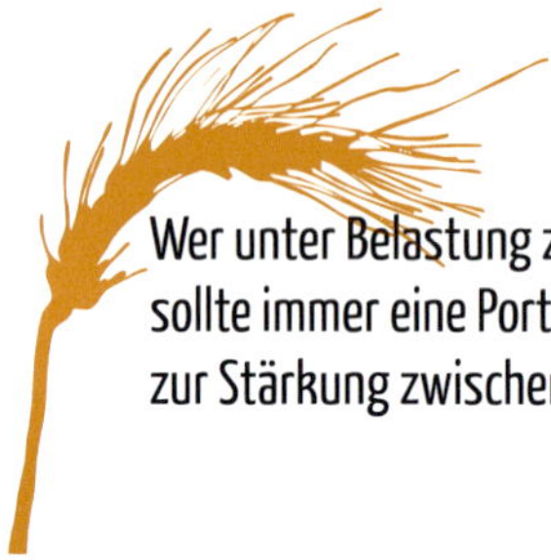

Wer unter Belastung zu Kreuzschmerzen neigt, sollte immer eine Portion hochwertiges Studentenfutter zur Stärkung zwischendurch griffbereit haben.

3.3 Der Mensch lebt nicht vom Brot allein

Alle Kohlenhydrate, also Stärken und Zucker, werden im Körper in die so genannten Einfachzucker Glucose und Fructose aufgespalten. Dabei bringen die komplexen Kohlenhydrate wie Vollkornprodukte, Obst, Gemüse, Hülsenfrüchte viele wertvolle Begleitstoffe und Mineralien mit, die für ihre Verdauung wichtig sind.

In der Jäger- und Sammlerzeit der Menschheitsgeschichte war Getreide in Form von Grassaaten völlig uninteressant, es war hart und schwer verdaulich. Der Verdauungstrakt war zu dieser Zeit mehr auf die Verwertung von Eiweiß ausgelegt, das aus Nüssen und Saaten, vor allem aber aus Fleisch stammte. Der Magen stellte reichlich Magensäure her, die für die Fleischverdauung wichtig ist. Kohlenhydratreiche Nahrung war rar, außer gelegentlich einer Handvoll Beeren. Milchprodukte standen nicht zur Verfügung. Nahrungssuche war Vollzeitbeschäftigung.

Die Entwicklung zum homo sapiens sapiens ergab sich erst durch das Beherrschen des Feuers. Mit dem Feuer kam es zur Sesshaftigkeit, dem Erhalt des heimischen Herdfeuers. Durch die Entdeckung des Kochens stand ein reichhaltigeres Nahrungsangebot zur Verfügung, weil nun auch bisher schwer essbare/verdauliche pflanzliche Nahrungsmittel verzehrt werden konnten. Ein Teil der Verdauungsarbeit konnte jetzt nach außen durch Grillen und Garen auf dem offenen Feuer verlagert werden. Die daraus zusätzlich zur Verfügung stehende Energie lieferte Kraft zur Entwicklung des Gehirns, das Organ mit dem höchsten Energieverbrauch. Die neu gewonnenen geistigen Fähigkeiten verhalfen in einem rasanten Entwicklungssprung zum intelligenten Menschen, der wiederum weitere Verarbeitungs- und Zubereitungsverfahren für pflanzliche Rohstoffe entwickelte, die seinen Darm entlasteten. Der gesamte Verdauungsapparat des Menschen, vom Kiefer über die Zähne bis zum Darm, hat sich im Laufe der Evolution zum Omnivore (Allesfresser) entwickelt, mit einer Darmlänge, die zwischen der von reinen Pflanzen- und reinen Fleischfressern liegt. Je grösser der Pflanzenanteil in der Nahrung ist, desto länger muss der Darm sein und desto mehr Energie ist zur Verdauungsarbeit notwendig, vgl. [POL05].

Getreide wurde erst dann interessant, als man anfing, es zu mahlen und zu Brei zu kochen. Nur konnte man es so nicht transportieren. Dann gelang der Versuch, den Brei am Feuer zum festen Fladen zu trocknen. Dies hatte den Ackerbau zur Folge, um die raren und mühsam zu sammelnden Saaten besser verfügbar zu machen. Ohne die Entdeckung von Getreide als Hauptnahrungsmittel hätte es diesen Entwicklungssprung nicht gegeben. Jedoch zeigen alle wissenschaftlichen Studien zum Übergang vom Jäger und Sammler zum Ackerbauern, dass stets eine Zunahme an Gesundheitsschäden auftrat, die auf die überwiegend getreidebasierte Ernährung zurückzuführen sind, vgl. [COH87]

Der nächste einschneidende Entwicklungsschritt war die Entdeckung, dass an der Luft stehengelassener Getreidebrei zu gären beginnt. Die Hefeorganismen aus der Luft verwandeln ihn durch enzymatische Reaktion zu Sauerteig, der sich zu lockererem Brot verbacken lässt, auch der Geschmack wird würziger.

Heute backen nur noch sehr wenige Bäckereien ein „gutes Brot". Brot ist ein Relikt aus einer Zeit, in der man noch mit Zeit und Liebe wirkliche Nährmittel statt Sättigungsbeilagen hergestellt hat. 98 % aller Bäckereien arbeiten mit Fertigprodukten und Hilfsstoffen der Backmittelindustrie: Emulgatoren machen die Teige maschinenfreundlich; Schimmelpilzenzyme erweichen den Teig; Phosphate steuern die Porengröße; Lipoxygenasen lassen Toastbrot weiß erstrahlen; Färbemittel verpassen hellen Mehlen den Vollkornlook; Bräunungsvorläufer sorgen für knusprige Rösche; nicht zuletzt sorgen Aromapräkursoren für den appetitlichen Brötchenduft.

Statt einem richtig geführten Sauerteig wird Trockensauer (auch Fertigsauer oder Kunstsauer genannt) eingesetzt, eine Mischung aus Mehl und Säuren. Er erspart dem Bäcker Zeit (bis zu 20 Stunden) und ersetzt in Verbindung mit Backhefe den Sauerteig auf Kosten der Qualität, denn er erreicht weder den Geschmack noch die Bekömmlichkeit eines echten Sauerteigbrotes. Im Gegensatz zum geführten Sauerteig kann der Trockensauer die Antinutriente eben nicht umwandeln.

Auch die „konventionelle" Backhefe wächst nicht mehr auf Getreide, sondern auf einem Nährboden aus Melasse, einem Abfallprodukt der Zuckerherstellung. Dabei sind, im Gegensatz zur Getreidehefe, chemische Zusätze wie Ammoniak und Phosphat nötig. Als Kulturmedium für industriell hergestellte Backhefe wird eine wässrige Lösung von Melasse verwendet. Die Lösung wird mittels Säuren auf einen pH-Wert von etwa 4,5 gebracht, gekocht (damit fremde Mikroorganismen abgetötet werden) und filtriert. Dann werden Nährsalze (hauptsächlich Ammoniumsalze und Phosphate) sowie Vitamine der B-Gruppe zugesetzt, die für das Hefewachstum benötigt werden und in der Melasse nicht ausreichend vorhanden sind. Insgesamt fallen bei der Herstellung auf Melassebasis größere Mengen organischer und chemischer Stoffe sowie mikroorganismenhaltiges Hefewasser an, die nach wie vor ein Entsorgungsproblem darstellen. Ökohefen (Sauerteighefen), die auf einem Getreidenährboden gezüchtet werden, sind meist sogar geeignet für Menschen mit einer Hefeallergie, die im allgemeinen nur bei Industriehefen (auf Grund von Rückständen im Melassesubstrat der Hefeproduktion) vorkommt. (Beim Ausprobieren ist allerdings Vorsicht angebracht, am Besten nur in Rücksprache mit einem Therapeuten.)

Über die Hälfte der Bäckereien setzt Produkte des größten Tiefkühlherstellers für Teiglinge ein, also industriell vorbereitete und vorgebackene Tiefkühlware, die dann vom „Frische-Bäcker" aufgebacken und als ofenfrisch angepriesen und verkauft wird.

Dagegen ist das Brot aus den Brotfabriken kurioserweise etwas besser. Dies liegt zum Teil daran, dass hier die maschinelle Fertigungsstraße exakt auf nur ein Produkt abgestimmt ist und für dieses ideale Bedingungen vorliegen. So müssen dem Teig nicht Hilfsstoffe für alle möglichen Eventualitäten beigefügt werden, im Gegenteil, sie wären unnötig teuer. Und hier muss auf dem Etikett genau angegeben werden, was an Zusatzstoffen eingesetzt wird. Beim Bäcker liegen diese Informationen hinter der Theke und müssen dem Kunden erst auf Verlangen gezeigt werden. Allerdings muss diese Liste nur einen kleinen Teil der Feinchemikalien aufführen, das meiste darf sogar verschwiegen werden.

Bei Tests der Verbraucherverbände hat sich gezeigt, dass 98 % der untersuchten „Vollkornbrote" viel Salz enthielten, deutlich mehr als geschmacklich notwendig. 34 % (!) des durchschnittlichen Salzkonsums stammen aus Brot und Backwaren (besonders bedenklich für Patienten mit hohem Blutdruck).

Wer gerne Brot isst, sollte sich auf die Suche nach einer Bäckerei machen, die zu den 2 % gehört, die wirklich noch handwerklich und ohne industrielle Helferlein arbeiten. Weitere Infos gibt es beim „Arbeitskreis Gutes Brot" (www.agb-gutesbrot.de), einem Zusammenschluss von Bio-Bäckereien, die mit hochwertigem Getreide und langer Teigführung arbeiten. Die beste Alternative ist, sein Brot selbst zu backen, vorausgesetzt natürlich die Verwendung von frisch gemahlenem Vollkornmehl aus Roggen und Dinkel und einem gut geführten, echten Sauerteig. Nur ein traditionell geführter Sauerteig baut das Phytin im Roggenmehl zu 80–90 % ab. In den modernen Bäckereien ist es mittlerweile üblich, den Vollkornanteil nicht mehr zu fermentieren, sondern dem Teig als so genanntes

„Brühstück" zuzusetzen. Dazu wird das Getreide einfach mit heißem Wasser übergossen und vorgequollen, damit der Verbraucher nicht auf harte Körner beißt, vgl. [POL05].

Auch die Angewohnheiten des Brotverzehrs haben sich im Laufe der Geschichte gewandelt. Zuerst war das Brot, das vielleicht mit einer Handvoll Beeren zusammengegessen wurde, ein reiner Hungerstiller für unterwegs, wenn kein Feuer vorhanden war. Dann gewöhnte man sich an Brot als Beilage zu gekochten Speisen. Mit der industriellen Revolution wurde Brot zum Mitnehmen zur Arbeit üblich. Heute haben wir uns aus Bequemlichkeit an kalte Brotzeiten gewöhnt, wobei das Brot nur noch Träger des Belages geworden ist: „Wir essen die Wurscht auch ohne Brot".

In den westlichen Industrienationen wird der Kohlenhydratanteil zum Großteil über Backwaren und Nudeln gedeckt. Hier stellt sich die Frage nach der Verdaulichkeit und wie wertvoll die zugeführten Kohlenhydrate für den Stoffwechsel sind.

Für Auszugsmehle (oft auch Weißmehl genannt) werden die ballaststoffreichen Randschichten des Korns getrennt und ausgesiebt. In diesen Randschichten sitzen jedoch die meisten Mineralstoffe und Vitamine des Getreides. Auch der öl- und Vitamin E-haltige Keimling wird entfernt, damit das Mehl nicht zu schnell ranzig und ungenießbar wird.

Die Art des Getreides bestimmt die Wirkung auf den Organismus, die Thermik und die Verdaulichkeit, wobei auch der Vermahlungsgrad eine entscheidende Rolle spielt. Dazu kommt die Art der Zubereitung: Wie lange konnte das Getreide aufquellen, wie lange wurde der Teig geführt, handelt es sich um gesäuertes Brot, Hefezugabe, etc.

Einen sehr guten Abriss über aktuelle wissenschaftliche Ergebnisse zur Verträglichkeit von Getreide(-produkten) stellt die in deutscher Übersetzung verlegte Forschungsarbeit von Loren Cordain dar. Die folgenden beiden Abschnitte sind teilweise ein Extrakt der Studienergebnisse nach [COR04]:

3.3.1 Antinutriente

Getreide ist selbst für einen gesunden, kräftigen menschlichen Organismus sehr schwer zu verdauen. Es muss also zuerst „aufgeschlossen" werden durch enzymatische Vorbehandlung wie Sauerteig oder Ankeimen, sowie durch thermische Zubereitung. Der Keimvorgang ist der natürliche Weg im Kreislauf des Lebens, bei dem Schutzstoffe, die den Samen vor Fressfeinden schützen sollten, nun abgebaut werden.

Rohes Getreide enthält diese sekundären Pflanzenstoffe, die auch für den Menschen unverträglich bis sogar giftig sind. Diese Tatsache führt die in der Vollwertkost propagierten Frischkornbreie ad absurdum, hierzu ein Zitat aus [POL05]:

»Wenn der Frischkornbrei die Lösung unserer Gesundheitsprobleme wäre, dann hätte die Menschheit seit Jahrtausenden ungeheure Ressourcen verschwendet. Es ist nur schwer vorstellbar, dass zu Zeiten, in denen es noch keine Maschinen gab und jede Arbeitskraft und Energiequelle wichtig war, überall auf der Welt ohne Sinn und Verstand haltbares Getreide gemahlen und aufwendig zu leichtverderblichem Gebäck verarbeitet wurde.«

Diese Schutzstoffe dienen dem Getreide, um Keime und Pflanzenfresser von seinem Samen abzuwehren. Im Gegensatz zu Vögeln, Nagetieren und Wiederkäuern, die im Grasland leben und deshalb an diese Stoffe evolutorisch angepasst sind und sie ohne Probleme in großen Mengen verdauen können, haben sich die Primaten (Menschenaffen) im tropischen Regenwald entwickelt. Daher ist der Darm der Primaten angepasst an die nährenden und schädigenden Bestandteile zweikeimblättriger Pflanzen, nicht aber an die des einkeimblättrigen Getreides. Wie die anderen Primaten hat auch der Mensch im Laufe der Evolution nur wenig Erfahrung, wie die sekundären Pflanzenstoffe und antinutritiven Substanzen abzuwehren sind, die im Getreide enthalten sind.

α-Amylase-Hemmer:

Sie sind bei allen Getreidesorten vorhanden und dienen wahrscheinlich auch zur Verteidigung gegen Pflanzenfresser. Sie beeinträchtigen die α-Amylase des Speichels und der Bauchspeicheldrüse des Menschen, vgl. [BUO86] [CHO96]. Langzeitanwendungen am Tier haben gezeigt, dass Zellveränderungen der Bauchspeicheldrüse auftraten. Zusätzlich zur Hemmung der Kohlenhydratverdauung sind α-Amylase-Hemmer auch als starke Allergene bekannt. Es wurde überzeugend nachgewiesen, dass α-Amylase-Hemmer für die allergische Reaktion beim Bäcker-Asthma verantwortlich ist, vgl. [SAN92] [FRA94], und auch ein bedeutendes Allergen bei Kindern ist, die hypersensibel auf den Verzehr von Weizenprodukten reagieren, vgl. [JAM97].

Lektine:

Lektine als eines der wichtigsten Antinutriente wurden in Weizen, Roggen, Gerste, Hafer, Mais und Reis festgestellt, nicht in Hirse. Die Lektinmoleküle binden sich an fast jede Organ- und Körperzelle, sind hitzestabil und widerstehen der Spaltung im Verdauungstrakt. Intakte und aktive Lektine wurden in menschlichen Fäkalien nachgewiesen. Bindet sich das Lektin an Darmzellen, schädigt es diese und behindert so die Verdauungstätigkeit, bzw. die Nährstoffaufnahme. Es verändert die Bakterienflora und den Immunstatus des Darmes. Auch wenn es noch keine Langzeitstudien gibt, existieren Hinweise, die darauf schließen lassen, dass sich auch bei gesunden Personen die Struktur der Darmschleimhautzellen verändert, ohne dass eine Glutenallergie (Sprue/Zöliakie) vorliegt, vgl. [DOH81]. Lektine erhöhen die Durchlässigkeit der Darmwand, was zur Auslösung starker Immunreaktionen führen kann. Außerdem stören sie das Hormongleichgewicht und den Stoffwechsel.

Phytinsäure:

Die Randschichten der Roggen- und Weizenkörner enthalten Phytinsäure, die die Entwicklung des jungen Getreidekorns fördert und vor Fressfeinden schützt. Dunkle Mehle enthalten viel Phytinsäure, während der Anteil bei hellen Mehlen abnimmt und bei Auszugsmehl unbedeutend ist. Sie bindet Mineralstoffe (Ca, Mn, Mg, Fe) durch Eiweißkomplexe (Phytate), wodurch die Resorption im Darm erschwert oder vermindert wird. Grundsätzlich ist Phytin im Brot für den menschlichen Organismus unbedeutend, da es thermisch nicht stabil ist und beim Kochen und Backen zerfällt. Jedoch bleiben Mineralien in unlöslichen Komplexen gebunden und gehen so dem Körper verloren. Im Sauerteig bauen getreideeigene Enzyme durch den niedrigen pH-Wert das Phytat ab, so dass die Mineralien für den Körper wieder zugänglich werden.

Weitere Antinutriente:

Vor allem in der Schale des Getreides finden sich weitere Antinutriente, z. B. Alkylresorcinole, Proteasehemmer, etc. Zu ihnen liegen bisher kaum Informationen zu den Auswirkungen in der Ernährung des Menschen vor. Jedoch zeigen die Studien zur Fütterung von Nutzvieh die Beteiligung an verschiedensten Erkrankungen.

3.3.2 Nährstoffbedingte Unzulänglichkeiten des Getreides

Vitamin A:

Getreide enthält kein Vitamin A bzw. auch nicht den Vorläufer Beta-Carotin (Ausnahme Mais), ebenfalls kein Vitamin C. Das muss durch Obst- und Gemüseportionen ausgeglichen werden. Bei den Ernährungsgewohnheiten in Industrienationen fällt jedoch immer wieder auf, dass selbst in den Überflussgesellschaften die empfohlenen Portionen an Obst und Gemüse nicht gegessen werden. Aus diesem Grund sollten Getreidegerichte und Brot nur als Beilage angesehen werden.

B-Vitamingruppe:

Getreide enthält kein Vitamin B_{12}, Cobalamin. Gute Vitamin-B_{12}-Quellen sind Nahrungsmittel tierischer Herkunft wie Fleisch, besonders Innereien, Fisch, Eier sowie Milchprodukte. In pflanzlicher Nahrung befindet sich gewöhnlich kein Cobalamin. Der Körper gewinnt das ausgeschiedene Cobalamin zum Großteil in einem Kreislauf wieder zurück. Daher führen selbst eine Vitamin-B_{12}-freie Ernährung oder Störungen der Absorption erst nach Jahren zu Mangelerscheinungen. Erst im Alter und bei Erkrankungen des Verdauungstraktes entstehen meist Versorgungsengpässe. Das Krankheitsbild ist die perniziöse Anämie, weiter kommt es zur Verarmung an Folsäure und Erkrankungen des Nervensystems. So weisen Patienten mit Morbus Alzheimer häufig einen unzureichenden B_{12}-Status auf. Es wird auch vermutet, dass weitere neuropsychiatrische Ausfallerscheinungen, die vorwiegend im Alter auftreten, damit zusammenhängen. Auch bei der Verminderung des arteriosklerotischen Risikos spielt es eine Rolle [HAH06]. Ein Mangel an B_{12} wird im Allgemeinen selten unterstellt, weil eine ausgewogene Ernährung eine ausreichende Versorgung sichert und das Vitamin in der Leber gespeichert wird. Dennoch zeigt der Bedarf des Menschen an B_{12} ganz deutlich, dass eine vegetarische Ernährung auf der rein veganen Grundlage von Getreide, Hülsenfrüchten und anderen Pflanzen nicht die einzigen Bestandteile gewesen sind, die das menschliche Genom geformt haben.

Sonstige B-Vitamine sind reichlich in Getreide enthalten. Hier stellt sich aber die Frage der Verfügbarkeit, die durch die Antinutriente deutlich verschlechtert wird. Gerade auch bei Biotin zeigen Studien nicht nur eine geringe Bioverfügbarkeit, sondern weisen auch auf Substanzen hin, die zusätzlich den Biotinstoffwechsel hemmen. Das Biotin aus tierischen Lebensmitteln weist dagegen eine hohe Verfügbarkeit für den menschlichen Organismus auf. Ein Biotinmangel macht sich durch Hautveränderungen bemerkbar, es kommt zu Abschuppungen, entzündlicher Akne und Haarausfall.

Mineralien:

Getreide scheinen angemessene Gehalte der meisten Mineralien zu enthalten. Vorsicht ist, wie schon bei den Vitaminen, allerdings angebracht, wenn sich aufgrund des hohen Getreidekonsums (meist zwei Brotmahlzeiten am Tag) die zugeführte Menge an Obst/Gemüse reduziert. Erst auf den zweiten Blick zeigt sich jedoch, dass das Verhältnis der Mineralien sehr ungünstig ist. Getreide weist ein niedriges Verhältnis von Calcium zu Phosphor (Ca/P 0,08) auf. Das ideale Verhältnis wäre 1:1 (das Verhältnis in den USA liegt im Durchschnitt bei 0,63). Die Zufuhr von Phosphor im Überschuss bei niedriger bis normaler Calcium-Zufuhr führt zur Vergrößerung der Nebenschilddrüsen und zu Osteoporose. Zusätzlich wird die Ausscheidung von Calcium durch Getreide gefördert, denn es enthält unterproportional wenig Magnesium. Zuwenig Magnesium bewirkt eine verminderte Aufnahme des Calcium in Magen und Darm.

Wird das Getreide in Form von Vollkorn gegessen, fällt die Calcium-Bilanz noch schlechter aus, weil der hohe Anteil an Phytinsäure sich mit Calcium zu unlöslichen Komplexen verbindet. Damit steht das meiste Calcium gar nicht mehr zur Absorption zur Verfügung. Aus diesem Grund tritt bei allen Völkern, bei denen Getreide die Mehrzahl an Kalorien liefert, massiv Osteoporose und Rachitis als Mangelerkrankungen auf. Aus bisher noch ungeklärtem Zusammenhang vermindert Vollkorngetreide ebenfalls den Vitamin-D-Stoffwechsel, bis hin zu nachgewiesenen Mangelerscheinungen an Vitamin-D bei Menschen, Menschenaffen und Tieren, die unangemessen hohe Mengen an Vollkorngetreide verzehren.

Eisen:

Die Verdrängung von eisenreichen, tierischen Produkten in der Ernährung durch Getreide, Hülsenfrüchte und andere Pflanzen ist die Hauptursache für die weltweite Eisenmangelepidemie. Hinzu kommt, dass der hohe Phytatanteil im Getreide die Eisenaufnahme hemmt. Die Eisenaufnahme kann etwas verbessert werden, wenn gleichzeitig mit den Getreideprodukten Vitamin-C-reiches Obst und Gemüse verzehrt wird. Auch das Ansäuern des Teiges (Sauerteig) reduziert den Phytatanteil. Eisenmangel schränkt die Aktivität und Produktivität des Erwachsenen ein, erhöht die Infektionsanfälligkeit, und bei Kindern führt es zu einer oft unwiderruflichen Beeinträchtigung der Lernfähigkeit.

Zink:

Die Bioverfügbarkeit von Zink aus Fleisch fällt viermal höher aus, als die von Getreide [Zhe93]. Wie beim Eisen scheint das Phytat hauptsächlich, aber nicht ausschließlich allein, die Zinkabsorption zu hemmen. Auch hier bewirkt das Ansäuern des Teiges durch Reduktion des Phytates eine verbesserte Zinkaufnahme. Zinkmangel führt zu Wachstumsstörungen, zur Unterfunktion der Geschlechtsdrüsen und verzögert einsetzender Pubertät. [FRE80] und [BRA90] belegen, dass der Trend zu vegetarischer Ernährung auch in den westlichen Industrienationen den Zinkstoffwechsel, durch die Verdrängung tierischer Lebensmittel beeinträchtigt hat.

Essentielle Fettsäuren:

Eine Ernährung auf Grundlage von Getreide, vor allem bei Ergänzung durch pflanzliche Öle, weist ein zu hohes Verhältnis von ω6- zu ω3-Fettsäuren auf, dagegen einen gravierenden Mangel an den essentiellen Linolsäureabkömmlingen EPA und DHA. Beide fehlen im Getreide ganz und sind bei vegetarischer Ernährung zu niedrig, s. a. Abschnitt 3.8. Bei den ω-Fettsäuren ist das Verhältnis der relevante Faktor, eine erhöhte Zufuhr an ω6-Fettsäuren führt zur Erhöhung von entzündungsfördernden Prostaglandinen und erhöht außerdem das Herz-Kreislauf-Risiko. Das Verhältnis von ω6- zu ω3-Fettsäuren sollte maximal 5 betragen, beim Weizen beträgt es dagegen 12, bei Mais sogar 71.

3.3.3 Art des Getreides

Die Backqualität hängt wesentlich von der Zusammensetzung und dem Gehalt an bestimmten Eiweißstoffen des Getreides ab. Im heutigen ertragsorientierten Anbau werden Monokulturen ohne Widerstandskraft und Anpassungsfähigkeit an Schädlinge und sich verändernde Umweltbedingungen angebaut. Es ist auffällig, dass diese überzüchteten Lebensmittel eine tragende Rolle bei vielen Allergien haben. Die Produktion hoher Erträge erzeugt Stressproteine, sowohl beim Pflanzenanbau wie auch in der Tierhaltung. Viele Weizenallergiker vertragen Dinkel, zumindest die typischen, reinen Sorten (z. B. die Sorte „Oberkulmer Rotkorn") und können versuchen, Weizen durch Dinkel zu ersetzen. Wegen der nahen Verwandtschaft zum Weizen ist allerdings Vorsicht angebracht

Nicht zu verwechseln ist die Weizenallergie mit der Sprue/Zöliakie. Dinkel ist nicht glutenfrei und daher im Prinzip nicht für die Ernährung bei Sprue/Zöliakie geeignet. Interessanterweise vertragen aber manche Sprue/Zöliakie-Patienten die alten Dinkelarten, obwohl sie Gluten enthalten, vgl. [GER08].

Weizen lässt sich in Deutschland (bis auf den Dinkelanbau im Südwesten) nur eingeschränkt anbauen. Die Hauptanbauländer von Weizen sind Südeuropa, Nordamerika und Kanada, sowie Argentinien. Weizen lässt sich hervorragend verbacken. Es ist sehr kleber- und stärkehaltig.

Leider ist mittlerweile Dinkel auch nicht mehr gleich Dinkel. Im Unterschied zum Weizen ist das Dinkelkorn fest mit den Spelzen verwachsen (wie z. B. auch Gerste), dadurch ist es zwar besser geschützt, die Verarbeitung erfordert aber einen zusätzlichen Verarbeitungsschritt, das Entspelzen. Für die Massenproduktion angebaute, konventionelle Dinkelsorten sind sehr stark zu Weizen zurückgekreuzt worden. So fehlt den modernen Sorten mit dem höchsten Marktanteil der Schutz durch den Spelz, den die alten Sorten haben. Hier geht die bessere Verarbeitung auf Kosten der eigentlichen Vorteile des Dinkels. Das, was von den meisten Bäckereien als Dinkelbrot angeboten wird, enthält diese neugezüchteten Sorten, die sich im Großertragsanbau wirtschaftlicher produzieren lassen. Auch die großen Bio-Konzerne verwenden solchen ertragsfreundlichen Dinkel, der dann auch als „bio" ausgezeichnet wird.

Dinkelmehl kann zwar einen höheren Klebergehalt besitzen als Weizenmehl – seine Backfähigkeit ist jedoch schlechter als die von reinem Weizenmehl. Obwohl Dinkel über einen hohen Proteingehalt verfügt, ist er nicht einfach zu behandeln. Der Kleber ist geschmeidig und gut dehnbar, ist aber empfindlich, weshalb die Gefahr einer Überknetung besteht. Die Verbesserung der Mehle in Bäckereien wird mit der Zugabe von 0,008 % Ascorbinsäure erreicht. Im Biobereich kann ersatzweise 0,1 % Acerolakirschpulver verwendet werden. Gebäck aus Dinkelmehl verfügt über eine geringe Frischhaltung und wird schon nach kurzer Zeit trocken und hart. Ein weiterer Grund für das schnellere Austrocknen des Gebäcks ist die schlechte Verarbeitbarkeit und die Gefahr der Überknetung des weichen Dinkelteiges, weshalb eine festere Führung bevorzugt wird. In der Praxis wird dieser Problematik mit Vorteigen und Dinkelsauer begegnet

Da Roggen sehr kälteresistent ist und der Sommerroggen eine geringere Qualität und schlechtere Erträge aufweist, wird hauptsächlich Winterroggen angebaut. Roggen kommt heute hauptsächlich aus Ost- und Nordeuropa sowie Nordamerika/Kanada. Roggen ist fast gluten-, also kleberfrei, besitzt aber eine ausreichende Menge Stärke im Korn. Aus diesem Grund ist es zwar schwierig, aber nicht unmöglich, aus reinem Roggenmehl ein Brot zu backen. Ein Roggenbrot besteht hauptsächlich aus verkleisterter Stärke. Daher sind Roggenteige dichter und enthalten weniger „Luftblasen". Um trotzdem verkaufsfähige Produkte zu werden, müssen die Roggenmehlteige auf jeden Fall gesäuert werden, das heißt, sie müssen einer Sauerteigführung (s. Abschnitt 3.3.6) unterworfen werden. Oft werden aus Roggenmehl daher Mischbrote und Brote aus Vollkorn hergestellt.

Der vergleichsweise hohe Lysinanteil macht Roggen zu einem wichtigen Bestandteil einer ausgewogenen Ernährung. Ernährungsphysiologisch und backtechnisch interessant ist Roggen in der menschlichen Ernährung vor allem durch die sogenannten Pentosane. Verschiedenen, zum Teil widersprüchlichen Untersuchungen zufolge sollen die Pentosane wegen der längeren Verweildauer des Nahrungsbreis im Verdauungsapparat eine antikarzinogene Wirkung haben.

3.3.4 Die Art der Zubereitung beeinflusst die Verdaulichkeit

Das rohe, durch die Antinutriente unverträgliche Vollkorngetreide wird durch den Einfluss von Wasser durch Keimen, Quellen, Säuern (Yin-Methoden) und durch die Hitze des Feuers (Yang) gewissermaßen vorverdaut. Das stark yangige, trockene Kohlenhydrat bekommt das feuchte Yin-Medium Wasser beigefügt und kann sich über längere Zeit miteinander verbinden. Dadurch sind gekochter Getreidebrei und Sauerteigbackwaren energetisch auch sehr gut ausbalanciert.

Die Zubereitungsweise ist bei Vollkorngetreide ausgesprochen wichtig, um es gut verdaulich zu machen und gleichzeitig die Mineralien für den Organismus aufnehmbar zu halten. Wird Vollkorngetreide einfach nur gemahlen und verbacken, verbinden sich durch die Hitze die Antinutriente mit den Mineralien zu unlöslichen Komplexen. Die Mineralien sind nicht mehr für den Organismus verfügbar, und die Speise bleibt sehr schwer verdaulich. Aus diesem Grund klagen verdauungsschwache Menschen oft, sie könnten Vollkornbrot schlecht vertragen.

Wird das Getreide dagegen über Nacht in Wasser eingeweicht, findet ein Teilabbau der unverträglichen Stoffe durch getreideeigene Enzyme statt. Als roher Frischkornbrei bleibt das Getreide immer noch relativ schwer verdaulich. Wird das eingeweichte Getreide dagegen erhitzt oder verbacken, steigt die Verdaulichkeit. Durch die Hitze verbinden sich nur noch der nicht durch Enzyme verwandelte Teil der Antinutriente mit den Mineralien. So werden durch das vorherige Einweichen schon deutlich mehr Mineralien für den Organismus verfügbar.

Lässt man das Getreide nach dem Einweichen zusätzlich keimen, werden die Antinutriente immer mehr abgebaut. Dies ist der natürliche Weg des Abbaus dieser Stoffe, der sie sogar vollständig abbauen kann. Wird dann aus dem angekeimten Getreide gebacken oder gekocht, entsteht eine Speise mit optimaler Mineralienverfügbarkeit und guter Verdaulichkeit. Die Alternative zum Keimen ist die Gärung über den Sauerteigansatz. Dort wandeln die getreideeigenen Enzyme zusammen mit den wilden Hefen der Luft die Antinutriente vollständig um. Auch hier entsteht ein optimal verdauliches Produkt, bei dem die Mineralien verfügbar geblieben sind.

Lassen Sie Getreide ca. zwei Stunden kochen und essen Sie hochwertiges Sauerteigbrot, dann wird Ihr Verdauungstrakt weniger belastet und kann viel besser die Nährstoffe aus den lange ausgequollenen Körnern oder dem Brei assimilieren, als wenn Sie z. B. ein Weizenvollkornbrot essen, das nur wenige Stunden „gehen" konnte.

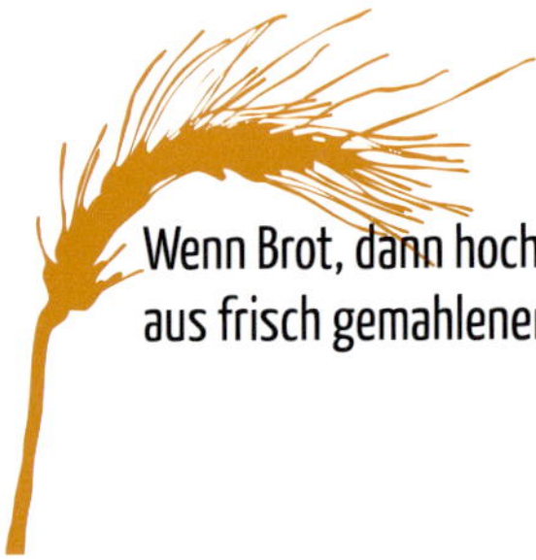

Wenn Brot, dann hochwertiges Sauerteigbrot aus frisch gemahlenem Roggen-/Dinkelvollkorn.

3.3.5 Art des Backtriebmittels

Bäckerhefe als Backtriebmittel eignet sich für kleberhaltiges Weizen- und Weizenmischgebäck. Die Backhefe führt zu einer raschen Teiglockerung, hierfür braucht der Teig nur wenige Stunden zu „gehen". Die Säuerung des Mehls und die Zersetzung des Phytins entfallen. Auch das Ausquellen als yinisierender Prozess findet hier nur sehr kurz statt. Dies verschlechtert die Verdaulichkeit gerade von Vollkornhefeteig-Backwaren, denn die Backzeit reicht nicht aus, um das sehr harte Getreide ausreichend aufzuschließen.

Hefegebäck aus Weizenweißmehl enthält meist Zucker oder wird zusammen mit gezuckertem Aufstrich verzehrt. Zur Verdauung werden Vitalstoffe und Mineralien benötigt, die das Produkt nicht mitbringt, somit muss das Verdauungssystem hierfür an seine Reserven gehen. Backwaren aus Weißmehlen sind zwar leicht verdaulich, aber ernährungsphysiologisch bestenfalls wertlos.

Bäckerhefe ist triebstärker als die wilden Hefen im Sauerteig, verträgt aber, im Gegensatz zur Sauerteighefe, viele andere Stoffe nicht: Säure, Salze, Fette, etc. Weizen und Dinkel lässt sich aber ebenso über eine Sauerteigführung zu einem gut verdaulichen Brot verarbeiten, auch wenn dies in Bäckereien und der Backwarenindustrie, in der der Faktor Zeit eine große Rolle spielt, unüblich ist.

3.3.6 Sauerteig

Bleibt ein aus Mehl und Wasser angerührter Brei längere Zeit bei ausreichend Wärme stehen, bildet sich daraus eine stabile Kultur verschiedener Mikroorganismen, der Sauerteig. Eine klassische Sauerteigführung leitet im Prinzip einen der Keimung analogen biochemischen Prozess ein. Diese Fermentation leitet den Abbau der Antinutriente ein und wandelt die bis dahin schwerverdauliche Stärke um in Milchsäure, in Essigsäure und in Kohlendioxid. Die Milchsäure entsteht, wenn die Getreidestärke durch die Mikroorganismen abgebaut wird. Diese zerlegen für ihren eigenen Stoffwechsel die langkettigen Stärkemoleküle in kürzere Zuckermoleküle. Dieser Vorgang ist vergleichbar mit dem langen Kauen eines stärkehaltigen Lebensmittels, das allmählich immer süßer schmeckt, je länger man es kaut. Der Speichel enthält ein Enzym, das ebenfalls Stärke zu Zucker umwandeln kann. Die Sauerteigorganismen können aber nun diese Zuckerketten weiter aufspalten zu Milchsäure, die nicht nur gut verdaulich ist, sondern sogar die Verdauung positiv unterstützt. Die entstehende Essigsäure verhindert, dass sich schädliche Bakterien und Schimmelpilze im Brei vermehren können. Das Kohlendioxid sorgt dafür, dass der Teig schön locker wird.

Das Mehl quillt im Sauerteigansatz mehrere Tage auf und nimmt viel Feuchtigkeit in seine Struktur auf, wird damit yiniger, feuchter. Auch nach dem Backen ist das einer der Hauptunterschiede zu Hefeteigen, die sehr schnell austrocknen.

„Hermann" ist die Bezeichnung für einen Sauerteig aus (meist) Weizenmehl, der im deutschsprachigen Raum spätestens seit den 1980ger Jahren bekannt ist. Er wird nach Kettenbriefprinzip weitergegeben und dient als Grundlage für den so genannten Hermann-Kuchen. Er lässt sich ebenso gut zum Brotbacken einsetzen. Üblicherweise erhält man den Teig von Bekannten zusammen mit Instruktionen, die in einem „Hermann-Brief" genannten Text zusammengefasst sind.

Hermann ist in seinem Ursprung einfach eine Starterkultur des Sauerteiges, der als „Hermann" meist mit Zuckerzusatz zum süßen Teig „angefüttert" wird. Der Hermann-Brief, wie er meist von Haushalt zu Haushalt weitergereicht wird, lautet in dem wichtigen Punkten wie folgt:

»Hier ist Hermann. An dem Tag, an dem Du Hermann bekommst, also am 1. Tag, musst Du Hermann füttern mit 1 Tasse Mehl, 1 Tasse Zucker, 1 Tasse Milch.

Bewahre Hermann in einem hohen, nicht ganz dicht verschlossenen Gefäß bei Zimmertemperatur an einen warmen Platz auf. Hermann muss jeden Tag umgerührt werden, denn Hermann will hoch hinaus. Füttere Deinen Hermann am 5. Tag mit der gleichen Menge wie am ersten Tag. Am 10. Tag wird Hermann gebacken.

Am Backtag: Nimm 1 Tasse von Hermann für Dich als neuen Ansatz ab und 1 Tasse für eine Freundin, reiche dazu diesen Hermann-Brief weiter.«

Dieser Hermannbrief arbeitet allerdings mit einem hohen Zuckeranteil beim Füttern, der unnötig ist. Für einen Kuchen- oder Waffelteig reicht es aus, den benötigten Zucker zuzugeben, wenn der endgültige Teig angerührt wird. Ansonsten werden die Fütterzyklen genauso eingehalten, wenngleich sie auch variiert werden können. Wer z. B. nicht am 10. Tag backen will, sondern erst am 12. Tag, füttert einfach am 10. Tag noch einmal wie normalerweise am 5. Tag. Oder man kann auch einfach einen Tag länger rühren. Jedoch sollten jeweils zwischen letztem Füttern und Backen 2 Tage verbleiben.

3.3.7 Herstellen und Pflege einer Sauerteig-Kultur

Einen Sauerteig selbst anzusetzen (oder „anzustellen", wie der Bäcker sagt) ist überraschend einfach.

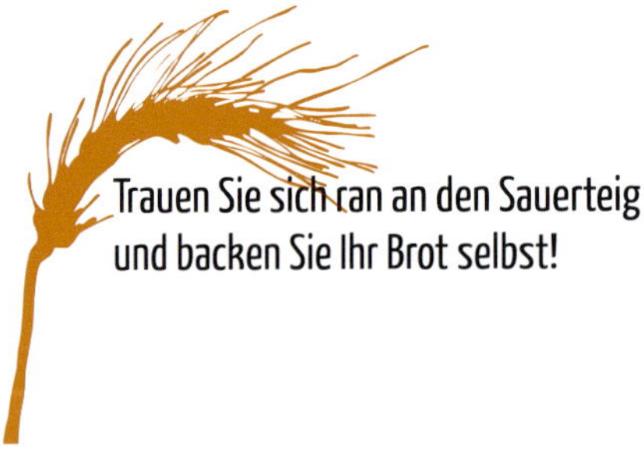

Grundsätzlich eignen sich zum Ansetzen einer Sauerteigkultur alle Mehl- und Schrotsorten mit einer Typenzahl größer als 800. Zum Ansetzen einer neuen Sauerteigkultur sind die auf der Schale des Kornes vorhandenen Bakterien und Hefen notwendig. Aus ihnen setzt sich später der fertige Sauerteig zusammen. Da die Mehle mit geringer Type aber keine Randschichten mehr besitzt, fehlen hier die notwendigen Keime, und es werden sich schnell unerwünschte Schimmelpilze auf dem angesetzten Sauerteig ansiedeln. Vollkornmehl dagegen besitzt zu viele Keime von der Kornschale, die eine Spontansäuerung mit den richtigen Keimen erschweren. Trotzdem ist es möglich, eine Sauerteigkultur aus Vollkornmehl zu ziehen.

Eine Handvoll Roggen, Dinkel- oder Weizenmehl wird mit soviel lauwarmem Wasser verrührt, bis ein halbflüssiger Teig entsteht, ähnlich einem Pfannkuchenteig. Dieser wird abgedeckt an einem warmen Ort (max. 35 °C) stehen gelassen, z. B. auf dem Abwärmegitter des Kühlschrankes, oder in Heizungsnähe. Alle 12 Stunden wird er gut durchgeschlagen, bis er Blasen wirft. Täglich wird mit einer weiteren Handvoll Mehl und etwas lauwarmem Wasser gefüttert. (Ein Sauerteig braucht keine weiteren Starterkulturen, auch wenn es immer wieder Empfehlungen wie Joghurt, Bäckerhefe etc. als Zugabe gibt.)

Dieses Procedere aus Blasenschlagen, Füttern und abgedeckt warm Stehenlassen, wird über 4 bis 5 Tage wiederholt. Während dieser Zeit beginnt der Brei zu gären und sichtbar zu blubbern, auch der Geruch wird säuerlich. In der Anfangszeit kann der Geruch durchaus auch unangenehm sauer sein. Sobald sich die Hefekultur stabilisiert hat, sollte ein leicht säuerlicher, angenehmer Geruch nach Balsamico oder Quark entstehen.

Es kann vorkommen, dass die Spontansäuerung misslingt. Sollte der Brei anfangen zu schimmeln, sich deutlich zu verfärben (schwärzlich, sehr rötlich, grünlich oder blaustichig) oder wirklich zu stinken, muss er entsorgt werden. Das Geschirr bitte vor einem neuen Versuch mit kochendem Wasser spülen und gut durchtrocknen lassen.

Nachdem in 4 bis 5 Tagen eine ordentliche Menge Sauerteig entstanden ist, wird eine Portion abgenommen zur Weiterkultur, Menge etwa eine gute Tasse/Handvoll. Diese wird dann wieder gefüttert wie oben beschrieben. Je älter ein Ansatz, das so genannte Anstellgut, ist, desto unwahrscheinlicher wird das Schlechtwerden des Teiges, denn es bildet sich eine sehr stabile Hefepopulation. Für das Füttern eines bereits vorhandenen und stabilen Sauerteiges kann jedes Mehl (selbst das als „Kuchenmehl" bezeichnete Weizenmehl Typ 405) genommen werden, weil dann nur noch die Stärke im Mehl ausgenutzt wird. Mit dem anderen Teil kann nun gebacken werden.

3.3.8 Den Sauerteig backfertig machen

Der Sauerteig wird nun solange mit Mehl und 1 Teelöffel Salz vermischt, bis sich ein fester Teig gebildet hat, der gerade keine Mehlnester mehr hat. Reiner Roggenteig wird dabei sehr klebrig. Bei Weizen-oder Dinkelmehl wird länger und gründlicher durchgeknetet. Danach wird der Teig als Kugel auf das Backblech gelegt und rundum gut mit Wasser (am besten mit der Sprühflasche) befeuchtet.

Der Ofen wird auf 50 °C vorgeheizt, dann ausgeschaltet und das Backblech eingeschoben. Der Teigling muss nun, gerade bei jungem Ansatz, mindestens 4 Stunden gehen.

3.3.9 Sauerteig aufbewahren und sichern

Für ca. 7 bis 10 Tage kann der Sauerteig im Kühlschrank zeitweilig stillgelegt werden. Er wird noch kurzfristig blubbern, dann aber bei den niedrigen Temperaturen in Kälteschlaf fallen. Dabei kann er sich in eine festere und eine flüssige Phase trennen oder an der Oberfläche matt eintrocknen. Das ist normal und wird beim Aufwecken einfach untergerührt. Danach stellt man ihn wieder an den warmen Ort, lässt ihn auf Zimmertemperatur kommen und füttert ihn wie gewohnt wie einen frischen Sauerteig.

Für eine längere Pause von 2 bis 3 Monaten verkrümelt man den Ansatz, indem soviel Mehl zugegeben und verrieben wird, dass trockene Streusel entstehen. Dieses so genannter Krümelsauer kann nun im geschlossenen Behälter gekühlt gelagert werden. Er wird mit lauwarmem Wasser aufgeweckt, gefüttert und wie gewohnt weiterbehandelt.

Die einfachste und sicherste Methode ist das Trocknen. Dafür streicht man eine Portion Ansatz mit dem Teigschaber auf Backpapier dünn aus und trocknet ihn dann an der Luft (nicht im Ofen trocknen, hier sterben die Bakterien durch zu viel Hitze!). Dann blättert man ihn ab und kann ihn grob zerkleinert aufbewahren. Auch der trockene Ansatz wird mit lauwarmem Wasser reaktiviert, nach 2 Stunden Quellzeit wird er wie gewohnt gefüttert.

Den trockenen Ansatz kann man übrigens auch mit der Küchenmühle fein mahlen und wie Backpulver zum Kuchenbacken (ohne Vorteig) verwenden.

3.3.10 Brot, Grundnahrungsmittel oder Fast-Food?

Ausgangssituation für eine Ernährungsberatung ist immer der Patient, der mindestens an einer geschwächten Mitte und Qi-Mangel leidet. Wer ein hochwertiges Brot gut verdauen kann, darf durchaus täglich eine Brotmahlzeit essen. Dennoch sollte dazu auch etwas Warmes zu sich genommen werden, z. B. das warme Rührei zum Frühstück oder eine Tasse Brühe am Abend.

Weißmehl- und Auszugsmehlprodukte sind zwar gut verträglich, aber letztlich nur wertlose Kalorien. Es handelt sich hierbei um Qi-arme Nahrungsmittel, die keinerlei Mineral- und Vitalstoffe mitbringen. Diese Produkte sind nicht regelmäßig zur gesunden Ernährung empfehlenswert. Sie dürfen sicherlich gelegentlich als Ausnahme und Genuss gereicht werden (sei es mal ein Stück Kuchen oder ein Baguette/Chiabatta als Beilage zu einer leckeren, gekochten Speise).

Vollkornprodukte setzen eine starke Verdauungskraft voraus und verlangen viel Qi zum Aufschlüsseln. Minimalforderung ist daher ein hochwertiger, nach allen Regeln der Handwerkskunst geführter Teig oder ein selbstgebackenes Brot mit ausreichend langer Teigführung.

Übrigens: die handelsüblichen Brotbackautomaten eignen sich nicht zur Herstellung von solchen hochwertigen Sauerteigbroten.

Die Hauptwirkung einer Mahlzeit wird vom gekochten Hauptgericht bestimmt. Das Brot als Beilage bleibt untergeordnet und stellt keine Belastung dar, denn das Verdauungsfeuer ist so optimal angeregt. Bei der kalten „Brotzeit" hingegen dient die Scheibe Brot als Trägersubstanz und Füllstoff für den Brotbelag aus meist denaturisierten, raffinierten Fetten, Eiweißen, Zucker. Aus diesem Grund brennt das Verdauungsfeuer auf Sparflamme und wird mit kühl/kalten Nahrungsmitteln, die meist auch noch schwerverdaulich und komplex sind, belastet. Gerade auch tierische Eiweiße, wie Wurst und Käse sowie Milchprodukte sind besonders zum Abendbrot für die Mitte eine Belastung. Auch beim gesunden Menschen führt diese Essgewohnheit langfristig zu einer Schädigung des Mitten-Qi.

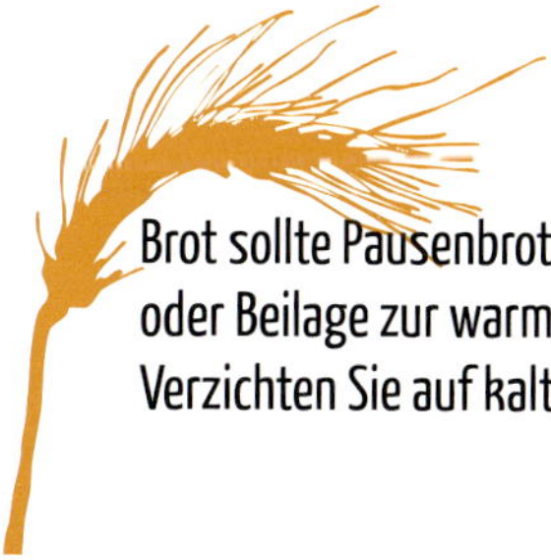

Brot sollte Pausenbrot oder Beilage zur warmen Mahlzeit sein: Verzichten Sie auf kalte Brotzeiten!

Dennoch, besser als eine ausgefallene Mahlzeit mit Hungergefühl und Erschöpfungserscheinungen aus Qi-Mangel ist ein mitgenommenes Pausenbrot allemal. Trotzdem ist und bleibt es ein Kompromiss. Wer täglich darauf angewiesen ist, sollte sich Gedanken machen, wie er diese „Fast-Food-Mahlzeit" optimieren kann. Und zum Thema Fast-Food: der heiße Hamburger einer Fast-Food-Filiale ist unter Umständen die wertvollere Zwischenmahlzeit als ein liebloses Pausenbrot oder belegtes Brötchen vom Supermarkt. Denn er ist immerhin eine warme Mahlzeit, und das Fleisch ist immer noch hochwertiger als billiger Wurstaufschnitt.

3.3.11 Vollkornbackwaren und Zucker

Die Verträglichkeit eines Brotes wird natürlich auch wesentlich von seinem Belag mitbestimmt. So vertragen sich Vollkornbackwaren, denen die lange Teigführung durch den Sauerteig fehlt, im Verdauungstrakt nicht mit raffiniertem Zucker bzw. erhitzten vollwertigen Süßungsmitteln. Dies betrifft Konfitüren, Marmeladen und Kuchen.

Weißmehlprodukte zusammen mit raffiniertem Zucker sind zwar keineswegs gesund, aber sie schwächen die Darmflora nicht so sehr, wie die Kombination aus Vollkorngetreide ohne Sauerteigführung und raffiniertem Zucker, vor allem in Kombination mit saurem Obst. Diese drei Faktoren zusammen bewirken eine intensive Gärung[24], die sich in Form von Blähungen und unangenehmem Aufgebläht-fühlen bemerkbar machen kann. Dabei entstehen Alkohole, die den Verdauungstrakt belasten, verschlacken und oft am nächsten Tag zu Müdigkeit und dem Gefühl von Kater führen können.

Das bedeutet, dass zusätzlich gesüßter Vollkornkuchen aus Sicht der Verdaulichkeit ganz gemieden werden oder süßes Gebäck aus Sauerteigansatz selbst hergestellt werden sollte. Wenn schon ungesäuertes, süßes Gebäck, dann wählt man besser solches aus Weißmehl. Die Verwendung von vollwertigen Süßstoffen wie Honig macht bei Backwaren oder auch Marmeladen ebenfalls keinen Sinn, weil diese Süßungsmittel bei den Backtemperaturen ihre Bedeutung aufgrund der hitzeempfindlichen Enzyme verlieren. Damit bleibt auch hier nur die reine Zuckerwirkung übrig. Aus Sicht der Zahnmedizin sind diese klebrigen Süßungsmittel manchmal sogar noch problematischer hinsichtlich Karies als der Kristallzucker.

Wenn Ihnen also nach Croissants mit Marmelade, einem leckeren Stück Kuchen oder Keksen ist, dann essen Sie mit Genuss solche aus Weißmehl als Ausnahme. Noch besser: Gewöhnen Sie sich konsequent an Backwaren aus Sauerteigansatz. Die Regel sollten die Ernährungsvorschläge sein, die Sie hier nachlesen können, bzw. auch im Rezeptteil anhand von Beispielen erlernen können.

3.4 Getreide und Kohlenhydrate aus Sicht der chinesischen Medizin

Aufgrund der klimatischen Bedingungen und anderer Bodenverhältnisse hat sich in Asien in den tropischeren Regionen Reis verbreitet, während in den kühleren Gebieten Gerste und Hirse angebaut werden kann. Die bei uns üblichen Getreidesorten Weizen, Roggen und Hafer lassen sich dort kaum kultivieren. Das erklärt, warum in der asiatischen Küche Backwaren weitgehend unbekannt sind und sich erst in den letzten Jahren dort verbreiten. Weder Reis, Hirse noch Gerste ist zum Backen geeignet. Brote aus Gerstenmehl werden klitschig und schwer. Es lassen sich aus Reis und Gerste jedoch Fladen herstellen, Pfannkuchen, Brei und Pudding.

Damit sollte ein hochwertiges Brot nicht als Tabu der chinesischen Ernährungslehre angesehen werden, sondern eher als unbekanntes Lebensmittel, das in den Klassikern nicht erwähnt wurde. So wie auch Reis immer mit anderen Lebensmitteln kombiniert wird, sollte auch das Brot bewertet werden. Eine einseitige Reis- oder auch Broternährung führt zu Mangelerscheinungen. Werden Kohlenhydrate hingegen in angemessenem Verhältnis als Beilage zu Gemüse, Obst, Fleisch, Eiweiß verzehrt, handelt es sich um wichtige Nahrungsbestandteile.

---

[24] durch den hohen Cellulose-Anteil, siehe Abschnitte 2.3.1 und 3.3.1, sowie die starke Säurebildung aufgrund des Zuckers.

Getreideprodukte sollten immer nur Beilage zu gekochten Speisen, vor allem zu Gemüsegerichten, sein.

Überwiegende Kohlenhydratkost gilt in Asien und Afrika als Armenkost, denen es an allem anderen mangelt. Für eine ausgewogene Ernährung zählen Reis und Getreide nur als Beilage in geringen Mengen.

3.4.1 Gerste

Von allen Getreiden hat die Gerste als eines der ältesten Getreide die weiteste geographische Verbreitung. Sie ist ein sehr anspruchsloses Getreide, kann am Rande von Trockengebieten wie in Äthiopien und Vorderasien gedeihen und in Tibet sogar auf einer Höhe von bis zu 4000 Metern, wo sie bereits nach 60 Tagen reif ist. Aus diesem Grund spielt sie im Norden Chinas und im Himalaya eine wichtige Rolle in der Ernährung. In Deutschland ist sie bereits in den ältesten Funden aus der Jungsteinzeit (vor ca. 7000 Jahren) nachweisbar, wo sie vor allem die weniger fruchtbaren Böden, Höhenlagen und Standorte mit einer kürzeren Vegetationszeit eroberte.

Gerste ist ein kühlendes Getreide mit süßem und salzigem Geschmack. Wie alle Getreide nährt und harmonisiert sie die Mitte, löst Verdauungsblockaden und Völlegefühl, nährt das Yin, also die kühlende Flüssigkeit, die Haut und Därme befeuchtet und löst gleichzeitig die dadurch entstandene Hitze. Als typisch für die chinesische Medizin hat Gerste auch paradoxe Wirkung, indem sie gleichzeitig krankhafte Feuchtigkeit zu transformieren bzw. zu lösen vermag und die Wasserausscheidung fördert.

3.4.2 Hirse

Die bei uns bekannte Goldhirse, eine Rispenhirse (Panicum miliaceum), spielte in China nie eine große Rolle. Sie wird als warm und süß, Mitte und Qi nährend angegeben. Im Übermaß kann sie jedoch Hitze und Unruhe hervorrufen.

Die für die chinesische Ernährung relevante Hirse ist die Kolbenhirse, hierzulande eher als Vogelfutter bekannt. Sie wirkt kühl, schmeckt süß und salzig. Sie harmonisiert und nährt die Mitte und die „Ministerin für Vitalität". Sie beseitigt Hitzeerscheinungen wie Unruhe und Mundtrockenheit bis Durst, wie sie oft bei Diabetes auftreten. Außerdem wirkt sie entgiftend und feuchtigkeitsausleitend. Das macht die Hirse zum wichtigen Lebensmittel bei Erkrankungen der Magen- und Darmschleimhäute, bei Wasseransammlungen und Schwierigkeiten beim Wasserlassen.

3.4.3 Discorea (Yams)

Neben Reis kennt die chinesische Medizin auch die Yamsknolle (ShanYao, Discorea opp.) als Stärke- und Kohlenhydratlieferant, verwendet vor allem für Süßspeisen, Brei und Kuchen. Heutzutage spielt sie in der chinesischen Küche kaum noch eine Rolle, anders als in Afrika, wo sie sehr wichtig für die Ernährung ist. In der chinesischen Kräuterheilkunde wird sie dagegen weiterhin geschätzt. Auch die Discorea ist thermisch neutral, wird mit süßem Geschmack angegeben und stärkt kraftvoll die Mitte und die Substanz.

3.4.4 Süßkartoffel (Batate)

In der chinesischen Ernährung hat sich im 17./18. Jahrhundert die Süßkartoffel neben dem Reis stärker verbreitet. Heute ist China wichtigster Produzent weltweit für Bataten. Nach Reis und Weizen ist sie das drittwichtigste Anbauprodukt. Gegessen werden sie roh, als Gemüse gekocht, gebraten oder frittiert, aber auch weiterverarbeitet zu Süßspeisen, Mehl und Nudeln.

3.4.5 „Möge Dein Reis niemals anbrennen"

Dieser chinesische Neujahrsgruß verdeutlicht die Bedeutung des Reis in Asien. Sowohl küchentechnisch als auch von der spirituellen Bedeutung nimmt Reis in Asien den Platz des Brotes in Europa ein. Seine monumentale Bedeutung spiegelt sich auch in der Sprache wieder. So spricht man in China und Japan nicht von Frühstück, Mittag- und Abendessen, sondern von Morgen-, Mittags- und Abendreis. Reis ist das Grundnahrungsmittel für rund ein Drittel der Menschheit.

Als älteste Kulturpflanze der Welt wird Reis schon seit über 5000 Jahren kultiviert. Ursprünglich stammt die Reispflanze aus Südchina oder Indien, fand zunächst im asiatischen Raum Verbreitung und gelangte schließlich bis nach Persien. Bereits die Römer kannten Reis, vermutlich wurde er aus Ägypten importiert. Die Mauren brachten ihn nach Europa.

Das Gras Reis ist ursprünglich keine Wasserpflanze, sondern hat sich seit Jahrtausenden durch Zucht und natürliche Selektion an die Überflutung der Felder angepasst. Viele Unkräuter und bodenlebende Schädlinge werden durch die Flutung am Wachstum gehindert, was der hauptsächliche Grund für den Wassereinsatz beim Reisanbau ist. Er ist das einzige Getreide, das im Wasser heranwachsen kann. Er hat eine geringe Beziehung zum Festen, was sich in relativ niedrigem Mineralstoff- und Ballaststoffgehalt zeigt. Dafür entwickelt er eine besondere Beziehung zum Flüssigen (Yin), vgl. [KUE93]. Das zeigt sich in der Anregung des Flüssigkeitshaushalts auch beim Menschen, weshalb er sich gut zum Ausleiten von Feuchtigkeit und Wassereinlagerungen eignet. Das macht Reis zum yinigsten Getreide, obwohl er andererseits unter den Getreiden als extrem yangig angesehen werden kann:

Reis enthält von allen Getreidesorten am wenigsten Eiweiß und am wenigsten Mineralien und Ballaststoffe, wodurch er wenig Eigengeschmack hat. Der Geschmack des Reises wird zwar als süß bzw. süß und bitter angegeben. Dennoch ist sein Geschmack so hintergründig, dass er mehr als fad gelten kann. Zugleich enthält er von allen Getreidesorten am meisten Stärke, sozusagen Symbol für Wärmebedürftigkeit und Sonnenhunger, also dem Yang entsprechend. Vielleicht lässt sich der Reis auch genau darüber verstehen: yangig mit viel verfügbarer Energie, zugleich durch den faden, süßen Geschmack geprägt, der sich der Mitte wie ein Filtrationsbett mit Durchlässigkeit zwischen oben und unten in beide Richtungen anbietet, s. Abschnitt 2.5.2. Er leitet Toxine, Hitze und Feuchtigkeit aus und entschlackt. So wechselt das extreme Yang zum Yin, seinen dem Wässrigen zugewandten Eigenschaften. In den Wirkungen spiegelt sich das ebenfalls wider: einerseits Durst stillend, gleichzeitig aber Feuchtigkeit transformierend, entwässernd, aber auch Durchfall stoppend.

Reis enthält kein Kleberprotein (Gluten), ist daher nicht backfähig, aber eignet sich für die Ernährung bei Zöliakie/Sprue. Obwohl Reis kohlenhydratreich ist, kann er gut mit proteinreichen Lebensmitteln kombiniert werden, weil seine Thermik neutral ist. Reis kann sowohl für herzhafte Speisen als auch für Süßspeisen, z. B. als Reismehl oder Reisflocken verwendet werden.

Reis enthält vor allem B-Vitamine, die wichtig für den Energiestoffwechsel und die Nerven sind, sowie Magnesium. Reis ist sehr leicht verdaulich, entfernt und heilt übermäßige Körperhitze. Wer unter Sodbrennen, Blähungen und Verdauungskrämpfen leidet, sollte regelmäßig Vollkornreis essen. Er neutralisiert die Magensäure, saniert die Darmflora und beugt Verstopfung vor Fügt man dem Reis während des Kochens Kardamom zu, verstärkt sich seine heilende Wirkung auf die Verdauung. Bei Durchfall ist Reis die ideale Speise, weil er den Darm von Toxinen befreit. Bei Fieber oder Erkältungskrankheiten ist er dagegen nicht zu empfehlen.

Wichtige Reissorten sind der Langkornreis, auch Patnareis genannt, und der Basmatireis. Von der Verarbeitung her lassen sich Naturreis oder Vollkornreis, parboiled Reis und polierter Reis unterscheiden. Naturreis enthält noch den ölhaltigen Keim und das vitalstoffreiche Silberhäutchen und wird daher schneller ranzig. Er hält sich nur ein Jahr, dunkel und gut verschlossen, während polierter Reis über Jahre lagerfähig ist. Während Naturreis noch nahezu alle Nährstoffe und Mineralien enthält, verliert der Reis im Parboiledverfahren den Großteil der Vitalstoffe. Dabei wird das Reiskorn unter Dampf und Druck vorbehandelt, um einen Teil der Vitalstoffe aus dem Häutchen ins Korninnere zu treiben, damit der Verlust beim anschließenden Polieren nicht mehr ganz so groß sein soll. Polierter Reis ist aus ernährungsphysiologischer Sicht am wenigsten wertvoll, weil der Großteil der Nährstoffe, die sich vor allem in der Randschicht des Korns befinden, beim Polieren verloren geht. Um den meistverkauften weißen Reis herzustellen, wird das Silberhäutchen mit Hilfe einer Maschine vom Korn getrennt. Anschließend werden die Körner mit Glucose und Talkum poliert, damit sie weiß werden. Das Polieren ist notwendig, weil das Häutchen auch Fett enthält, das im tropischen Klima leicht verdirbt.

Bei den asiatischen Völkern, die Reis als Hauptnährmittel haben, stellten sich epidemische Mangelerscheinungen ein, als der weiße, geschälte Reis auch in Asien modern wurde. Gerade die arme Bevölkerung, die sich fast ausschließlich von Reis ernähren muss, erkrankte an der Vitamin-B_1-Mangelerscheinung (Beriberi), und viele starben daran. In Asien gilt dennoch bis heute weißer Reis als Statussymbol, brauner Reis als Armenkost. Wer etwas auf sich hält, kocht polierten, weißen Reis. Aus diesem Grunde findet man in Asien kaum noch Naturreis, denn dort zählt Status noch mehr als „zurück zur Natur" und Gesundheit. Weißer Reis ist vitalstoffarm und minderwertig.

Kaufen Sie grundsätzlich nur Vollkornreis.
Auch Basmati gibt es als Vollkornreis.

3.5 Der richtige Umgang mit Getreide

Neben Gemüse und Obst zählt Getreide zu den wichtigsten Lebensmitteln. Es entfaltet vor allem auf den Verdauungstrakt eine stärkende Wirkung, wenn es im richtigen Verhältnis als Ergänzung zu Obst/Gemüse verwendet wird. Getreide wird physiologisch „sauer verstoffwechselt", daher sollten Getreidegerichte immer zusammen mit Gemüse, Obst oder anderen enzymreichen Zutaten wie Sojasauce/Miso, s. Abschnitt 3.12.2, kombiniert werden. Rohes Getreide enthält Phytinsäure, diese behindert die Calcium-Resorption. Daher sollte Getreide immer geröstet oder gekocht werden. Getreide generell nährt das Yin, bringt zugleich aber auch eine starke Yang-Komponente mit. Eingesetzt werden können das volle Korn, Schrot, Grieß und Flocken als warme Frühstücksvariante sowie zur warmen Abendmahlzeit. Vor dem Verarbeiten (Einweichen, Kochen, Anrösten) muss das Getreide gewaschen werden. Die im Folgenden angegebene Kochdauer sowie Flüssigkeitsmengen können bei Bedarf variiert werden. Durch die Zubereitungsform wird die Wirktendenz des Getreides an die Bedürfnisse angepasst:

Bei Kälte- und Feuchtigkeitssymptomen sollte Getreide immer in der trockenen Pfanne unter Rühren angeröstet werden. Das verringert die yinige Wirkung und unterstützt die wärmende.

Bei Hitzezeichen wird Getreide in seiner Yin-aufbauenden Wirkung verstärkt, wenn man es vor der Zubereitung quellen und ankeimen lässt.

In den folgenden Informationen zu den einzelnen Getreidesorten und deren Verwendung werden Sie auch Hinweise finden, wie „baut Körpersäfte auf – leitet Feuchtigkeit aus". Dabei handelt es sich um einen scheinbaren Widerspruch, der jedoch seinen Sinn hat: Die Körperflüssigkeiten sorgen dafür, dass die Funktionen optimal ablaufen können in Form von Lymph- und Gelenkflüssigkeit, Speichel, Tränen, Magensaft u.v.m. Unter Feuchtigkeit versteht die Chinesische Medizin jedoch Flüssigkeiten, die sich im Körper angesammelt haben und stauen, weil der Organismus geschwächt ist und sie nicht mehr ausleiten kann. Aus westlicher Perspektive würde man von Schlacken oder auch von übersäuertem Säure-Basen-Ungleichgewicht sprechen. Obwohl sich Nässe im Körper in bestimmten Bereichen angestaut hat, kann dennoch ein Mangel an wichtigen Körperflüssigkeiten bestehen. Den scheinbaren Widerspruch, dass sich hinter einer Blockade ein Mangel ergibt, kann man sich auch bildhaft vorstellen: Ein Elefant steht auf dem Gartenschlauch, vor seinem Fuß ist Stau, dahinter kommt kein Tropfen mehr an.

Vorsicht in Zusammenhang mit Getreide ist allerdings bei stark säurehaltigen Früchten, Säften und Früchtetee geboten. Deren Säure verträgt sich nicht gut mit den komplexen Kohlenhydraten. Das Erhitzen oder Kochen der Früchte, z. B. zu Kompott, zerstört die Fruchtsäuren zum Teil und erhöht so die Verträglichkeit.

Bereiten Sie Getreidegerichte, auch Grießbrei und Milchreis, grundsätzlich nicht mit Kuhmilch zu.

Als Alternative bietet sich Wasser, auch mit einem Schuss Sahne an, ansonsten natürlich Soja- und Reismilch. Kuhmilch erschwert unnötig die Verdaulichkeit.

Sie können und sollten mit dem Getreide Gewürze nach Wahl oder Empfehlung (z. B. Zimt, Sternanis, Koriander, Kardamon, Vanille, Ingwer, Anis, Nelken, etc.) mitgaren, außerdem kann das fertige Gericht mit Salz oder natürlichen Süßungsmitteln abgeschmeckt werden. Auch Obst, Gemüse und Trockenfrüchte können mitgekocht werden.

Zum Getreidegericht können Sie neben dem bereits empfohlenen Kompott oder mitgegartem Gemüse auch eine kleine Portion rohes, aber geriebenes Obst/Gemüse unterrühren, ebenso eine kleine Portion Sahne, hochwertiges Speiseöl, Ghee, Nuss- oder Mandelmus, sowie mitgekochte oder angeröstete Nüsse und Samen.

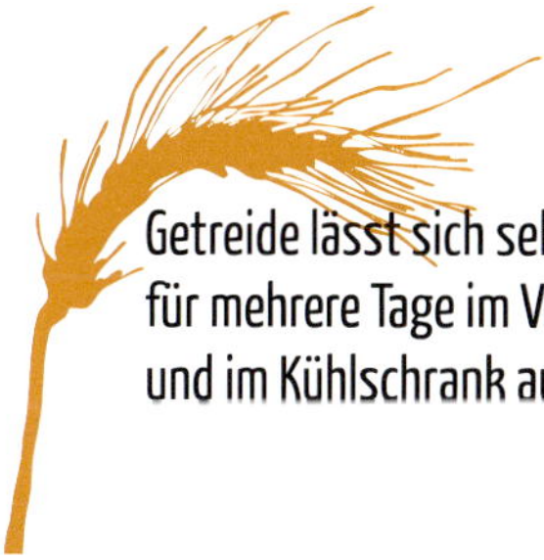

Getreide lässt sich sehr gut in einer größeren Portion für mehrere Tage im Voraus kochen und im Kühlschrank aufbewahren!

Im Rezeptteil finden Sie jeweils ein Beispiel für eine süßes und ein herzhaftes Getreidegericht (s. Abschnitte 5.10.1ff). Aus diesen Basisrezepten können Sie nach Herzenslust variieren. Hier folgen einige Hinweise zu den verschiedenen Getreidearten und deren spezieller Zubereitung. Als Flüssigkeit zum Garen wird meist Wasser genommen. Es eignet sich jedoch auch Kraftsuppe als Fond, Wein, bzw. für süße Getreidegerichte Wasser mit Sahne oder Milch, Soja-, Hafermilch.

3.5.1 Weizen

Weizen kühlt und nährt den Organismus, baut Qi und Körpersäfte auf, beruhigt das Herz und den Geist. Daher ist Weizengrieß eine ideale Abendmahlzeit bei Patienten mit Schlafstörungen. Er ist Kopf- und Nervennahrung, Antistress-Medizin und regt die Darmtätigkeit an.

Nicht geeignet ist Weizen jedoch bei Patienten mit geschwächter Verdauungsfunktion und Tendenz zu Feuchtigkeitsansammlung (z. B. unerwünschter Gewichtszunahme, Ödeme). Außerdem steht Weizen im Verdacht, gerade auch bei Diabetikern, eine erhöhte Allergieneigung zu haben. Aus diesem Grund sollte er durch Dinkel, Einkorn oder Kamut ersetzt werden, die ihm sehr ähnlich und empfehlenswert sind.

Bulgur ist vorgegarter Weizenschrot, der reich an Vitaminen und sehr leicht verdaulich ist, daher für Senioren und Kinder gut geeignet. Ansonsten entspricht seine Wirkung dem Weizen.

Weizen wird mit der 2,5-fachen Menge Wasser über Nacht eingeweicht. Dann ca. 50 Minuten im Einweichwasser garköcheln.
Bulgur wird in die 2,5-fache Menge kochende Flüssigkeit hineingestreut, aufkochen lassen, ca. 10 Minuten langsam köcheln.

3.5.2 Dinkel

Dinkel stärkt und nährt die Mitte, ist in seiner Wirkung dem Weizen ähnlich, jedoch bekömmlicher. Er ist aufgrund seines Kieselsäuregehaltes günstig für Haut, Haare, Nägel und steigert die Konzentrationsfähigkeit. Grünkern ist unreifer, gedarrter Dinkel, der wie dieser verarbeitet wird. Bei chronischen Magen-Darm-Erkrankungen ist Grünkern besonders empfehlenswert.

Dinkel wird mit der 2,5-fachen Menge Wasser über Nacht eingeweicht. Dann ca. 50 Minuten im Einweichwasser garköcheln.

3.5.3 Gerste

Die Stärke der Gerste kann einen sehr hohen Grad der Vernetzung erreichen, zeigt dadurch eine sehr hohe Viskosität bei Erwärmung als Brei und kann auch viel Wasser binden. Aufgrund der schleimbildenden Eigenschaft ist die Gerste als diätetisches Nahrungsmittel bei Magen-Darm-Krankheiten zu empfehlen.

Gerste nährt und kühlt den Organismus, baut Qi und Körpersäfte auf und leitet überschüssige Feuchtigkeit aus. Sie stärkt das Bindegewebe und die Wirbelsäule aufgrund ihres Kieselsäuregehalts. Der Magnesium-Anteil macht sie zu einem Herzschutzmittel. Empfehlenswert ist sie darüber hinaus bei Wasseransammlungen (Ödemen) und Blasenentzündungen sowie bei Frauen in der Stillzeit.

Für Gerstengrütze werden die geschälten Gerstenkörner zu Grütze geschnitten. Graupen (auch: Rollgerste oder Kochgerste) erhält man durch Schleifen der Gerstenkörner, wobei auch die Spitzen gerundet werden. Am bekanntesten sind die „Perlgraupen“. Dazu wird Grütze auf Schleifmaschinen bearbeitet, bis sie ihre rundliche Form erhalten. Gerstenflocken werden aus hydrothermisch behandelten Gerstenkörnern gewalzt. Gerstenmehl wird durch die Vermahlung von Gerstenflocken hergestellt.

Giotta heißt die zu Speisezwecken aufbereitete Gerste im schweizerischen Graubünden. In Wassermühlen mit Stampfen wurde die bereits spelzenfreie Gerste früher zunächst enthülst und vor der Verwendung zum Kochen eingeweicht. Auch Gerstengrieß, also ein gebrochenes Korn, kann verwendet werden, um die typische „Bündner Gerstensuppe“ zu kochen, aber auch Gerstenschrot und Mehl, z. B. für die Basler Mehlsuppe (s. Rezeptvariation, Abschnitt 5.3.1).

Tsampa, das traditionelle Getreidegericht Tibets, wird aus sonnengereifter Gerste hergestellt. In heißem Sand über Feuer werden die ganzen Körner geröstet, anschließend vom Sand gereinigt und dann gemahlen. Das feine Mehl wird mit salzigem Buttertee zu einem Teig geknetet. Man kann auch Milch, Joghurt oder traditionell tibetisches Gerstenbier dazu nehmen. Von diesem Teig wird nacheinander jeweils ein kleines Stückchen abgenommen, zu einer kleinen Kugel geformt und so verspeist. Eine weitere Form der Zubereitung von Tsampa ist zusammen mit Gemüse und Fleisch in einer Brühe.

Gerste wird mit der 2,5-fachen Menge heißem (!) Wasser über Nacht eingeweicht. Dann ca. 30 Minuten im Einweichwasser garköcheln.

3.5.4 Hafer

Hafer wärmt, nährt und stärkt den Organismus, baut Qi, Muskulatur und Körperkraft auf und stützt das Immunsystem. Er stärkt den Menschen in Kindheit und im Alter. Kein anderes Getreide kommt als Energiespender an ihn heran. Er unterstützt die Bauchspeicheldrüse und die Leber, und ist gut geeignet bei Blutdruckanomalie und Nierenerkrankungen. Er reguliert auf sanfte Weise den Hormonhaushalt. Er ist ein Muntermacher, der auch den Geist erhellt („es sticht ihn der Hafer"), daher sollte er bei Schlafstörungen und innerer Unruhe gemieden werden. In angerösteter Form leitet auch er Feuchtigkeit aus.

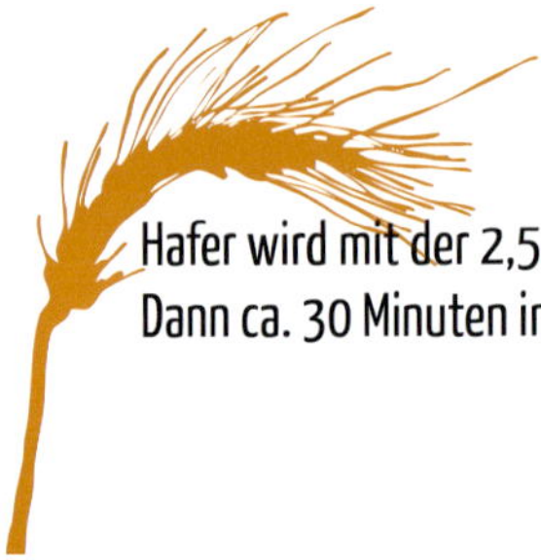

Hafer wird mit der 2,5-fachen Menge Wasser über Nacht eingeweicht. Dann ca. 30 Minuten im Einweichwasser garköcheln.

Zu Haferflocken, bzw. Flocken allgemein:

Ideal wären frisch mit einer Flockenquetsche selbst gemachte Flocken. Durch das Quetschen kommt das volle Korn mit Sauerstoff der Luft in Kontakt und die Vitalstoffe beginnen zu oxidieren, d. h. sie verlieren an Wert. Sollten Sie also Flocken kaufen, achten Sie bitte darauf, ausschließlich Vollkornflocken zu erwerben, die möglichst frisch produziert wurden. Flocken lassen sich in kurzer Zeit zu einem leckeren Porridge aufkochen und sind in ca. 10 bis 20 Minuten aufgequollen, somit eine ideale schnelle Variante für Berufstätige. Eine bessere Alternative zu Flocken wäre übrigens Hirse.

3.5.5 Hirse

Hirse stärkt und nährt vor allem die Mitte, baut Qi und Blut auf und leitet, wenn angeröstet, Feuchtigkeit aus. Auf die Mitte hat sie sozusagen „Reparatur"-Charakter. Daher ist sie besonders geeignet bei Ödemen (Wasseransammlungen), Übergewicht, Heißhunger, Blähungen und Völlegefühl. Sie hilft bei Haarausfall, brüchigen Fingernägeln, Bindegewebsschwäche und Schlaffwerden der Haut, mangelnder Durchblutung, Schwäche von Gefäßen, Knochen, Gelenke, aber auch bei Vergesslichkeit. Sie ist ein hervorragender Eisen- und Mineralstofflieferant und übrigens das einzige Getreide, das basisch verstoffwechselt wird. Eine üppige Portion Hirsebrei deckt bereits einen Großteil des täglichen Eisenbedarfs, auch wenn der Organismus gar nicht alles enthaltene Eisen verwerten kann.

Geeignet bei Gluten-Unverträglichkeit!

Hirse vor dem Kochen heiß waschen (Haarsieb),
dann die doppelte Menge Flüssigkeit zum Kochen bringen
und die Hirse einstreuen,
ohne zu Rühren ca. 20 Minuten auf kleinster Stufe quellen.

3.5.6 Maisgrieß (Polenta)

Mais stärkt und harmonisiert die Mitte und leitet Feuchtigkeit aus. Er ist eine Heil- und Nährpflanze für Darm und Nieren und hat einen lang anhaltenden Sättigungswert, der ideal für Diabetiker ist. Besonders zu empfehlen bei Verdauungsbeschwerden, Übergewicht, innerer Unruhe und als Kindernahrung.

Geeignet bei Gluten-Unverträglichkeit!

Man kocht die 4-fache Menge Flüssigkeit und streut den Maisgrieß ein,
bei geringer Hitze 10 bis 20 Minuten bei gelegentlichem Umrühren
quellen lassen (auch mit anderen Grießsorten).

3.5.7 Reis (ungeschälter Vollkornreis)

Reis stärkt und nährt die Mitte, baut Qi und Körpersäfte auf und leitet Feuchtigkeit aus, daher gerade bei Übergewicht gut geeignet. Er ist aufgrund seiner exzellenten Bekömmlichkeit ein nahrhaftes Getreide bei Schwächezuständen, bei Verdauungsbeschwerden, als Heilnahrung bei Darmerkrankungen und in der Säuglingsdiät sowie nährend für Haare, Nägel, Muskeln und Knochen. Außerdem wirkt Reis blutdrucksenkend.

Es ist ein universell einsetzbares Getreide, das sich beliebig mit Gemüse, Fleisch, Fisch oder eben auch süß mit Obst servieren lässt. Auch Milchreis sollte man zur besseren Quellung mit Wasser kochen und erst beim Nachquellen Sahne zusetzen. Sahne ist besser verträglich als Milch.

Geeignet bei Gluten-Unverträglichkeit!

**Reis wird mit der 2,5-fachen Menge Wasser über Nacht eingeweicht.
Ca. 45 Minuten im Einweichwasser garköcheln,
dann ca. 35 Minuten bei geschlossenem Topf und geringer Hitze ausquellen gelassen.**

3.5.8 Roggen, das Brotgetreide

Eine Zubereitung als Getreidebrei wird nicht empfohlen, aber er ist das Getreide zur Zubereitung von wertvollem Brot. Roggen kräftigt das Gebiss, stärkt den Darm, die Knochen und Muskeln und fördert die Verdauung. Außerdem ist Roggen hilfreich bei Arteriosklerose.

Frisch vermahlenes Vollkornmehl aus Roggen (und evtl. Dinkel) wird unter Verwendung eines gut geführten, echten Sauerteiges zum Brotbacken verwendet.

3.5.9 Amaranth und Quinoa, die Pseudogetreide

Beide sind so genannte Pseudogetreide, also Samen von anderen Gräsern, die beide die Mitte stützen, Qi und Blut aufbauen, sowie bei der Ausleitung von Feuchtigkeit helfen. Sie enthalten viel Eisen, wirken antiseptisch und entzündungshemmend. Gerade nach Antibiotikatherapien unterstützt eine Kur mit diesen Pseudogetreiden die Regeneration der natürlichen Darmflora.

Amarath- und Quinoa-Körner werden nach dem Waschen (Haarsieb) mit der 3-fachen Wassermenge zum Kochen gebracht, und bei milder Hitze 15 Minuten ausquellen gelassen.

3.5.10 Buchweizen

Auch Buchweizen ist ein so genanntes Pseudo-Getreide. Er ist am stärksten feuchtigkeitsausleitend von allen Getreidesorten, zudem entgiftend. Er verbessert weiterhin Qi- und Blutzirkulation, kräftigt Venen und Nerven und fördert den Milchfluss bei Stillenden.

Die Randschichten enthalten einen roten Farbstoff, der unbedingt entfernt werden muss.

**Buchweizen wird solange heiß gewaschen (Haarsieb), bis das Wasser klar bleibt.
Dann mit der 2,5-fachen Wassermenge zum Kochen bringen, und bei milder Hitze 15 bis 20 Minuten ausquellen.**

3.5.11 Nudeln, Pasta und Basta

Im Prinzip gilt alles, was zu Getreide und Brot bereits geschrieben wurde, auch für Nudeln und Pasta. Weiße Nudeln sind gut verdaulich, aber Vitalstoffräuber, bilden also Feuchtigkeit oder wirken, mit westlichen Worten, säurebildend. Vollkornnudeln sind hingegen schwer für den Darm zu verdauen, weil das Getreide nicht vorab aufgeschlossen wurde. Daher sollten Nudeln nur gelegentlich aus Lust am Essen verspeist werden. Ob Vollkorn- oder Weißmehlnudeln, entscheiden Sie am besten nach Appetit. Viel wichtiger als die Diskussion hierüber ist, dass die Nudeln lediglich Beilage zu einer üppigen Gemüsemahlzeit sind. Statt „Nudeln mit Sauce" sollten Sie eine saftige Gemüsepfanne, Ratatouille o.ä. mit Nudeln kochen.

3.6 Zuckersüß, von der Natursüße bis zur Raffinade

Zucker, ursprünglich aus Früchten und Honig stammend, geht sehr schnell ins Blut und steht dem Körper sofort zur Verfügung. Dabei steigt der Blutzuckerspiegel erst schlagartig an und aktiviert die Produktion von Insulin in der Bauchspeicheldrüse. Es kommt zur Übersäuerung, die zu einem schnellen Verbrauch an Mineralien führt. Der Verstand wird „befeuert" und die Blutgefäße erweitert, so dass die Peripherie besser durchblutet wird und Treibstoff für die Muskeln bereitgestellt wird. Ein deutlich erhöhter Blutzuckerspiegel bewirkt Desorientierung und Verwirrung („Zuckerkoma").

Dann aber fällt der Blutzuckerspiegel ebenso rapide wieder ab. Als Folge entsteht Heißhunger. Wird nicht sofort wieder Zucker zugeführt, kann es auch zu Müdigkeit, Konzentrationsstörungen und Kopfschmerzen führen. Dieses extreme Wechselspiel ist für die Bauchspeicheldrüse ein Schock und eine dauerhafte Überforderung, die sie mit zunehmendem Alter immer schlechter kompensieren kann bis hin zur Entstehung des so genannten Altersdiabetes. Dieser Mechanismus schwächt nicht nur die insulinproduzierende Bauchspeicheldrüse, sondern das gesamte Verdauungssystem. Die Nahrung kann nicht mehr gut umgewandelt werden, und dies führt zu Heißhungerattacken und Erschöpfung. Starke Schwankungen und zu hohe Blutzuckerwerte schädigen jedoch genauso auch das Gehirn. Denn durch die Glucoseflut werden die Nervenzellen überreizt und nehmen schließlich den für die Gehirnzellen lebenswichtigen Treibstoff nicht mehr auf.

Unser Darm bekommt heutzutage meist die 15 bis 20fache Menge an Zuckern zugeführt, für die er ausgelegt ist! Der Überschuss bildet in der Sprache der chinesischen Medizin Feuchtigkeit und Schleim. Diese wandern bildlich „auf die Hüften". Aber ebenso schlimm ist, dass der Konsum von Süßigkeiten auch die Aufnahme wertvoller Lebensmittel verringert. So entsteht leicht ein Mangel vor allem der B-Vitamine, die wiederum zum Abbau der Zuckerprodukte im Körper gebraucht würden. Gerade der weiße Raffinadezucker verbraucht ungeheure Mengen an körpereigenen Substanzen. Er führt so zu Vitamin- und Mineralienschäden, vor allen jener Vitamine, die das Nervensystem vor hohen Reizen abschirmen. Die Folge sind Verdauungsstörungen, Blähungen, Sodbrennen bis hin zur Unterernährung von Nerven und Störungen des Proteinstoffwechsels.

Verzichten Sie weitgehend auf raffinierten Haushaltszucker und Süßstoffe.

Zucker sollte als Gewürz sparsam und in einer möglichst naturbelassenen Form eingesetzt werden. Verwenden Sie besser Honig, Apfelkraut, Gerstenmalz, Ahornsirup, Agavendicksaft etc. Diese dürfen allerdings nicht erhitzt werden, weil bei Temperaturen ab 50 °C die Enzyme zersetzt werden. Beim Honig muss darauf geachtet werden, dass er kaltgeschleudert und nicht weiter behandelt wurde. Natürlicher Honig neigt zum Kristallisieren. Das ist kein Qualitätsmakel, sondern abhängig von seiner Sorte. Viele Honigsorten, auch „Biohonig", stammen von anderen Kontinenten. Achten Sie am besten auch beim Honig darauf, dass er von einem einheimischen Imker stammt.

Zum Kochen und Backen nehmen Sie braunen Roh- oder Melassezucker, wobei man bei vielen Rezepten die Menge des verwendeten Zuckers verringern sollte. (s.a. Abschnitt 3.6.6, Stevia als Alternative). Ob dieser Zucker aus dem Zuckerrohr oder der Zuckerrübe gewonnen wird, spielt aus Sicht der Verdauung keine Rolle. Teilraffinierter Zucker (Rohrohrzucker, Rohzucker, brauner Zucker, Melassezucker) enthält höchstens noch ein Fünftel der ursprünglichen Vitamine und Mineralien. Für die Darmflora ist er fast ebenso beeinträchtigend wie der weiße, vollraffinierte Zucker. Schon 1 bis 2 Teelöffel Raffinadezucker pro Tag belasten den Darm (in 2 EL Ketchup z. B. steckt 1 TL Zucker, und 1 Liter Cola enthält 37 Zuckerwürfel).

Andere Zuckerarten, wie Milchzucker, Traubenzucker, Mannit, Fructose, Glucosesirup etc. sind ebenfalls isolierte Kohlenhydrate, die fast keine natürlichen Vitamine und Mineralien mehr enthalten. Sie belasten den Stoffwechsel daher auf ähnliche Art und Weise wie die anderen raffinierten Zuckersorten, wenn sie in größeren Mengen aufgenommen werden. Nach der Zuckerartenverordnung sind die genannten Industriezucker übrigens keine Zucker, denn die Verordnung erfasst nur Rüben- und Rohrzucker. Produkte mit Industriezucker werden daher oft sogar als zuckerfrei gekennzeichnet, was eine legale Irreführung der Verbraucher ist.

Noch einige Informationen zu den marktgängigen und umstrittenen Süßstoffen:

3.6.1 Aspartam

Aspartam wird auch unter dem Namen NutraSweet, Canderel, Equal vertrieben. Zuckerfreie Süßigkeiten enthalten häufig Aspartam. Da Aspartam ein Dipeptid ist, wird es, wie auch Proteine, von den normalen Verdauungsenzymen in die natürlich vorkommenden, proteinogenen Aminosäuren Phenylalanin und Asparaginsäure aufgeschlossen. Aspartam darf daher von Menschen mit der verhältnismäßig häufigen angeborenen Stoffwechselerkrankung Phenylketonurie nicht eingenommen werden. Bei der Verdauung von Aspartam entstehen geringe Mengen von Methanol. Sowohl Methanol als auch dessen Abbauprodukte sind giftig. Im Gegensatz zu in alkoholischen Getränken enthaltenem Methanol wird dessen Abbau nicht durch Ethanol kompetitiv gehemmt. Dennoch sind die durch normalen Aspartamgenuss aufgenommenen Mengen so gering, dass eine unmittelbare Gesundheitsgefahr davon nicht ausgeht.

Über mögliche weitere Gesundheitsgefahren bei der Verwendung von Aspartam gibt es kontroverse Meinungen. So besteht Verdacht auf Krebsförderung. Es kann ähnlich wie Glutamat in die Steuerungsmechanismen im Hirn eingreifen und gilt als Risikofaktor für M. Parkinson, Multiple Sklerose, M. Alzheimer, Depressionen und Epilepsie. Es kann auch akute Störungen auslösen, Kopfschmerz, Schwindel, sogar vorübergehenden Gedächtnisschwund. In der Schwangerschaft können unter Umständen Hirnschäden beim Fötus auftreten. Gerade bei Kindern wird der Zusammenhang mit Hirnschäden diskutiert, vgl. [GRI03] [POL05].

Es existieren viele wissenschaftliche Quellen, die Gesundheitsgefahren (nicht nur) von Aspartam aufzeigen oder widerlegen. Fakt ist, dass im Wissenschaftbetrieb viele Studien von der Industrie (Lebensmittelindustrie) (co-)finanziert und daher möglicherweise von verschiedenen ökonomischen Interessen beeinflusst sind.

3.6.2 Cyclamat

Cyclamat wird nicht verstoffwechselt und verlässt den Organismus meist unverändert über die Nieren. Darin ist es mit den Süßstoffen Acesulfam und Saccharin vergleichbar. Nur wenige Menschen verfügen über Bakterien in der Darmflora, die das Cyclamat zu einem geringen Teil umwandeln können. Eine Zeit lang stand Cyclamat unter dem Verdacht, krebserregend zu sein, nachdem Tierversuche in den USA die Begünstigung von Blasenkrebs gezeigt hatten. Neuere Studien konnten diesen Verdacht nicht erhärten. In den USA ist Cyclamat seit 1970 verboten, in Europa ist es für bestimmte Lebensmittel zugelassen, aber zum Süßen von Bonbons und Kaugummis nicht mehr erlaubt. [nach http://de.wikipedia.org/wiki/Cyclamat [Stand 14.01.2010]]

3.6.3 Fructose

Wegen der insulinunabhängigen Verstoffwechslung der Fructose wird sie zum Süßen diätetischer Lebensmittel für Diabetiker verwendet. Der Einsatz von Fructose als Zuckeraustauschstoff in Nahrungsmitteln wie Getränken, Milchprodukten und Fruchtkonserven steigt massiv an. Diese Produkte locken den Verbraucher mit Deklarationen wie „weniger Zucker", „nur aus der Süße von Früchten" oder „ohne Kristallzucker". Das ist eine klare Irreführung des Verbrauchers! Denn gewonnen wird der Zucker Fructose, wie auch Traubenzucker, mit enzymatischen Prozessen aus Glucosesirup, einem Billigzucker aus in Salzsäure gekochter Stärke, vgl. [POL03].

Fructose liefert genau wie Glucose vier Kilokalorien pro Gramm. Außerdem wurde ein Zusammenhang zwischen Fructosekonsum und Übergewicht festgestellt, der nicht auf einer vermehrten Kalorienaufnahme beruht, sondern auf einer Beeinflussung des Fett- und Kohlenhydratstoffwechsels, vgl. [DIF05]

Fructose wird über ein Zwischenprodukt verstoffwechselt, das eine Vorstufe des Cholesterins ist. Ein erhöhter Cholesterinspiegel mit Anstieg des Risikos für Herz-Kreislauferkrankungen, vor allem bei Männern, kann auch die Folge von zu hohem Zuckerkonsum sein! [John Bantle, Universität von Minnesota, Minneapolis].

3.6.4 Saccharin

Es wird vom menschlichen Körper schnell aufgenommen und unverändert mit dem Urin wieder ausgeschieden (innerhalb von 24 Stunden sind 90 % wieder eliminiert).

Neben der allgemein bekannt süßenden Wirkung des Saccharins werden noch weitere Auswirkungen von Saccharin auf den Körper diskutiert. Es gibt die These (u. a. publiziert durch Udo Pollmer), dass durch Süßstoffe ein Hungergefühl hervorgerufen wird, das dann die Kalorienreduktion zunichte macht. Erklärt wird dies damit, dass durch die Süße auf der Zunge dem Körper die Aufnahme von Zucker signalisiert wird. Um den erwarteten Blutzuckeranstieg zu kompensieren, kommt es zur Ausschüttung von Insulin aus der Bauchspeicheldrüse. Da es sich bei Saccharin allerdings nicht um Zucker handelt, bewirkt das Insulin eine zu starke Senkung des Blutzuckerspiegels. Dies nimmt der Körper als Mangelzustand wahr, auf den er mit Heißhunger reagiert. Dafür würde sprechen, dass Saccharin u. a. in der Landwirtschaft als Masthilfsmittel und in Fertigprodukten als Geschmacksverstärker eingesetzt wird. Dass Süßstoffe physiologisch ein Hungergefühl erzeugen (so genannter „cephalischer Insulinreflex"), konnte jedoch bislang nicht zweifelsfrei bestätigt werden, vgl. [TEF95] [MOR00]. Wenn eine solche Wirkung besteht, dürfte sie mit dem Geschmacksempfinden zusammenhängen.

Seitdem wurden viele Studien durchgeführt, einige bestätigten den Zusammenhang von Saccharinkonsum und erhöhter Krebsrate (speziell Blasenkrebs), andere konnten dies jedoch nicht bestätigen. Die einflussreichen Studien von 1977 wurden aufgrund der sehr hohen an Ratten verfütterten Saccharindosen kritisiert, die den Normalverzehr eines Menschen oft um ein Hundertfaches überstiegen.

Es kann unter Umständen auch zu einer allergischen Reaktion kommen. Diese äußert sich anfangs mit Bläschen auf der Zunge und im Mund-Rachenraum, kann zu Zahnfleischbluten führen und in einigen Fällen auch mit Zahnverlust enden. [http://de.wikipedia.org/wiki/Saccharin [14.01.2010]]

3.6.5 Sucralose

Sucralose wird unter dem Handelsnamen Splenda von McNeil Nutritionals vor allem in den USA vertrieben und zeigt eine appetitanregende Wirkung. In Tierversuchen traten verschiedene Komplikationen auf (etwa die Vergrößerung von Leber und Niere). Sucralose wird außerdem im Körper in geringem Maße verstoffwechselt, es entstehen verschiedene Abbauprodukte, deren Wirkungen auf den Menschen noch nicht hinreichend erforscht sind. [http://de.wikipedia.org/wiki/Sucralose [14.01.2010]]

3.6.6 Stevia

Stevia ist ein natürlicher Süßstoff. Verwendet werden die Blätter dieser Pflanze, auch im getrockneten und pulverisierten Zustand, wobei die Süße temperaturbeständig bleibt und so zum Kochen und Backen geeignet ist. Es ist dreihundertmal süßer als Zucker und ist für Diabetiker geeignet. Bereits ein Viertel Teelöffel reicht zum Süßen einer Tasse Tee. Stevia hat sogar plaquehemmende Wirkung, wirkt somit vorbeugend gegen Karies.

In Studien konnten blutdrucksenkende, blutzuckersenkende, antimikrobielle und gefäßerweiternde Eigenschaften beobachtet werden. In Japan und Südamerika wurden keine negativen Wirkungen festgestellt. In Japan und Brasilien werden Steviaprodukte seit mehr als 25 Jahren in großen Mengen, auch industriell und von multinationalen Konzernen, verkauft und angewendet, z. B. in Coca-Cola-Produkten, bisher ohne gesundheitsschädigende Wirkungen. Die gemeinsame Expertenkommission für Lebensmittelzusatzstoffe (JECFA) von WHO und FAO kam auf der Grundlage weiterer Studien im Juni 2004 zu dem Schluss, Steviosid bis zu einer Höchsteinnahmemenge von 2 Milligramm pro Tag und Kilogramm Körpergewicht für den menschlichen Gebrauch vorläufig als unbedenklich zu bezeichnen. 2008 veröffentlichte die WHO eine aktualisierte Entscheidung unter Berücksichtigung neuester Studien, dass ein zu 95 % reiner und standardisierter Steviosid-Extrakt sicher sei, vgl. [JEC08]. Die Tagesdosis wurde neu festgelegt: maximal vier Milligramm pro Kilogramm Körpergewicht könne man täglich risikolos zu sich nehmen. Ein Mensch von 65 Kilogramm dürfte demnach fast 30 Stück Würfelzucker (80mg) täglich durch Stevia ersetzen.

In der EU laufende Verfahren ziehen sich weiterhin in die Länge und sind in ihrer Argumentation sehr verwirrend und undurchsichtig. Steviaerzeugnisse sind in der EU und der Schweiz daher nicht als Lebensmittel oder Lebensmittelzusatzstoff zugelassen, und es ist untersagt, sie als solche in Verkehr zu bringen. In Reformhäusern und Bioläden bekommt man dennoch Steviapulver in Lebensmittelqualität, die allerdings gekennzeichnet ist, dass sie nur als kosmetisches Mittel verwendet werden darf. Sie können selbst entscheiden, ob und wie Sie die Steviaprodukte nutzen möchten.

3.7 Die Milch macht's (gerade nicht)?

»Ziel der Milchverarbeitung in den Molkereien ist die Herstellung von Milchprodukten höchster Qualität z. B. Konsummilch, Butter, Sauermilchprodukte, Käse. Um dies zu erreichen, haben alle Molkereien ein Qualitätssicherungssystem installiert, das den Anforderungen der EG-Milchhygiene-Richtlinie 92/46 bzw. der Milchverordnung entspricht. Die Molkereien kommen damit ihrer Verpflichtung nach, mit Hilfe des Qualitätssicherungssystems Lebensmittel[25] herzustellen, die sicher sind und deren Genusswert den Qualitätszielen des Unternehmens[26] entspricht«,

zitiert aus [LAN09].

3.7.1 Roh- und Vorzugsmilch

Unbehandelte Rohmilch darf nur vom Hof des Erzeugers verkauft werden. Ihr natürlicher Fettgehalt schwankt je nach Jahreszeit, Kuhrasse und Fütterung zwischen 3,5 und 5 %. Das Milchfett schwimmt nach einiger Zeit an der Oberfläche auf und bildet dort eine Rahmschicht.

Die im Handel erhältliche Vorzugsmilch wird unter besonderen hygienischen Bedingungen produziert und vertrieben. Sie wird gefiltert und muss nach der Abfüllung gekühlt werden. Die Inhaltsstoffe und der natürliche Fettgehalt werden so weitgehend erhalten, auch sie rahmt natürlich auf mit unverändertem, schwankendem Fettgehalt.

Allerdings wird Menschen mit geschwächtem Immunsystem, Schwangeren und Kleinkindern grundsätzlich vom Konsum nicht pasteurisierter Rohmilchprodukte (auch Vorzugsmilch) abgeraten. Die Roh- und Vorzugsmilch sollte für diese Personengruppen stets vor dem Verzehr erhitzt, beziehungsweise abgekocht werden.

---

[25] „Lebensmittel" entspricht hier dem Begriff Nahrungsmittel, es handelt sich nicht um Lebensmittel im Sinne der Autorinnen

[26] des Unternehmers, nicht des Verbrauchers!

Bis auf diese beiden weitgehend naturbelassenen Milchsorten wird die Milch geprüft und durch verschiedene Verarbeitungsschritte zur sogenannten standardisierten Konsummilch weiterverarbeitet und durch Erhitzen haltbar gemacht. Damit wird auch das Eiweiß (Yin) beeinträchtigt, ihre Vitalstoffe (Yang), z. B. Vitamine, Duft- und Geschmackstoffe etc. werden geschwächt oder gehen verloren.

3.7.2 Haltbarmachen der Milch

Beim Pasteurisieren wird die Milch kurzzeitig für 30 bis 40 Sekunden zur Abtötung von Keimen und Mikroorganismen auf 72 bis 75 °C erwärmt. Dabei werden die meisten so genannten Lebensmittelverderber wie Milchsäurebakterien und Hefen abgetötet und auch krankmachenden Bakterien wie Salmonellen. Diese Milch ist nicht keimfrei und kommt als Frischmilch in den Handel. Sie ist bei Kühllagerung ungeöffnet ca. 10 Tage haltbar. Die Pasteurisierung ist für alle gehandelten Milchsorten außer Roh- und Vorzugsmilch gesetzlich vorgeschrieben.

Seit 2003 hat der Handel immer mehr auf eine hocherhitzte Milch umgestellt, die jedoch seit 2007 nicht mehr als „hocherhitzt“ gekennzeichnet werden muss, sondern nur als pasteurisiert deklariert wird. Sie wird als Extended Shelf Life (= längere Haltbarkeit, ESL)-Milch, als „länger frische Milch“, „extra lange frisch“ oder ähnlich bezeichnet und verdrängt allmählich selbst bei Bioware die eigentliche Frischmilch durch ihre Haltbarkeit von bis zu 25 Tagen. Es gibt verschiedene Verfahren zur Herstellung, die für den Verbraucher nicht zu erkennen sind. Der Vitamin-Verlust liegt bei ca. 10 % gegenüber der Rohmilch, durch Lagerung verliert sie weiter. Das lange Mindesthaltbarkeitsdatum (MHD) bezieht sich auf die geschlossene Verpackung, denn „längerfrische“ Milch ist nach dem Öffnen nur noch bis zu einer Woche haltbar (sofern noch unter dem MHD), aber nur, wenn sie weiter gekühlt wird. Ist die Kühlung nicht ausreichend, verdirbt sie schnell, ohne dass dies sofort deutlich am Geschmack zu erkennen ist. Der Geschmack verdorbener ESL-Milch geht ähnlich wie bei H-Milch zunächst nur leicht ins Muffig-Bittere über, und nicht deutlich ins Saure wie bei rein pasteurisierter Milch. Es ist daher schwieriger, am Geschmack festzustellen, ob die Milch verdorben ist.

H-Milch ist homogenisierte und durch Ultrahocherhitzung haltbar gemachte Milch. Zur Herstellung wird Kuhmilch zunächst ultrahocherhitzt. Dazu wird sie für wenige Sekunden auf bis zu 143 °C erhitzt und sofort wieder auf 4 bis 5 °C herunter gekühlt. Durch diese extreme Temperaturänderung wird die Milch keimfrei. Außerdem werden zu einem geringen Prozentsatz Proteine denaturiert, was zu einer leichten geschmacklichen Veränderung der Milch („Kochgeschmack“) und verbesserter Verdaulichkeit führen kann. Zudem erhöht sich die Viskosität der Milch leicht, was sie im Mund weniger wässrig erscheinen lässt. H-Milch ist ähnlich wie Frischmilch in geöffnetem Zustand bei kühlen Temperaturen nur einige Tage haltbar. Da die Milchsäurebakterien beim Erhitzen abgetötet werden, ist ein beginnender Verderb z. B. an einem Eindicken der Milch nicht unbedingt erkennbar.

Folge dieses Behandlungsverfahrens ist ein höherer Verlust an wichtigen Inhaltsstoffen als beim normalen Pasteurisieren. Dieser Verlust kann auch durch lichtdichte Verpackungen nicht ausgeglichen werden. Zudem entspricht die Milch anschließend geschmacklich nicht mehr der Frischmilch. Der Vitamingehalt nimmt bei längerer Lagerung (innerhalb der Mindesthaltbarkeit) weiter ab, unter Umständen um bis zu weitere 30 %.

3.7.3 Homogenisierung

Alle standardisierten Sorten werden bei der Verarbeitung aufgetrennt in den Fettanteil (Rahm) und den Magermilchanteil, wobei später der Fettanteil bei Vollmilch mit 3,5 %, bei fettarmer Milch mit 1,5 bis 1,8 % bei der Homogenisierung wieder zugegeben wird. Unter hohem Druck werden beide Phasen durch Düsen gepresst, wobei die unterschiedlich großen Fetttröpfchen zu gleichmäßig kleinen Kügelchen zerstäubt werden. Diese Emulsion rahmt nicht mehr auf, der Geschmack wird gleichmäßig und cremiger (Verbesserung des so genannten Mundgefühls). Die Aufnahme der kleinen Fettkügelchen, an die sich verstärkt Eiweiße anlagern, in den Darm wird erleichtert. Dies ist allerdings unter Kritikern in der Diskussion, weil es evtl. zu einer Erhöhung des Allergierisikos führen könnte. Die Diskussion, dass gleichzeitig das Enzym Xanthinoxidase in den Darm übertritt und an der Entstehung von Arteriosklerose beteiligt ist, konnte nicht plausibel nachgewiesen werden, bzw. scheint diese Hypothese den Autorinnen nicht realistisch, denn die Milch ist zumindest pasteurisiert, wodurch das Enzym als Protein denaturiert und damit unwirksam sein sollte. Nachvollziehbar bleibt jedoch, dass die Mikrokonglomerate zu früh durch Magen- und Darmwand ins Blut passieren bevor sie dem natürlichen Verdauungsvorgang für Fette unterworfen werden können.

3.7.4 Sahne

Für die Herstellung von Sahne (Süßrahm, Schlagsahne) ist auch heutzutage unhomogenisierte Rohmilch das Ausgangsprodukt. Wird sie stehen gelassen, steigen die Fetttröpfchen mit der Zeit an die Oberfläche und können als Rahm abgeschöpft werden. In der industriellen Molkereiproduktion wird die Rohmilch mit Hilfe von Zentrifugation maximal entfettet. Der Fettgehalt des gewünschten Produktes wird durch Rückmischung eingestellt. Der Gesetzgeber schreibt vor, dass die Sahne für den Handel pasteurisiert werden muss. Diese kurzzeitige Erwärmung muss nicht deklariert werden, im Gegensatz zu weiterer Wärmebehandlung, die dann als „wärmebehandelt" gekennzeichnet wird.

Sahne rahmt natürlicherweise immer auf und bildet einen festen Sahnepfropf an der Oberfläche. Um diesen zu verhindern, wird den handelsüblichen Sahneerzeugnissen der Stabilisator Carrageen (E407) zugesetzt, s. Abschnitt 2.5.8. Er muss als solcher deklariert sein. Auch Bio-Erzeugnisse dürfen nach der Europäischen Öko-Verordnung Carrageen enthalten. Die Bio-Verbände Demeter und Bioland erlauben keinen Zusatz.

3.7.5 Sauermilchprodukte, Joghurt

Zur Herstellung von Sauermilchprodukten wird die Milch homogenisiert und pasteurisiert. Nach dem Abkühlen wird mit Bakterienkulturen inkubiert. Abhängig von der Art der eingesetzten Mikroorganismen, der Temperatur und der Fermentationsdauer entstehen verschiedene Produkte, wie z. B. Joghurt oder Sauerrahm.

Saure Sahne ist in fortgeschrittener milchsaurer Gärung befindliche Sahne. Der Fettgehalt beträgt 15 %. Für Crème fraîche wird anschließend das Wasser zum Teil verdampft und der Fettgehalt auf 36 % standardisiert. Das Produkt flockt aufgrund des hohen Fettgehalts auch in erhitzten Speisen nicht aus.

Joghurt ist ein Sauermilcherzeugnis, das aus den Bakterienstämmen Streptococcus thermophilus und Lactobacillus bulgaricus hergestellt werden muss (gesetzlich vorgeschrieben). Joghurtähnliche Sauermilcherzeugnisse, die nicht mit diesen Bakterienkulturen hergestellt werden, dürfen nicht als Joghurt bezeichnet werden (Biogarde, Bioghurt, Sanoghurt). Ein Spezialjoghurt wird mit Lactobacillus acidophilus und Lactobacillus bifidus hergestellt. Er wird im Handel als „Joghurt mild“ angeboten.

Bei der Fermentation entstehen zwei Arten von Milchsäure: rechtsdrehende und linksdrehende. Beide Milchsäuren werden auch im Körper produziert. Die rechtsdrehende entsteht durch Muskelarbeit, die linksdrehende durch Zersetzungsprozesse, durch Gärung und bei anaerober Verstoffwechselung im Darm. Die linksdrehende wird auch als körperfremd bezeichnet und etwas langsamer verstoffwechselt. Säuglinge sollten in den ersten Monaten keine linksdrehende Milchsäure aufnehmen, weil ihr Stoffwechsel noch nicht vollständig ausgereift ist.

Welche Milchsäure ein fermentiertes Lebensmittel enthält, hängt vor allem von der zur Herstellung verwendeten Bakterienkultur ab:

- Streptococcus- und Bifidobakterien
  bilden nahezu ausschließlich rechtsdrehende Milchsäure
- Lactobacillus bulgaricus fast nur linksdrehende Milchsäure
- Lactobacillus acidophilus beide Arten je zur Hälfte

Währen die Bakterien von Buttermilch, Sauermilch und Sauerrahm zu etwa 90 % rechtsdrehende Milchsäure bilden, enthalten übliche Joghurts beide Arten in unterschiedlichen Verhältnissen zueinander. Die Freie Universität Berlin hielt nach vierjähriger Untersuchung der konkurrierenden Milchprodukte den Bazillus „acidophilus“ für wohltätig, die Mikrobe „bulgaricus“ für bedenklich. [SPI65]

„Joghurt mild“ enthält vorwiegend körpereigene Keime, die Biogarde-Kulturen, und bildet überwiegend rechtsdrehende Milchsäure. Generell ist ihr Nachsäuerungsverhalten geringer, woraus ein milder Joghurt mit guter Bekömmlichkeit entsteht, als bei anderen Joghurtkulturen.

Um die Stichfestigkeit des Joghurts zu erhöhen, wird der Gehalt an Trockenmasse durch Zugabe von Milchpulver gesteigert. Wesentlichen Anteil am spezifischen Joghurtaroma bei den Frucht- und Aromajoghurts haben keineswegs Früchte, sondern synthetische Carbonylverbindungen.

Die vielbeworbenen probiotischen Abwehrprodukte (z. B. Actimel, Yakult, etc.) sind übrigens ein Gemisch aus minderwertigem Joghurt, laborveränderten Bakterien und ca. einer Handvoll Würfelzucker.

3.7.6 Milchprodukte in der Ernährung

Unsere westliche Ernährung ist sehr stark auf Milchprodukte ausgerichtet, und auch die Werbung suggeriert uns: „Die Milch macht's“. Die industriell hergestellten, oft auch stark gesüßten Molkereiprodukte sind aber vielmehr einer der Hauptgründe für ernährungsbedingte Gesundheitsprobleme. Diese reichen durch eine verhängnisvolle Kombination aus Zucker, Zusatzstoffen (wie Aromen, Stabilisatoren, etc.) und der kalten Wirkung auf das Verdauungssystem von Allergie bis Übergewicht. Es mag zwar im Kaukasus heute noch Volksstämme geben, die sehr natürlich leben, voller Qi, harmonisch, und mit einem starken Verdauungssystem, das darauf ausgerichtet ist, Joghurt oder Kefir leicht zu verdauen. Für uns Kulturmenschen jedoch steht die stark kühlende, energiezehrende Wirkung meist mehr im Vordergrund als die „heilsame, lebensverlängernde“ Wirkung, mit denen diese Produkte gerne beworben werden.

Ist das Verdauungssystem ohnehin schon geschwächt, und/oder kämpft der Körper mit einem Überschuss an Feuchtigkeit und Schleim, z. B. bei Yin-betonten Stoffwechseltypen, bei Kältesymptomatik und im Winter, sind Milchprodukte ungeeignet, da sie durch ihre (kalte) Natur Feuchtigkeit, Schleim und Stagnation erzeugen. Dann wird der regelmäßige Konsum von Molkereiprodukten eine teilweise drastische Verschlechterung des Gesundheitszustandes mit sich bringen.

Auch die Zahl der Patienten mit Unverträglichkeit und Allergie auf Milchprodukte nimmt zu. Allen Säugetieren ist gemeinsam, dass sie nach dem Abstillen keine Milch mehr zu sich nehmen und diese auch nicht mehr verstoffwechseln können. Der Mensch ist das einzige Säugetier, das die Milch eines anderen Säugetieres zu sich nimmt. Milch an sich ist reserviert für Neugeborene, die ausschließlich mit ihr genährt werden, bis sich der Verdauungsapparat auf „normale“ Nahrung umstellt.

Milchzucker, das Kohlenhydrat der Milch, die Lactose, kommt in der Natur nur in der Muttermilch von Säugern vor, entsprechend wird das zur Verdauung notwendige Enzym Lactase nur im Säuglings- und Kleinkindalter gebildet. Erst mit der Domestizierung von Haus- und Herdentieren bildete sich die Fähigkeit aus, das Enzym Laktase noch im Erwachsenenalter zu bilden. In Europa nördlich der Alpen verfügen 95 % der Menschen über eine körpereigene Lactaseenzymgenese, um ihr Leben lang Lactose verdauen zu können.

Wir Menschen machen andererseits vieles in der Ernährung anders als unsere tierischen Verwandten. Dennoch mutet es merkwürdig an, dass Menschen sich artfremde Milch als Basisernährung erkoren haben. Gesünder ist der moderne Mensch dabei augenscheinlich nicht geworden. So stellt sich zunehmend die Frage, ob Kälbernahrung menschheitsgeschichtlich überhaupt ein Fortschritt ist oder vielmehr ein folgenschwerer Irrtum?

Daher sollten wir nach Beendigung der Stillzeit auf Milch als Hauptlebensmittel verzichten. In geringen Mengen können Milchprodukte durchaus eine Ergänzung unseres Speiseplanes darstellen, gute Qualität und maßvolle Menge vorausgesetzt.

**Milch ist kein Getränk,
und Milchprodukte nur in geringen Mengen
und höchster Qualität verwenden.**

Milchprodukte, die durch Bakterieneinwirkung entstehen, wie Joghurt und Quark, können zwar verdaut werden, wirken aber thermisch sehr stark kühlend. Besonders im Winter sollten sie gemieden werden. An heißen Sommertagen können sie aber durchaus maßvoll genossen werden. Kaufen Sie jedoch keine Fertigprodukte, sondern machen Sie die Quarkspeise oder den Fruchtjoghurt selbst. Auch die „Bio"-Frucht- und Aromajoghurts sind nicht empfehlenswert. Sie enthalten zwar meist deutlich weniger Zucker, teilweise Rohzucker oder z. B. Agavendicksaft. Dennoch bleibt die Kombination aus massiver Süße und kalter Thermik, und auch hier werden teils Aromastoffe, Bindemittel etc. eingesetzt (die dann „bio" sind).

Übrigens: Milch spielt bei der Deckung des Calcium-Bedarfes nur eine untergeordnete Rolle, auch wenn die Werbung immer wieder mit diesem Argument wirbt! Das Calcium aus der Milch kann nur sehr schlecht vom Organismus resorbiert werden, weil Vitamin D fehlt, das von der Milch nicht ausreichend zugeführt wird, vgl. [BRU05].

Calciumreiche Lebensmittel sind z. B. Sesam, Mandeln, Nüsse, Sonnenblumenkerne, Algen, Hülsenfrüchte, Datteln, Sellerie, Karotten, Okra, Lauch und alle grünen Blattgemüse.

Als Ersatz für Milch zum Kochen eignen sich Soja-, Reis- und Hafermilch. Sojaprodukte sind thermisch kühlend, und sollten daher auch sehr bewusst eingesetzt werden. Auch Ziegenmilch ist eine gute Alternative, zumal sie nicht stark molkereitechnisch verarbeitet wird.

Einige hilfreiche Hinweise zu Molkereiprodukten im Speiseplan:

- Milch ist kein Getränk, sondern ein Lebensmittel, das in bescheidenem Maß in höchster Qualität eingesetzt werden sollte.
- Verwenden Sie ausschließlich hochwertige Roh- und Vorzugsmilch.
- Meiden Sie grundsätzlich fettreduzierte Milchprodukte.
- Kaufen Sie keine aromatisierten, gesüßten Milchprodukte.
- Durch Fermentation und Säuerung entstandene Produkte sind ab einem Alter von 7 Jahren gelegentlich geeignet und bringen unter Berücksichtigung der Thermik und maßvoll eine gute Abwechslung (z. B. Hüttenkäse, Joghurt, Kefir, Buttermilch). Bei Lactoseintoleranz können diese unter Umständen sogar verträglich sein.
- Säuglinge sollten, wenn irgend möglich, konsequent gestillt werden. Tierische Milch oder sonstige Milchersatzpräparate sind niemals ein vollwertiger Ersatz für Muttermilch.
- Hochwertige, auf industriellem Weg wenig verarbeitete, Rohmilchprodukte und Vorzugsmilch versorgen uns gerade bei Mangelerscheinungen und generalisierter Rekonvaleszenz sowie bei vegetarischer Ernährung vor allem mit Eiweiß und Vitamin B12. Vollwertige Milchprodukte unterstützen den Qi-Aufbau, die Blutbildung und die Yin-Produktion, womit auch die Bereitstellung von Körperflüssigkeiten und die Befeuchtung des Bindegewebes zu verstehen ist. Sehr ausgezehrte Menschen, die zu Trockenheit und Schwäche neigen, können von hochwertigen Milchprodukten im Rahmen einer ausgewogenen Ernährung gut genährt werden.

3.8 Fett genießen

Die Fette sind keine einheitliche Klasse, sondern unterscheiden sich in ihren Eigenschaften. Es muss dabei unterschieden werden in gesättigte Fette, einfach ungesättigte Fette, sowie mehrfach ungesättigte Fette. Fette können grundsätzlich vom Organismus aus Kohlenhydraten, Aminosäuren und Ethanol selbst gebildet werden. Manche Fette sind jedoch essentiell, sie müssen über die Nahrung lebensnotwendig zugeführt werden. Zu den Lebensmitteln mit hohem Fettanteil zählen Speiseöle, Nüsse und Samen, sowie Butter, Sahne, fettreiche Käse-, Fleisch- und Wurstsorten. Letztere enthalten reichlich Cholesterol, das auch in Innereien und Eigelb in hohen Konzentrationen enthalten ist. Auch fettreiche Fische nehmen einen besonderen Stellenwert ein. [HAH06])

Die Lipide, also Fette und Öle, verdienen besondere Beachtung, weil sich ihre hohe Reaktivität auf die Qualität stark auswirkt. Auch wenn sie oft nur als Nebenbestandteil von Lebensmitteln vorkommen, gilt diese Achtsamkeit auch für Ölfrüchte wie Nüsse und Samen. Insbesondere ungesättigte Fettsäuren sind sehr oxidationsempfindlich und unterliegen einer Autooxidation, d.h. sie werden ranzig. Besonders die mehrfach ungesättigten Fettsäuren sind sehr hitzeempfindlich und oxidieren schnell unter Luftkontakt. Das verändert sie nicht nur unangenehm im Geschmack, sondern wirkt sich auch toxisch auf den Stoffwechsel aus. Daher ist ein bewusster Umgang mit Fetten in der Ernährung ausgesprochen wichtig.

Die Fettversorgung unterstützt generell das Yin, macht behäbig, verlangsamt, macht schwer und bodenständig, gibt dabei ein Gefühl von Sicherheit. Fett wird benötigt zur Isolation und Schutz der Organe und um Nährstoffe ins Nervensystem zu schleusen. Während der langsamen Verdauung wandelt sich der Charakter mehr zum Yang, denn Fett liefert doppelt soviel Energie wie die anderen Nährstoffe. Hinzu kommt die geschmacksverstärkende Wirkung. Alles in allem macht dies Fett zu einem als sehr angenehm empfundenen Nährstoff.

Der individuelle Fettbedarf ist sehr unterschiedlich und typabhängig. Ausgezehrte, dünne, ausgetrocknete Typen mit überaktivem Nervensystem profitieren von einer höheren Fettzufuhr., Patienten mit innerer Hitze, Neigung zu cholerischem Verhalten, aber auch Patienten, die unter innerer Feuchtigkeit (Ödeme, Pilzerkrankungen, Tumoren, Zysten und/oder Übergewicht) leiden, müssen Fett streng reduzieren. In der heutigen Ernährung ist generell ein Zuviel an Fett und vor allem minderwertigem Fett ein großes Problem. Das führt zu Leber- und Gallenblasenerkrankungen, zu Übergewicht, Diabetes und metabolischem Syndrom, zu Tumoren und Krebs, Gefäß- und Herzleiden.

Auch die Seele leidet mit, wenn ihre Dysbalance durch fettlastige Ernährung intensiviert wird. Das äußert sich in Form von Hyperstimulation, Heißhunger, Konzentrationsmangel bis zu Bewusstseinstrübungen. Wenn man sich bewusst macht, dass Fette hochkalorische Bestandteile sind, die mehr als doppelt soviel Energie bereitstellen wie Kohlenhydrat und Proteine, wird klar, warum eine Überdosierung zu Entzündungen wie Arthritis und Exzessen diverser Form, z. B. auch zu cholerischem Verhalten, führt. Bedeutsamer als die reine Reduktion des Fettanteils in der Ernährung ist jedoch parallel die Steigerung der Fettqualität!

Erst mit der neolitischen Revolution und dem Übergang zu Ackerbau und Viehzucht und vor allem seit der „Industrialisierung“ (= Massentierhaltung) von Ackerbau und Viehzucht in den letzten 100 Jahren, stieg die Aufnahme von Fett insgesamt. Zudem wurden immer mehr ω6-Fettsäuren und immer weniger ω3-Fettsäuren aufgenommen, weil der Verzehr von Fisch zurückging und das Fleisch freilebender Tiere durch das Fleisch von Masttieren ersetzt wurde, noch dazu im Übermaß. Naturbelassene Öle und Fette sind lebenswichtig, aber nur in kleinsten Mengen und hochwertigsten

Qualitäten. Dies gilt sowohl für tierische als auch pflanzliche Fette, auf die in den folgenden Abschnitten detaillierter eingegangen wird.

Gesättigte Fettsäuren sind hitzebeständig und bei Zimmertemperatur fest. Dazu zählen vor allem tierische Fette aus Fleisch, Milch und Eiern, sowie die pflanzlichen Fette Kokosöl und Palmöl. Maximal ein Drittel des Tagesbedarfes ist über diese Fette zu decken, wobei die versteckten Anteile aus Fleisch, Milchprodukten und Eiern zu berücksichtigen sind. Die Menge eines Esslöffels voll Butter oder Ghee, bzw. 3 Esslöffel voll Sahne ist mehr als ausreichend.

Auch die einfach ungesättigten Fette sind nicht essentiell, sondern können vom Körper aus anderen Fetten hergestellt werden. Sie sind relativ hitzebeständig und können für die warme Küche verwendet werden, dürfen aber nicht überhitzt werden. Unraffinierte, kaltgepresste, überwiegend aus einfach gesättigten Fettsäuren bestehende Öle wie Oliven- und Sesamöl sind die universellen Küchenöle. Sie sollten bei Übergewicht und hohen Cholesterinwerten statt Butter und Kokosfett verwendet werden. Auch sie sollten weniger als ein Drittel des täglich zugeführten Fettanteils ausmachen.

Die überwiegend mehrfach ungesättigten Fettsäuren sind die wichtigste Gruppe der Fette. Denn einige von ihnen kann der menschliche Organismus nicht selbst synthetisieren, sondern ist auf Zufuhr über Nahrung angewiesen, die so genannten essentiellen Fettsäuren. Sie werden unterschieden in die Omega-3-Fettsäuren (ω3) und die Omega-6-Fettsäuren (ω6). Bei den ω6-Fettsäuren ist nur die Linolsäure essentiell, deren Bedarf aber über die Verwendung von ω3-fettsäurehaltigen Ölen ausreichend gedeckt wird. Leinöl enthält 54 % ω3-Fettsäuren, aber auch 14 % der essentiellen ω6-Linolsäure. Dagegen muss in der Ernährung auf ausreichende Zufuhr der wichtigen ω3-Fettsäuren, α-Linolensäure (ALA), Docosahexaensäure (DHA) und Eicosapentaensäure (EPA), geachtet werden.

Die ω3-Fettsäuren haben entscheidenden Einfluss auf die Gehirnentwicklung. Der erste Wachstumssprung in der Gehirnzunahme zum intelligenten Menschen begann an den Süßwasserseen Afrikas. Die ersten großen Zivilisationen entstanden dort, wo auch Fischreichtum die Ernährung mit ω3-Fettsäuren unterstützte. Auch die Ernährung mit ω3-Fettsäuren war und ist immer noch ein ernährungsphysiologischer Anstoß zur geistig-seelischen Entwicklung des Menschen. Es wird diskutiert, ob ω3-Fettsäuren das Vorkommen von Depressionen und psychischen Erkrankungen vorbeugen.

ω3-Fettsäuren senken das Risiko eines ischämischen Schlaganfalls um bis zu 30 %, vgl. [ISO02], ebenso das Risiko der Alzheimer-Erkrankung, von Depressionen und ADHS. Außerdem vermindern sie entzündungsfördernde Mediatoren und haben somit positive Effekte auf Autoimmunerkrankungen wie rheumatoide Arthritis und Morbus Crohn. In den Studien [LON07] [SCI07] [SCII07] wurde für EPA und DHA nachgewiesen, dass sie Herzrhythmusstörungen vorbeugen, „instabile Herzgefäss-plaques" stabilisieren, die sonst zum Infarkt führen, das Voranschreiten von Herzkranzgefäßveränderungen verlangsamen und Blutfette (Triglyceride) senken. Eine gute Versorgung der Mutter in Schwangerschaft und Stillzeit mit EPA und DHA zeigte in Interventionsstudien, vgl. [JEN06], dass die Frühgeburtenrate niedriger ist, Wochenbettdepressionen seltener auftreten, sich das kindliche Gehirn besser entwickelt und zu höheren Intelligenzquotienten bei den Kindern führt. Bei Kindern gelten niedrige DHA-Werte als Mitverursacher von Hyperaktivität, Lern- und Verhaltensstörungen (ADHS/DHS). DHA steigern die Lern- und Konzentrationsfähigkeit und beeinflussen die psychische Befindlichkeit.

Die Zufuhr von ω6-Fettsäuren ist zu meiden, denn die erhöhte Aufnahme hemmt die Bildung und Aufnahme der wichtigen ω3-Fettsäuren. ω6-Fettsäuren werden ohnehin automatisch in ausreichendem Verhältnis durch die Aufnahme von ω3-haltigen Ölen zugeführt, z. B. Lein- und Walnussöl, aber auch über Oliven- und Sesamöl. Das Verhältnis für die Aufnahme über Lebensmittel dieser beiden Gruppen sollte maximal 5:1 (ω6: ω3) betragen. Während evolutorisch das Verhältnis ca. 4:1 betrug, beträgt es heute in Europa und den USA ca. 20:1, s.

Tabelle 24. Während dieser Veränderung in den letzen 100 bis 150 Jahren stieg auch die Todesrate u. a. durch Herzerkrankungen stark an.

	ω6	**:**	**ω3**
evolutorisches Verhältnis	4	:	1
zivilisatorische Fehlzufuhr	20	:	1
max. empfohlene Zufuhr	5	:	1

Tabelle 24: Zufuhrverhältnis von ω6- zu ω3-Fettsäuren

Zu erreichen ist das empfohlene Maximalverhältnis nur durch konsequentes Meiden von ω6-lastigen Ölen und Margarinen. Vermehrt ω6-Fettsäuren enthalten vor allem Sonnenblumen-, Distel- und Maisöl.

Strikt zu meiden:
Sonnenblumen-, Distel- und Maisöl
sowie Margarinen

3.8.1 Fette tierischer Herkunft

Die Qualität der Milchfette ist stark abhängig von der Rinderfütterung, der Haltung und Gesundheit der Milchtiere. Daraus ergeben sich große Unterschiede im ω3-Fettsäure-Gehalt in der Milch. Milch aus Supermärkten weist in ihrem Gehalt an gesunden Fettsäuren ganz erhebliche Unterschiede auf. Das ist das Ergebnis einer Studie der Universität Kassel, vgl. [EHR06]. Hier wurden Frischmilchprodukte aus ganz Deutschland auf ihre Qualität untersucht. Die Frage, womit die Kuh gefüttert wurde, hat auch einen wichtigen Aspekt für die Ernährung der Menschen. Es konnte nachgewiesen werden, dass mit steigendem Anteil an Mais und Kraftfutter immer weniger gesunde Fettsäuren in der Milch enthalten sind. Der Anteil an ungesättigten ω3-Fettsäuren weist bei ökologisch erzeugter Milch einen bis doppelt so hohen Anteil auf wie Trinkmilch aus Intensivtierhaltung.

Butter ist ein Streichfett, das aus süßer oder saurer Sahne hergestellt wird. Milch wird solange geschleudert, bis sich Magermilch und Rahm getrennt haben. Rahm zur Herstellung von Sauerrahmbutter wird vor der Butterung mit verschiedenen Bakterien (Buttersäureweckern) versetzt, die zur Milchsäure führen. Dies entfällt bei Süßrahmbutter. Der Rahm wird pasteurisiert und anschließend so lange geschlagen, bis sich kleine Butterklümpchen (Butterkörner) bilden. Die dabei entstehende Flüssigkeit (Buttermilch) wird separiert; ggf. werden die Butterklümpchen noch gewaschen. Für die so genannte mildgesäuerte Butter werden die Bakterienkulturen erst nach dem Buttern zugegeben. Diese Verfahren verbieten jedoch die deutschen Öko-Verbände, weil es sich dabei nicht um natürliche Säuerung handelt. Zur Säuerung des Rahms ist eine mikrobiologische Säuerung erlaubt, jedoch nicht der Einsatz von konzentriertes Milchsäure und Aromastoffen. Auch eine Gelbfärbung der Butter durch Zugabe von Beta-Karotin oder Fütterung der Kühe mit Karotten ist nicht erlaubt. Butter aus konventioneller Milch ist vermehrt mit Umweltgiften, Schwermetallen sowie Pestizidrückstände belastet, die sich in der Fettphase der Milch ansammeln. Im Naturkostbereich sind durch strenge Kontrollen die Rückstände minimiert.

Butter steht seit Jahren immer wieder im Mittelpunkt der Diskussionen. Man gibt gerne den tierischen Fetten die Hauptschuld an hohen Cholesterinwerten. Ernährungsfachleute brechen in jüngster Zeit vermehrt eine Lanze für die Butter:

- Butter ist natürliches Fett, das ohne Zusätze und Konservierungsmittel hergestellt wird und keine Farbstoffe enthalten darf.
- Das natürliche, tierische Fett der Butter wird gut verdaut und wird vom Körper rasch aufgenommen. Es ist das einzige tierische Fett, das unsere Leberzellen besonders präferieren und sehr gut verarbeiten können.

- Im Darm fördert die Butter die Verdauung und stärkt die Darmschleimhaut. Die Erklärung für diese Wirkung ist die Kraft der Buttersäure und der Glycosphin-Golipide. Sie schützen Magen und Darm vor Erkrankungen.
- Butter liefert Vitamin A und natürliches Beta-Carotin für die Seh- und Immunkraft, Vitamin D für Knochen und Zähne, Vitamin K für die Blutgerinnung sowie Vitamin E zur Unterstützung von Herz und Blutgefäßen und zum Schutz von Zellen und Geweben.

Butter liefert zwar auch Cholesterin, das jedoch nicht durch Einwirkung von Hitze, Sauerstoff und Licht oxidiert und somit nicht ranzig ist. So hat es noch seine physiologische, entzündungshemmende Wirkung auf den Körper.

Aus Sicht der chinesischen Medizin ist Butter, besonders in der Form von Ghee (neben Sahne) das einzige Milchprodukt, das ohne weiteres verwendet werden sollte. Geklärte Butter, Ghee (s. Rezeptteil 5.1.4), ist eine ideale Alternative zu Butter und Bratfetten, denn es kann auch hocherhitzt werden. Im Ayurveda ist Ghee schon seit Jahrtausenden als Heilmittel im Einsatz. Es erhöht das lebenswichtige Verdauungsfeuer, verbessert die Nahrungsassimilation, balanciert den Hormonhaushalt, unterstützt Körper und Geist sowie die Abwehrkraft. Seine heilende Wirkung ist konnte mittlerweile wissenschaftlich untermauert werden. Es enthält eine Fettsäure, die nachweislich antiviral ist, krebshemmende Eigenschaften zeigt und selbst bei Alzheimer hilfreich zu sein scheint.

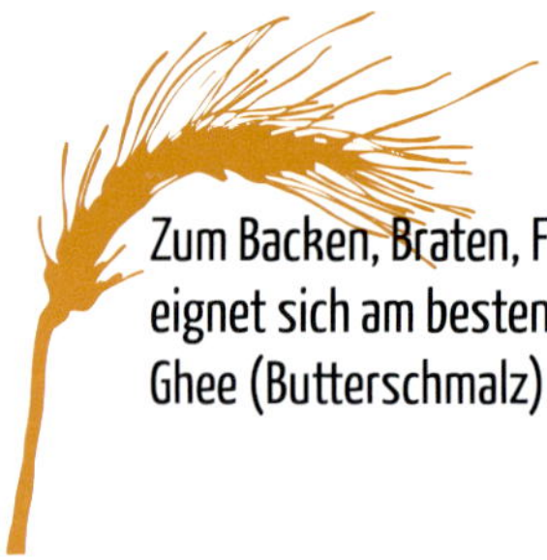

Zum Backen, Braten, Fritieren eignet sich am besten Ghee (Butterschmalz).

Fette Seefische zeichnen sich durch einen geringen Anteil an gesättigten Fettsäuren aus bei gleichzeitig hohem Anteil der essentiellen mehrfach ungesättigten Fettsäuren, besonders die ω3-Fettsäuren EPA und DHA. Diese wichtigen Fettsäuren kommen in keinem anderen Lebensmittel in diesen Mengen vor. Süßwasserfische enthalten dagegen mehr ω6-Fettsäure, die Linolsäure.

Mögliche Vorbehalte gegen den Verzehr von Fischen, Schalentieren und Meeresalgen betreffen die Belastung durch die extrem hohen Mengen an Giftstoffe, die sich in ihnen ansammeln. Das betrifft nicht nur die Salzwasserfische, auch Süßwasserfische können erheblich mit Umweltgiften belastet sein. Laut der europäischen Behörde für Lebensmittelsicherheit (EFSA) ist die Quecksilber- und Methylquecksilberbelastung der europäischen Bevölkerung durch Fisch nach wie vor hoch. Wegen der Quecksilberbelastung rät die amerikanische Food and Drug Administration (FDA) schwangeren und stillenden Frauen und Frauen mit Kinderwunsch zu Verzicht auf Fisch. Bei Fischverzehr gilt es sorgfältig zwischen den ernährungsphysiologischen Vorteilen und dem Wunsch nach bestmöglichem Schutz vor einer Giftstoffbelastung abzuwägen. Der Verzehr von Fisch ist aus therapeutischer Sicht daher nicht mehr zu rechtfertigen, höchstens als gelegentliches Genussmittel. Decken Sie den Bedarf an ω3-Fettsäuren besser über (frischgepresstes!) Lein- und Walnussöl, sowie über Walnüsse.

ω3-Bedarf statt mit Fisch
besser
über Lein-und Walnussöl sowie Walnüsse decken.

3.8.2 Fett und deutlich, die Hinweise zur Verwendung

Mit Ausnahme von kaltgepressten Ölen werden die meisten Fette einer Raffination unterzogen. Dabei werden nicht nur freie Fettsäuren, Schwefel, Eisen, Peroxide und Umweltschadstoffe, sondern auch wertgebende Stoffe wie Vitamin E und A-Vorstufen entfernt. Kaltgepresste Öle weisen zwar etwas höhere Gehalte an Umweltschadstoffen und eine geringere Lagerfähigkeit auf, aber höhere Anteile an erwünschten Inhaltsstoffen auf, vgl. [HAH06] Kaufen Sie daher ausschließlich kaltgepresste Öle im Reformhaus oder Bioladen. Öle sollten immer in dunklen Flaschen aufbewahrt werden und keiner Sonnenbestrahlung ausgesetzt werden, sonst wird der Oxidationsschutz Vitamin E aufgebraucht und das Öl unbrauchbar und ranzig. In jedem Fall sollte Öl immer im Kühlschrank, gut verschlossen, aufbewahrt werden. Das Olivenöl wird bei Kühlschranktemperatur zähflüssig und trüb, was jedoch kein Qualitätsmakel ist. Angebrochenes Öl sollte innerhalb von zwei Monaten aufgebraucht werden. Kaufen Sie daher möglichst kleine Flaschen und haben Sie nur eine jeweils in Gebrauch.

Ausschließlich unraffinierte, kaltgepresste Speiseöle verwenden.

Sesamöl und Olivenöl sind die beiden Öle, die als Küchenöl empfehlenswert sind und auch erhitzt (nicht überhitzt!) werden dürfen. Die chinesische Medizin attestiert dem Sesamöl befeuchtende, entgiftende und stuhlgangfördende Wirkung, vgl. [SCR02]. Im Ayurveda wird Sesamöl nicht nur in der Küche, sondern auch zur äußeren Anwendung als therapeutisches Massageöl und zur Hautpflege eingesetzt. Nach dem Bad oder Dusche ist Sesam- oder Olivenöl, das in die noch feuchte Haut einmassiert wird, eine ideale Pflege, bei der die Haut weiter atmen kann im Gegensatz zu den meisten mineralölhaltigen Hautpflegeprodukten der Kosmetikindustrie. Mit einem einzigen Inhaltsstoff ist das Allergiepotential übrigens sehr gering, ebenso der Preis. Probieren Sie es selbst aus. Auch als Badeöl eignet sich ein Tee- oder Esslöffel Ölzusatz.

Sesam- und/oder Olivenöl eignen sich sowohl in der Küche als auch zur Hautpflege.

Für Salate und Rohkost ist ein hochwertiges, überwiegend $\omega 3$-haltiges Leinöl erste Wahl. Es gibt einige Ölmühlen, die Leinöl erst bei Bestellung frisch pressen und direkt zum Kunden versenden, z. B. die Ölmühle in D–14542 Werder und die Ölmühle am Solling, D–37691 Boffzen (kleinste Gebinde sind 100 ml–Flaschen). Leinöl ist sehr kurzlebig, daher empfehlen wir, nur eine Menge zu bestellen, die man in ca. 4 bis 6 Wochen verzehrt. Der Geschmack von Leinöl ist eventuell gewöhnungsbedürftig, wobei es meist ein Zeichen von Minderwertigkeit ist, wenn es streng schmeckt. Dennoch hat dieses Öl einen starken Eigengeschmack. Falls Sie ihn nicht mögen, mischen Sie das Leinöl mit etwas Walnuss- oder Olivenöl. Auch diese Öle sind für die kalte Küche geeignet. Meiden Sie dagegen konsequent die überwiegend ω6-Fettsäure-haltigen Speiseöle Sonnenblumen-, Distel- und Maisöl.

Für Salate und Rohkost eignen sich frisch gepresstes Lein- und Walnussöl direkt von der Mühle.

Zum Hocherhitzen, also Backen, Braten und Frittieren ist Ghee, die geklärte Butter, zu verwenden. Es kann auch ungehärtetes Kokosfett verwendet werden, allerdings nicht für „fröstelige Menschen". Sesam- und Olivenöl sowie Butter eignen sich für Topf und Pfanne, solange sie nicht zu hoch erhitzt werden. Lein- und Walnussöl dürfen nicht erhitzt werden, dabei nehmen sie Schaden.

Möhrengemüse sollten Sie übrigens unbedingt mit Ghee, Butter, Sahne oder Olivenöl kombinieren, denn das Vitamin A braucht einerseits Fett zur Aufnahme in den Organismus. Aber die hochwertigen, mehrfach ungesättigten Öle behindern andererseits die Aufnahme des Vitamin A.

Möhrengemüse unbedingt mit Ghee, Butter, Sahne oder Olivenöl kombinieren.

Eine Alternative zu gekauften Margarinen ist selbstgemachte Oliven- oder Leinbutter, s.a. Rezeptteil, 5.2.1. Dieser Brotaufstrich kombiniert das Ghee mit hochwertigem ungesättigten Öl, bzw. dem ω3-haltigen Leinöl.

Meiden Sie entgegen aller Werbung Margarinen, Diätfette und hoch raffinierte, von gesättigten Fettsäuren befreite, cholesterinfreie, mehrfach ungesättigte Öle. Aufdrucke wie: „Enthält ungesättigte Fettsäuren" sagen nicht aus, dass es sich hier um die wertvolle Form der Fettsäuren handelt. Sinn der Margarineherstellung ist ja gerade, streichfähiges Fett aus ursprünglich flüssigen und vor allem billigen Ausgangsstoffen (überwiegend ω6-haltige Pflanzenöle) herzustellen. Anstatt das Risiko von Arteriosklerose, Herzinfarkt und Krebs zu senken (wie die Werbung verspricht), machen sie die Situation schlimmer. Sie enthalten synthetische, hydrogenierte Transfettsäuren, die das Immunsystem angreifen. Dieser Effekt konnte direkt durch regelmäßige Pulsdiagnose 2mal pro Woche festgestellt werden. Bei mehreren Patienten verschlechterten sich kontinuierlich die Pulse der Leber- und Gallenblasen-Energie-Position, sobald die Patienten auf Margarine umstellten, vgl. [PIT02].

3.9 Eier

Eier sind kleine Nährstoffpakete voller wertvollem Eiweiß, Vitaminen und Mineralstoffen. Sie enthalten auch Lecithin, das die Aufnahme des Cholesterins im Darm hemmt. Cholesterinbedenken in Bezug auf Eigenuss sind deswegen unbegründet, vgl. [KO001].

Eier liefern die essentiellen ω3-Fettsäuren EPA und DHA. Moderne Praktiken in Landwirtschaft und Industrie haben zu einer Abnahme dieser ω3-Fettsäuren in kommerziell erzeugten und vertriebenen Gemüse, Eiern, und Fleisch geführt. So können Eier von freilaufenden Hühnern, die sich auch von Insekten und wildwachsendem Grünzeug ernähren, ein Verhältnis von 1:1 an ω3- und ω6-Fettsäuren enthalten. In Massentierhaltung[27] erzeugte Supermarkt-Eier können dagegen bis zu 19-mal mehr ω6- als ω3-Fettsäuren enthalten, s. Tabelle 25.

	ω6	:	ω3
Ei aus artgerechter Haltung/Fütterung	1	:	1
Ei aus Massentierhaltung	19	:	1
max. empfohlene Zufuhr	5	:	1

Tabelle 25: Haltungsbedingte Fettsäure-Zusammensetzung von Eiern

[27] korrekt lautet der Begriff „intensive Tierhaltung" oder technisierte Viehhaltung, wenn ein verschwindend kleiner Teil Futter im Betrieb selbst erzeugt wird, dafür aber die landwirtschaftliche Nutzfläche mit der gehaltenen Tiermenge ein bestimmtes Verhältnis übersteigt. Ökologische Tierhaltung schreibt deutlich niedrigere Tierdichten vor, daher zählt er immer zum extensiven Landbau.

Eier aus artgerechter Haltung und Fütterung erhöhen keineswegs negativ die Blutcholesterinwerte, sondern sind hochwertige Lebensmittel.

3.10 Cholesterin

Cholesterin an sich ist keineswegs so übel wie sein Ruf. Im Gegenteil, es ist eine wichtige Vorstufe zur Bildung von lebenswichtigen Hormonen, Vitamin D und Gallensekret und somit für die Fettverdauung von Bedeutung. Ferner findet es sich im Gehirn und Nervensystem, in der Leber und im Blut. Es wird im Körper selbst produziert, oder über tierische Produkte aufgenommen. Es gibt keinen grundsätzlichen Wert, den Cholesterin im Blutserum nicht überschreiten darf. Die angeborenen Cholesterinwerte schwanken beträchtlich und die Grenzwerte, die vom Arzt/Blutlabor als Höchstwerte angegeben sind, beruhen auf Willkür. Gefährlich wird Cholesterin erst, wenn es oxidiert und sich an die Gefäße anlagert. Dies kann zu Arteriosklerose, Herz-/Kreislauferkrankungen und Thrombose führen.

Bedenklich wird, wenn sich der Wert aufgrund von Stress und falscher Ernährung, ausgehend vom ursprünglichen Wert, stark erhöht. Entscheidend dabei ist das Verhältnis der Lipoproteine, von HDL[28], dem „guten", zu LDL[29], dem „bösen" und zu den Triglyzeriden[30]. Eine Fehlernährung mit hohem Anteil gesättigter Fettsäuren aus vor allem fettem Schweinefleisch, Wurstwaren und minderwertigen Industriefetten erhöht den LDL-Spiegel und verstärkt die körpereigene Bildung von Cholesterin. Rauchen, hoher Kaffeekonsum und Raffineriezucker forcieren ebenfalls die Bildung von Blutcholesterin, aber auch deren Oxidation.

Cholesterin ist aufgrund seiner Molekülstruktur relativ oxidationsempfindlich. Oxidationsprodukte entstehen bei Einwirkung von Hitze, Licht und Sauerstoff aus Cholesterin bzw. cholesterinhaltigen

---

[28] high density lipoprotein, Transportvehikel für Cholesterin zur Leber, Regulator der zellulären Cholesterinhomöostase und Lipolyse, vgl. [HER03]

[29] Llow density lipoprotein, Transportvehikel für Cholesterin zu extrahepatischen Zellen, Regulator der zellulären Cholesterinhomöostase, vgl. [HER03]

[30] Triglyceride steigen vor allem durch Überkonsum von Alkoholika und raffinierten Kohlenhydraten an!

Produkten. Diese oxidierten Formen können einerseits im Organismus endogen gebildet werden, wenn eine Belastung des Organismus vorliegt, z. B. durch mangelnde Bewegung, zu geringe Frischluftzufuhr, Medikamenteneinnahmen, Nahrungsmittelzusatzstoffe und Umweltgifte. Diese Belastung mit oxidierten Formen kann der Körper (teilweise) noch kompensieren.

Andererseits kann eine Belastung des Organismus auch durch eine exogene Zufuhr mit der Nahrung erfolgen. Vor allem Salami, Parmesan und Schmelzkäse enthalten überdurchschnittlich hohe Mengen an oxidiertem Cholesterin, vgl. [LIN98], außerdem alle industriellen Produkte, die Trockenmilch, Trockensahne und Trockeneipulver sowie raffinierte, minderwertige Fette enthalten. Hiergegen ist der Körper hilflos. In den letzten Jahren gab es verschiedene Literaturhinweise auf die besondere Bedeutung von Oxidationsprodukten des Cholesterins in Bezug auf die arteriosklerotischen Veränderungen von Gefäßen. Mehrere Tierexperimente sowie Studien an isolierten Zellsystemen zeigten, dass oxidierte Cholesterine in der Pathogenese der Arteriosklerose eine Schlüsselrolle einnehmen, darüber hinaus bei weiteren pathophysiologisch relevanten Prozessen wichtig sind, vgl. [GRU06]

Diesen Erkrankungen können Sie selbst ohne Medikamente vorbeugen, indem Sie sich regelmäßig bewegen, nicht rauchen, wenig Alkohol und Kaffee konsumieren und Ihre Ernährung umstellen. Diese Form der Cholesterinsenkung hat eine rundum heilsame Wirkung. Verschreibungspflichtige cholesterinsenkende Medikamente hingegen haben drastische, langfristige Nebenwirkungen.

Cholesterinsenkung durch Reduzieren von tierischen Lebensmitteln und Industrieprodukten zugunsten von Obst und Gemüse.

Hülsenfrüchte enthalten Substanzen, die helfen den Fettmetabolismus zu kontrollieren. Alle Hülsenfrüchte, besonders Soja und Mungbohnen, reduzieren Cholesterin und gesättigte Fettsäuren im Blut. Bei Hitzesymptomatik empfehlen sich die gekeimten Sprossen aus Hülsenfrüchten, die kühlend und reinigend wirken. Auch ballaststoffreiche Kost reinigt die Arterien. Jedoch sollten Ballaststoffe nicht zusätzlich isoliert gegeben werden, vielmehr sollten naturbelassene Lebensmittel mit hohem Anteil (Vollkorn, vor allem Roggen, und Gemüse) verzehrt werden. Auch Spirulinapulver als „Würzmittel" und Salzalternative hilft, den Cholesterinwert zu senken.

Auch die hochwertigen ω3-Fettsäuren senken Blutfette und reduzieren die Gefahr von Blutgerinnseln durch Verflüssigung. Auch sie sollten als natürliche Lebensmittel zugeführt werden, statt als isolierte Wirkstoffkapseln.

3.11 Fleischliche Begierden

Das Wildfleisch unserer vorsteinzeitlichen Ahnen war nicht nur fettärmer, das Fett hatte auch eine andere quantitative Zusammensetzung. Wildtiere enthalten knapp 4 % Fett, Schlachtvieh hingegen 30 % und mehr. Außerdem ist die Fettzusammensetzung anders. Haustiere sind zum einen auf zartes und damit fetthaltiges Fleisch gezüchtet worden. Zum anderen bedingen Bewegungsarmut und regelmäßige Fütterung der Haustiere mit kultivierten, teils nicht artgerechten Pflanzen, reichlich Fettansatz. Das Fett der Wildtiere enthält fünfmal so viel mehrfach ungesättigte Fettsäuren wie unser Schlachtvieh. Darüber hinaus enthält das Wildtierfett eine beachtliche Menge der wichtigen EPA-Fettsäure, eine ω3-Fettsäure, die im Stoffwechsel wichtige Aufgaben erfüllt und dabei der Entstehung der Arteriosklerose vorbeugt. In heimischem Rindfleisch findet man davon kaum noch nachweisbare Spuren. Nur ein Tier, das artgerecht aufwächst und artgerecht ernährt wird, liefert uns ein Fleisch, mit einer Nährstoffzusammensetzung, die unser archaischer Stoffwechsel assimilieren kann.

Fleischreiche Ernährung, verbunden mit Antibiotikaaufnahme (aus ärztlicher Verordnung, aber auch indirekt aus der konventionellen Tiermast), führen auf Dauer zur Schädigung der Darmflora. Für die gesunde Dickdarmflora ist ein saures Milieu lebenswichtig, weil es optimal für die probiotischen Bifidobakterien und Laktobazillen ist. Im alkalischen Dickdarm hingegen können pathogene Pilze (Candida, Aspergillus) und Fäulnisbakterien (z. B. Clostridium) prächtig gedeihen. Dieses Ungleichgewicht führt zu einer Ammoniakbelastung, was die Entgiftungskapazität sowie den Energiehaushalt der Leber stark belastet. Je höher der Proteinkonsum, desto alkalischer der Dickdarm und desto höher die Ammoniakbelastung für die Leber. Fleischfresser haben zur Reduktion der Ammoniak- und Leichengiftaufnahme einen extra kurzen Darm und ein besonderes Enzym. Dennoch haben sie nur für kurze Spitzenleistungen Kraft, dann ermüden sie schnell. Während eine Katze und andere reine Fleischfresser einen Großteil ihres Leben mit Schlafen verbringen, was typisch für eine hohe Ammoniakbelastung von Leber und Blut ist, können Pflanzenfresser wie Pferde, Elefanten oder Ochsen, deren Nahrung den Stoffwechsel viel weniger belastet, hohe Dauerleistungen erbringen.

Man kann sich leicht vorstellen, welche Konsequenzen eine fleischreiche Kost für den Menschen hat, dessen Gebiss, Enzymausstattung[31] und lange Darmpassage für eine Mischkost mit überwiegend pflanzlichem Anteil ausgelegt ist. Die enorme Zunahme der Dickdarmkarzinome und anderer Tumore mit belegtem Zusammenhang zum Ausmaß des Fleischkonsums ist nur eine davon, chronischer

[31] Das Enzym Uricase, wie es die Fleisch- und Allesfresser haben, um Harnsäure abbauen zu können, fehlt dem menschlichen Organismus.

Energiemangel wohl eine andere. Wer aber den Stoffwechsel in seinen komplexen Interaktionen versteht, erkennt hier einen wichtigen dahinterliegenden Mechanismus: Die Protein- und damit Ammoniaküberladung hemmt mittel- und langfristig die zelluläre Energiegewinnung, besonders im Zusammenspiel mit einer gestörten Darmflora[32], und fördert damit Energiemangelzustände und die Entstehung des metabolischen Syndroms. Nebenbei erwähnt sei, dass eine proteinreiche Ernährung bekanntlich der Hauptlieferant schwer abbaubarer, metabolischer Säuren ist (Schwefelsäure), vgl. [JAC08].

Hans Reckeweg (1905–1995) hat in seiner langen Praxis als Arzt beobachtet, dass Schweinefleisch als bedeutsames Homotoxin (Menschengift) anzusehen ist, das im menschlichen Körper zu Abwehrerscheinungen führt. Sie treten seines Erachtens in Form verschiedenster Krankheiten in Erscheinung. Als Homotoxine bezeichnete er äußere und innere Schadstoffe bzw. Giftstoffe. Sutoxine sind dabei die Belastungsfaktoren und Giftstoffe aus dem Schweinefleisch. Teilweise lassen sich Reckewegs Behauptungen nach modernen Studien nicht halten, jedoch ist seine Kritik am Schweinefleischkonsum durchaus berechtigt:

Welche Unterschiede gibt es zwischen Schweinefleisch und anderen Fleischsorten? Schweinefleisch ist enorm fetthaltig. Im Gegensatz zu anderen Fleischsorten ist das Fett nicht nur in der Speckschicht, sondern in den Zellen selbst eingelagert. Das menschliche Blut wird mit diesen Fettanteilen überschwemmt. Folgeerscheinungen sind Übergewicht, Polycythämie (das Blut wird dickflüssig) und ernährungsbedingte Hypercholesterinämie. Das Fett ist nämlich stets mit Cholesterin vergesellschaftet. Es bilden sich Großmoleküle, die damit für die Entwicklung von Arteriosklerose, sowie für hohen Blutdruck und für Verengung und Verkalkung der Herzkranzgefäße mitverantwortlich sind. Die Folgeerscheinungen sind Gefäßverschlüsse, Herzinfarkt und Schlaganfall. Cholesterin befindet sich außerdem in der Wandung von Krebszellen.

Das schwefelreiche Bindegewebe des Schweinefleisches hat einen „schleimigen" Charakter. Es kommt zur Einlagerung von Schleimsubstanzen z. B. in Sehnen, Bänder, Knorpel. Folgeerscheinungen sind Rheuma, Arthritis, Arthrose, Bandscheibenschäden. Gewebeschwefel erweicht auch die Knorpelsubstanz. Es kommt zur schleimigen Aufquellung des Bindegewebes und Vergesellschaftung mit dem hier zur Ablagerung kommenden Fett. Wassereinlagerungen werden gefördert.

Schweinefleisch ist reich an Wachstumshormonen aus der massiv beschleunigten Schweinemast. Dies ist als ursächlicher Faktor von Entzündungen und Geschwüren anzusehen und führt außerdem zu einer Steigerung der Wachstumstendenzen. Besonders bei Krebsveranlagung wird gesteigertes

---

[32] Die Darmflora wird gestört aufgrund von zu hohem Fleischkonsum, Antibiotika (direkt oder indirekt über Fleischkonsum), Nahrungsergänzung mit Basenmitteln auf Carbonatbasis, gleichzeitige Zufuhr carbonathaltige Mineralwässer, die zur Ammonikabelastung im Dickdarm führen. Als Folge dessen bricht das Ammonikaabbausystem v.a. in der Leber zusammen, was letztlich wiederum in Übersäuerung und Toxinbelastung mündet.

ungerichtetes Zellwachstum gefördert. Betrachten wir ein heutiges modernes Schwein in Großbetrieben: Das nur mehrere 100 Gramm wiegende Ferkel entwickelt sich auf Grund seiner enormen Bildung von Wachstumshormonen rassebedingt innerhalb von 1 bis 2 Jahren zu einem mehrere Zentner schwerem Schlachttier. Ein solches Schlachttier besteht aus wenig Muskulatur, wenig Knochen, aber viel Fett, Blut und Organteile sowie verschleimtes und verfettetes Bindegewebe. Es handelt sich in der Regel um belastete, schwerkranke Tiere, die an Herzverfettung, Leberverfettung und Wassersucht leiden. Der Mensch nimmt dieses Überangebot an Fett, Cholesterin, Wachstumshormonen, schwefelreichen Schleimsubstanzen und sonstigen Giftstoffen auf, kann es aber nicht gut ausscheiden und verstoffwechseln. Ein Gehalt an noch nicht genau definierten eigentümlichen Blutfaktoren im Schweineblut steht im Verdacht, bei der Entstehung von Krebs eine Rolle zu spielen. Schweineblut ist reich an diesen Einschlüssen.

Der hohe Histamingehalt des Schweinefleischs führt zu Entzündungsvorgängen wie Abzessen, Blinddarmentzündungen, Gallenerkrankungen. Venenentzündungen. Die Histamine lösen außerdem folgende Reaktionen aus: Juckreiz, Ekzeme, Neurodermitis, allergische Krankheiten wie Asthma und Heuschnupfen, Herzarrhythmie und evtl. sogar Herzinfarkt. Herzinfarktgefährdete Menschen sollten Schweinefleisch daher konsequent meiden, ebenso Patienten, die unter entzündlich-chronischen Erkrankungen wie Arthritis leiden.

Ein toxischer Faktor „übersommert" nach Prof. Shope vom Londoner Virusforschungsinstitut als Grippevirus vor allem in den Schweinelungen und wird damit in jeder Wurst mitverarbeitet. Dieses Toxin befindet sich auch im Speck und in Schweinefleischkonserven. Dort wartet das Virus auf eine günstige Gelegenheit, sich zu vermehren, z. B. im Frühjahr bei Vitaminmangel, bei Sonnenarmut und Erkältungen. So beobachtete auch Dr. Reckeweg Grippeepidemien, die auf reichlichen Schweinefleischgenuss (früher nach Hausschlachtungen) folgten. Grippeepidemien sind in muslimischen Ländern, in denen der Verzehr von Schweinefleisch aus religiösen Gründen verboten ist, dagegen kaum zu beobachten.

Verzichten Sie weitgehend auf den Verzehr von (Schweine-)Fleischerzeugnissen, z. B. Wurstwaren.

Sie enthalten meist minderwertiges Fleisch und Innereien, sehr hohe Schweinefleischanteile, einen hohen Gehalt an oxidierten Cholesterinen (vor allem Salami) und sind sehr fett. Zuviel Fett und Fleisch führt zu Feuchtigkeits- und Schleimansammlung und Schleimblockaden mit Knoten, Zysten oder Übergewicht. Überernährung mit anteilig übergroßem Fleischkonsum (vor allem roten Muskelfleisches) und fetten Fleisch führt zu feuchter Stagnationshitze und Aggressionsneigung, vor allem in Verbindung mit dem Genuss von Alkohol.

Fleisch wird in der fernöstlichen Medizin eher als Tonikum eingestuft, weniger als Grundnahrungsmittel. Fleisch ist ein therapeutisches Yang-Tonikum, wobei das Fett das Yang verwurzelt. Rotes, mageres Muskelfleisch und Knochenmark sind blutbildend. Fleisch in gekochter Form oder verkocht in Kraftsuppen dient als schnell kräftigendes Tonikum bei Qi-Mangel. Gegen hochwertiges Fleisch in kleinen Mengen ist nichts einzuwenden, sondern unterstützt sehr gut z. B. die Blutbildung. Wenn Sie das Fleisch mit kleingehacktem frischem Ingwer und Knoblauch einreiben und marinieren, wird es nicht nur zarter und aromatischer, sondern auch bekömmlicher. Fleisch wird am leichtesten als Geschnetzeltes, in Suppen oder als Hackfleisch verdaulich. Decken Sie Ihren Bedarf über ein selbstgebratenes Stück Fleisch. Empfohlene Fleischsorten sind Wild, Rind, Schaf, Ziege und Geflügel aus artgerechter Haltung mit artgerechter Fütterung.

3.12 Gewürze von Kräutern, Algen über Salz zum Glutamat

3.12.1 Kräuter und Gewürze

Gewürze und Kräuter sind besonders reich an Duft- und Aromastoffen. Daher rechnet man sie zu den lebenswichtigen Vitalstoffen. Frische Gartenkräuter und Wildgemüse sind nicht nur reich an Vitaminen, sie zählen auch zu den wichtigen Mineralstoffspendern und unterstützen Yin und Yang gleichermaßen. Ihre Duft- und Aromastoffe beleben die Geschmacks- und Geruchsorgane und regen dadurch die Drüsen der Verdauungsorgane an, reichlich verdauungsfördernde Sekrete zu liefern.

Geben Sie direkt vor dem Servieren über alle Speisen eine großzügige Handvoll kleingehackter frischer Kräuter.

Sie lassen sich leicht am Küchenfenster, auf dem Balkon oder im Garten ziehen. Gerade in der kalten Jahreszeit ist z. B. Petersilie und Schnittlauch für langgegarte Eintöpfe und Suppengerichte unentbehrlich als Rohkostanteil. Grünblättrige Gewürze, z. B. Oregano, Basilikum, Thymian, Rosmarin, heben mit ihrer aromatischen Wirkung die Schwere von schwarzen Bohnen und schwerverdaulichen Gerichten.

Gewürze haben keinen nährenden Charakter, sie sind jedoch sehr energetisch. Sie unterstützen und dynamisieren die Verdauung, geben den Speisen Geschmack und Aroma und haben eine antibakterielle Wirkung. Zimt, Nelke, Koriander, Ingwer, Muskat und Cardamon wirken zerstreuend, trocknend, wärmend. Sie unterstützen den Effekt von süßen Lebensmitteln, wobei sie die befeuchtende Wirkung mildern. Gerade sehr süße Lebensmittel werden mit diesen Gewürzen verdaulicher, z. B. Süßkartoffeln, Kürbis, aber auch süße Desserts und kühlende Fruchtzubereitungen. Gerade Milchprodukten, die kühl und stark befeuchtend wirken, sollten daher immer eine reichliche Prise dieser Gewürze zugegeben werden.

An Brotteig, Suppen, Kohl- und Rübengerichte gehören Kümmel und Dill. Diese in Dolden reifenden Samenfrüchte sollen übrigens auch die Geselligkeit fördern.

Koriander, Kreuzkümmel und Ingwer reduzieren die blähende Wirkung von Hülsenfrüchten. Diese Kombination aus Wurzel und Samen verleiht dem Gericht stärkende Wirkung. Frische Ingwerwurzel wird verwendet, um proteinhaltige Lebensmittel wie Fleisch und Hülsenfrüchte, aufzuschlüsseln und mindert die Harnsäure-Wirkung im Körper. Frischer oder getrockneten Ingwer lindert Übelkeit, Erbrechen, Menstruationskrämpfe, Bronchitis, Schmerzen und Krämpfe. Er lenkt die Eigenschaften der Speisen und Kräuter abwärts, zu den unteren Extremitäten, zu Därmen, Nieren, Genitalien, Beinen und kuriert Morgenübelkeit. Getrockneter Ingwer ist wärmend bis heiß, sollte daher nicht verwendet werden, wenn Hitzesymptome vorhanden sind.

Knoblauch und Chili (Cayenne-Pfeffer) sind bei Erkältungen hilfreich, denn sie wirken antibakteriell und antiviral und sorgen für Schwitzen. Eine Hühnersuppe mit frischem Chili und Knoblauch zerstreut die eingefangene Kälte. Chili ist übrigens eine der Pflanzen mit dem höchsten Vitamin-C-Gehalt, wobei sie wärmend wirkt – im Gegensatz zur vielbeschworenen heißen Zitrone, die mit ihrer Säure die Kälte im Körper festhält und zudem kühl-kalte Wirkung hat. Die ganze Familie der Zwiebelgewächse wirken zerstreuend und durchdringend, und hilft, Stagnationen zu befreien, z. B. bei übermäßigem Fleischgenuss oder sonstigen Ernährungsexzessen und Überessen. Allerdings wirken die Zwiebelgewächse auch zerstreuend auf die Konzentration.

Kurkuma ist mehr als nur Gewürz, denn auch er ist ein Heilmittel. Er ist warm und bitter, entzündungshemmend, antioxidativ und schützt die Leber vor Toxinen. Er wirkt cholesterinsenkend, entstaut die Leber, fördert die Proteinverdauung und ist feuchtigkeitsausleitend.

3.12.2 Enzymprodukte: Essig, Sojasauce, Miso

Enzymreiche Produkte wie Essig, Sojasauce und Miso unterstützen die Verdauung. Wichtig ist hierbei, dass diese Produkte zur Konservierung nicht erhitzt wurden, denn ab 40 °C werden Eiweiße, zu denen auch Enzyme gehören, zerstört. Die meisten Essigsorten aus dem Supermarkt bzw. Sojasaucen sind damit wertlos.

Ein kleiner Schuss hochwertiger Essig, Sojasauce und etwas Miso sind jedoch wertvolle Würzhilfen für jede Sauce und Suppe.

**Essig, Sojasauce und Miso
niemals mitkochen,
sondern erst kurz vor dem Servieren zugegeben.**

Salatsaucen gewinnen mit etwas Sojasauce statt Salz an Geschmack, zumal Sojasauce den Magen öffnet und kühlend und leicht entgiftend wirkt. Damit ergänzt sie die für Frühjahr und Sommer gewünschte Wirkweise ideal. Suppen bekommen eine interessante, säuerliche Note, wenn etwas Miso erst in wenig Wasser verrührt und dann zugegeben wird. Auch das Ume-Su, eine aus der Ume-Aprikose (auch Ume-Pflaume genannt) fermentierte Sauce der makrobiotischen Küche gibt vielen Gerichten Pfiff mit seiner salzig-säuerlichen Note.

Salate sollten immer mit Essig, nicht mit Zitronensaft angemacht werden. Zitronensaft ist sehr kalt von der Wirkung und hemmt so die Verdauung der ebenfalls kühlen Rohkost. Essig mit seiner wärmenden Wirkung und der Unterstützung durch seine Enzyme hilft dagegen, den Salat anzufermentieren, so dass der Organismus diesen aufschlüsseln kann. Dass Essig den Körper übersäuern könnte, ist übrigens nur ein hartnäckiges Gerücht.

3.12.3 Salz

Ungelöste Mineralien wie das Kochsalz (Natriumchlorid) erfordern viel Verdauungs- und Aufbauarbeit vom menschlichen Organismus, deutlich mehr, als wenn Wasser oder gar Pflanze und Tier die „Vorarbeit" übernommen hätten. Daher nimmt der Mensch Mineralstoffe am besten über abwechslungsreiche Pflanzenkost und etwas tierische Produkte in gelöster Form auf.

Kochsalz enthält fast ausschließlich Natrium als Mineralstoff. Der Salzbedarf ist abhängig von klimatischen und persönlichen Gegebenheiten. In trockenem und warmem Klima oder bei körperlicher Arbeit ist der Bedarf erhöht. Eine Kaliumzufuhr bewirkt eine erhöhte Natriumausscheidung und somit einen erhöhten Natriumbedarf. Bei einer rein vegetarischen Ernährung ist der Bedarf deshalb erhöht, weil Pflanzen relativ mehr Kalium als Natrium enthalten. Dennoch brauchen Sie selbst als Vegetarier nicht mehr zu salzen. Denn wir alle sollten Salz reduzieren:

Der Minimalbedarf liegt bei ca. 2 Gramm. Die durchschnittliche Ernährung jedoch strotzt vor Natrium, sie enthält oft das 20fache dessen, was wir benötigen. Selbst bei Vermeidung salzreicher Nahrungsmittel und von zusätzlichem Speisesalz enthalten die Speisen täglich noch etwa vier bis fünf Gramm Natrium. Der Salzgehalt der Lebensmittel ist auf den meisten Zutatenlisten nicht ausgezeichnet, nur der Natriumgehalt. Wenn man diesen mit 2,5 multipliziert, hat man den Salzgehalt. Und bereits 3 gekaufte Brötchen (ohne Belag!) überschreiten schon den täglichen Bedarf. Nur wer selbst mit Grundnahrungsmitteln kocht, kann den Salzkonsum überblicken und steuern. Salz ist ungeheuer wichtig: Zu wenig ist gefährlich, zu viel ist Gift.

Bei exzessivem Schwitzen, bei Leistungssport, aber auch bei länger anhaltendem Durchfall kann es zu Natriummangel kommen. Dabei sinkt der Blutdruck, hinzu kommen Schwäche, Apathie, Schwindel, Muskelkrämpfe, sogar Krampfanfälle bis hin zu Verwirrung, Orientierungsschwierigkeiten. Im akuten Falle sollten dann mit einer Elektrolytlösung die benötigten Mineralien zugeführt werden. Dem Körper fehlt dabei nämlich nicht nur Natrium, d.h. allein etwas salzige Instantbrühe reicht nicht. Bei einer Magen-Darm-Erkrankung beugen Sie dem Elektrolytmangel vor, indem der Patient als Schonkost kleine Portionen lange gekochte Gemüsekraftsuppe bekommt, deren feste Bestandteile komplett entfernt wurden.

Hauptaufgabe des Natriums ist die Regulation des extrazellulären und des intrazellulären Flüssigkeitsvolumens. Natrium ist das häufigste und meist verbreitete Elektrolyt im extrazellulären Raum. Zusammen mit Kalium, das vor allem im intrazellulären Raum anzutreffen ist, reguliert Natrium den Wasserhaushalt und den osmotischen Druck im Körper. Das bedeutet, dass die Wassermenge eng mit dem Salzgehalt des Körpers verbunden ist, der vorwiegend durch Kochsalz aufgenommen wird. Jede Salzaufnahme hat eine Wasseraufnahme zur Folge, die die entsprechende Menge Salz bindet. Diese Wasseraufnahme in den Zellen hat auch Einfluss auf die Gewebespannung. Der Mechanismus der Regulation des osmotischen Druckes verbindet den Wasser- und Elektrolythaushalt mit dem Hormonsystem. Der hohe osmotische Druck ist ein Signal für den Hypothalamus das Hormon ADH freizusetzen. Dieses Hormon sagt den Nieren, sie sollen mehr Wasser zurückhalten und weniger Wasser ausscheiden. Gleichzeitig wird durch die Vermittlung von Durst die Aufnahme von Flüssigkeit verlangt. Ist der Wassergehalt wieder auf dem Sollstand (das Blut wieder „dünner"), reduziert sich auch die Ausschüttung des ADH. Natrium ist darüber hinaus einer der Zentralfaktoren bei der Übertragung und Weiterleitung von Nervenreizen und bei der Steuerung von Muskelerregbarkeit und Muskelentspannung. Natrium ist unerlässlich für die Resorption von Glucose und Aminosäuren, und den Transport anderer Nährstoffe.

Nach der chinesischen Medizin ist Salz ist das yinigste Lebensmittel, das stark absenkt, bis man gut geerdet ist. Geringe Mengen Salz nähren die Nierenenergie als „Ministerin für Vitalität" und beugen Erschöpfung vor, auch weil es die Verdauung kräftigt und die Salzsäureproduktion im Magen aktiviert (zuviel macht also u. a. auch Sodbrennen). Salz leitet überschüssige Feuchtigkeit aus, alkalisiert das Blut, reinigt, klärt. So wie ein Salzkristall klar durchscheint, hilft es, das Gedankenchaos zu klären und den Fokus auf das Substantielle zu richten. Durch seine extrem yinige Wirkung entsteht sehr leicht eine gegenteilige Wirkung – extremes Yin wandelt sich in Yang. Mild salzig kann Verhärtungen auflösen, wenn es therapeutisch eingesetzt wird. Im Übermaß kann es dagegen Druck auf die Arterien verursachen.

Zu viel Natrium stört die Resorption verschiedener Nährstoffe und senkt den Calciumspiegel im Blut. Ist zu viel Natrium vorhanden, führt das vor allem zu einer Austrocknung der Zellen. Besonders betroffen sind die Gehirnzellen. Die Folgen sind dann Lethargie, Krämpfe, Verwirrungszustände, Fieber bis zu Gefäßeinrissen und Thrombosen. Der Verlauf kann akut oder chronisch sein. Je schneller der Natriumüberschuss auftritt, desto schwerwiegender sind die Bewusstseinsstörungen. Störungen über einen längeren Zeitraum, sind meist nicht so ausgeprägt und zu Beginn eher unauffällig. Das liegt daran, dass sich ein allmählicher Wasserverlust in Zellen und Zellzwischenräumen verteilen kann. Bei Gesunden führt das für unsere Ernährung typische Übermaß an Natrium zuerst zur Anstauung von Wasser (geschwollene Tränensäcke und Knöchel), Schweregefühl, Erschöpfung, Kopfschmerzen und Blähungen, weil die Nieren beim Versuch, das überschüssige Natrium auszuscheiden, überanstrengt werden. Dazu steigen die Calciumverluste über den Urin beachtlich an.

Menschen, die unter hohen Bluthochdruck neigen, sind salzempfindlich, denn Salz hebt den Druck in den Arterien und kann Probleme im Kreislauf verursachen. Yang-betonte Menschen sollten es reduzieren oder meiden, zumal es das Yang weiter anfacht, anregend und wachmachend wirkt. Menschen mit Herz- und Nierenproblemen sollten ebenfalls salzhaltige Speisen meiden. Auch erzeugt Salz Süßhunger (extremes Yin will ins Yang wandeln), der wiederum in einen Teufelskreis führt, denn anschließend kommt wieder das Bedürfnis nach Herzhaft-Salzigem. Krankheiten, besonders die chronisch-degenerativen Erkrankungen, sind immer mit einer Dysbalance im Säure-Basen-Haushalt verbunden mit Übersäuerung.

Die Grundnährmittel Fleisch und Getreide wirken säuernd wie auch die Mehrzahl an raffinierter Industrienahrung und Alltagsdrogen[33]. Unraffiniertes Salz dagegen ist neutralisierend. Daher wird der salzige Geschmack gerade von Menschen mit Übersäuerung verlangt. Deshalb salzen solche Menschen ihr Fleisch oft ordentlich nach, weil das Fleisch viel Säuren spendet, aber auch viel Magensäure zur Verdauung vom Körper verlangt. Salz fördert die Magensäureausschüttung. Das Nachsalzen von Nahrungsmitteln, die ohnehin schon reich an Natrium sind, führt zur Überdosierung und entsprechenden Erkrankungen. In industriellen Nahrungsmitteln ist ein stark erhöhter Anteil an raffiniertem Kochsalz enthalten, vor allem Fleischerzeugnisse, Wurst, Käse und Brot. Dies gilt umso mehr für Fertigprodukte, wobei diese meist nicht nur ein Übermaß an Kochsalz enthalten, sondern zusätzlich seine Verwandten, die Geschmacksverstärker, die ebenfalls Natrium zuführen.

[33] Alkoholmissbrauch zeigt sich übrigens gleichzeitig in deutlich wahrnehmbarer Salzsucht aufgrund der massiven Übersäuerung!

**Meiden Sie konsequent
die stark salzhaltigen (industriell gefertigten)
Backwaren, Wurst, Käse und Fertignahrung.**

Kochsalzzufuhr können Sie drastisch reduzieren, wenn Sie diese Nahrungsmittel konsequent meiden und selbst kochen, auch Ihr Brot selbst backen. Damit reduziert sich von selbst das drängende Bedürfnis nach salzigem Geschmack. So kann sich der Geschmackssinn wieder erholen, verfeinern und nimmt den eigentlichen Geschmack der Speisen wieder wahr, der vorher durch das scharfbeißend Salzige überdeckt wurde.

Grundsätzlich sollte Salz erst nach dem Kochen und Garen hinzugefügt werden. Durch die Verwendung von reichlich Kräutern, Gewürzen, Spirulina und würzigen Zutaten wie Sojasauce können Sie Salz weiter reduzieren. Auch Gomasio, s. Abschnitt 5.2.2, ist eine Alternative zu reinem Salz. Verwenden Sie auch beim Salz nur hochwertiges, unraffiniertes Salz.

**Erst vor dem Servieren salzen,
reichlich Kräuter und Gewürze
sowie unraffiniertes Salz verwenden.**

Kochsalz wird als scharf eingestuft, hat dabei abkühlende Natur. Diese Einschätzung muss jedoch relativiert werden. Denn diese Angaben aus den chinesischen Klassikern beziehen sich auf wässrige Salzlösung, so genannter Sole, wie sie in der Natur vorkommt, bzw. auf Salzkristalle, die aus der Sole unter Sonneneinwirkung natürlich auskristallisiert sind.

Solch unbehandeltes, nicht raffiniertes Salz gibt es selbst in Reformhäusern oder Bioläden selten. Meist ist es Meersalz, sieht gräulich-schmutzig aus, ist meist feucht und klumpig. Die Verunreinigungen sind andere lebensnotwendige Mineralien und Spurenelemente, z. B. Jod. Das Mineralprofil solchen Salzes ist sogar sehr ähnlich dem Mineralienprofil unseres Blutes. Daher schmeckt es weniger „salzig", und es fehlt der beißend-scharfe Geschmack des rieselfähigen Raffinadesalzes. Der Geschmack ist mild, salzig-würzig, aromatisch. Es wirkt aufgrund seiner charakteristischen Merkmale tatsächlich neutralisierend, damit ausgleichend und reinigend auf den Körper. Benutzen Sie einfach eine Mühle für dieses Salz, denn die größeren Klumpen lösen sich in Speisen schlecht auf.

Das Fleur de Sel entsteht nur an heißen und windigen Tagen als hauchdünne Schicht an der Wasseroberfläche der Aussalzungsbecken für Meerwasser und kommt immer unbehandelt in den Handel. Durch Wind und Sonne ist es einmal natürlich umkristallisiert, somit eine Stufe mehr gereinigt, als die gräulichen Salzkristalle in den Becken. Der Unterschied liegt im Preis, den Sie für gleichmäßige, saubere Kristalle zahlen, die aber bereits weniger sonstige Mineralien enthalten als das Salz aus den Becken.

Im (alternativen) Handel werden häufig unraffinierte, bergmännisch abgebaute Steinsalze angeboten. Steinsalz ist ein monomineralisches Gestein, das sich, bis auf geringe Beimengungen anderer Salzminerale, fast ausschließlich aus dem Mineral Halit (Natriumchlorid = Kochsalz) zusammensetzt. Diese Salze können einen leichten Farbschimmer haben und werden meist als Himalaya-Salz angeboten. Allerdings wird im gesamten Himalaya kein Salz abgebaut, auch nicht in den vorgelagerten Gebirgszügen. Das Salz stammt aus Pakistan. Diese Steinsalze, ob aus Pakistan oder den heimischen Salzlagerstätten, sind ebenfalls unraffiniert, enthalten aber deutlich weniger Mineralien und Spurenelemente als das unraffinierte Meersalz. Andererseits enthalten diese Salze weniger unerwünschte Verunreinigungen als die Meersalze, denn die Ozeane sind gerade im Küstenbereich immer stärker belastet und verschmutzt.

Das gewöhnliche Speise- oder Kochsalz aus dem Supermarkt hat mit der eigentlichen Bedeutung des Wortes „Salz" nicht mehr zu tun. Es durchläuft einen langwierigen Raffinierungsprozess, in dem es mit über 200 verschiedenen Chemikalien in Berührung kommt und fast alle Elemente abgespalten werden – bis auf Natrium und Chlor. Raffiniertem Salz fehlen wertvolle Begleitstoffe wie Calcium, Magnesium, Kalium, Eisen, Zink und weitere Mineralstoffe und Spurenelemente. Hinzu kommen chemische Trennmittel für eine gute Rieselfähigkeit und künstliche Beigaben von z. B. Fluor und Jod. Außerdem wird mit jeder Umkristallisation Hitze, also Yang zugeführt. So wirkt das Raffinadesalz nicht mehr mild kühlend, sondern sehr scharf-heiß.

3.12.4 Glutamat

Mononatriumglutamat ist das Natriumsalz der Glutaminsäure, einer natürlich vorkommenden Aminosäure. Auch Monokaliumglutamat und Calciumglutamat werden als Geschmacksverstärker verwendet Einen Teil davon stellt der Organismus selbst her, einen Teil produzieren Mikroben, die unseren Darm bewohnen, und einen Teil entnehmen wir der Nahrung. Mittlerweile wird über industrielle Nahrungsmittel und in Restaurants soviel Glutamat zugegeben, dass diese Dosis, die die natürlichen Mengen um ein Vielfaches übersteigt, zu schleichenden, aber gefährlichen Erkrankungen führt. Auf Glutamat können wir nicht allergisch sein, denn diese Substanz ist in jeder Zelle unseres Körpers enthalten. Dennoch gibt es Menschen, deren Organismus akut und heftig auf das zugegebene Glutamat in Speisen überreagiert, mit Schweißausbrüchen, Schwindel, Kreislaufkollaps, Übelkeit, Kopfschmerzen. Glutamat ist in seiner thermischen Wirkung extrem erhitzend

Die Benennung des fünften Geschmacks, hervorgerufen durch (natürliche) Geschmacksverstärker, stammt aus dem Japanischen: „umami" bedeutet Vollmundigkeit oder Wohlgeschmack. Speisen, die „umami" schmecken, sind z. B. Tomate, Parmesankäse, Bouillon und Thunfisch. Drei chemische Substanzen sind für die umami-Empfindung zuständig: Mononatriumglutamat (MSG), Dinatriuminosinat (DSI) und Dinatriumguanylat (DSG), wobei MSG die wichtigste Rolle spielt.

Eiweiße bestehen aus Aminosäuren. Eine der am häufigsten vorkommenden Aminosäuren ist die Glutaminsäure, die in manchen Proteinen bis zu 20 % ausmacht. Noch mehr Glutamat findet sich in Milcheiweiß (22 %) und Weizenprotein (31 %). Glutamat kann frei und gebunden auftreten. Das freie Glutamat steht, wie es der Name sagt, dem Körper unmittelbar zur Verfügung. Das gebundene Glutamat ist fest mit den Eiweißbestandteilen der Lebensmittel verknüpft und kann nur bei der Eiweißverdauung durch Enzyme im Darm freigesetzt werden. Bei der Verdauung werden die Proteine in ihre Bestandteile gespalten, in die Aminosäuren, zu denen auch die Glutaminsäure gehört. Auf diese Weise entstandenes freies Glutamat kann im Unterschied zum freien Glutamat keine sofortige Reaktion auslösen. Löst man MSG in Wasser, zerfällt es in Natriumionen und freies Glutamat. Im sauren Milieu unseres Magens wird aus Glutamat wieder Glutaminsäure, die sich chemisch nicht von derjenigen unterscheidet, die im Zuge der enzymatischen Eiweißverdauung entsteht. Beide „Arten" Glutaminsäure werden durch die Wände unseres Magen-Darm-Kanals gleich gut aufgenommen.

Glutamat wirkt aufgrund seiner stimulierenden Wirkung auf die Nervenenden, insbesondere im Mund und in den Geschmackspapillen. Fleisch und Fisch schmecken mit Glutamat intensiver. Das trifft in der Tat auf sämtliche Eiweiße zu, auch auf Meeresfrüchte und Käse. In vielen traditionellen Gerichten wird eine geringe Menge Protein mit einem Nahrungsmittel kombiniert, das reich an freiem Glutamat ist. Die so entstehende Speise schmeckt weitaus besser, als wenn man beide Bestandteile nacheinander verzehrt. Typische Beispiele findet man nicht nur in China (Schweinefleisch und Garnelen) und Japan (Fisch und Seetang), sondern auch in Italien (Pizza mit Tomaten und Käse). Reife Früchte schmecken wesentlich besser als unreife. In einigen Fällen, beispielsweise bei Tomaten, liegt dies zum Teil am steigenden Gehalt an Glutamat. Tomaten geben daher vielen Gerichten erst den rechten Geschmack. Langgekochte Kraftsuppe hat übrigens einen ähnlichen Effekt. Man kocht Fleisch- oder Fischstückchen mit verschiedenen Gemüsen lange und langsam, wobei Glutamat freigesetzt wird und den Eigengeschmack von Suppen und Saucen fördert. Das ist die Alternative zu Brühen aus der Retorte. Zur Zubereitung s. Abschnitt 5.1.3.

Glutamat wurde in den 1950er Jahren als Lebensmittelzusatzstoff zugelassen als man die meisten Wirkungsweisen noch nicht kannte. In den 1950er und 1960er Jahren setzte man Glutamat selbst Kleinkinder- und Säuglingsnahrung zu. Dies schien durchaus vernünftig zu sein, weil auch Muttermilch recht viel Glutamat enthält (22 mg in 100 ml), wesentlich mehr als Kuhmilch (2 mg in 100 ml). Dann brachte man bestimmte Hirnschädigungen mit Glutamat in Zusammenhang und verzichtete auf den Zusatz bei Kleinkindnahrung. Schon 1980 erhielt der internationale Marktführer ein japanisches Patent zur gentechnischen Herstellung. In der Zwischenzeit ist dieser Stoff zum wichtigsten Zusatzstoff der Industrie geworden. 1976 wurden ca. 260 Tausend Tonnen weltweit produziert, 2003 bereits 1,5 Millionen Tonnen.

Deklariert auf der Zutatenliste kann es als „Geschmacksverstärker" sein. Im europäischen System der Nahrungsmittel-Zusatzstoffe („E-Nummern") ist Mononatriumglutamat als E 621 – E 625 aufgeführt. Dinatriuminosinat wurde vorläufig die Nummer E 631 zugeteilt. In Fertiggerichten jeder Art sind in aller Regel Glutamate zugegeben. Besonders reichlich findet sich in Tiefkühlkost, herzhaften Knabbereien, Gewürzmischungen, Brühwürfeln und -pulvern, Büchsen- und Tütensuppen, Saucenpulver, Wurst und Schinken. In Süßspeisen verstärkt dagegen meist „Maltol".

Aber das umstrittene und beim Verbraucher in Ungnade gefallene Glutamat wird immer öfter umbenannt und verschwindet so elegant von der Zutatenliste: Natriumglutamat, E621, darf auch als „Würze", „Aroma", „Carrageen", „Maltodextrin", „Weizenprotein" und unverdächtiges „Trockenmilcherzeugnis" oder „fettfreie Milchtrockenmasse" angegeben werden. Diese Zusätze dürfen dann bis zu 30 % reines Glutamat enthalten. In industriellen Bioerzeugnissen versteckt sich das Glutamat hinter „Hefeextrakt" – mit Dreistigkeit wird dann sogar auf Produkten bekannter Hersteller mit der Aufschrift „ganz ohne Geschmacksverstärker gemäß gesetzl. Richtlinien" geworben.

Glutamat steht zusammen mit dem Süßstoff Aspartam im Verdacht, in großen Mengen neurotoxisch zu wirken. Das in den Nervenzellen selbst gebildete Glutamat ist ein wichtiger Neurotransmitter, ein Nervenbotenstoff, der erregende Wirkung auf die Reizweiterleitung im Nervensystem ausübt. Übersteigt die Glutamatkonzentration im Gehirn den Normalwert, kann es Nervenzellen irreparabel schädigen. Das über die Nahrung aufgenommene Glutamat erhöht die Konzentration im Blut. Sicher ist, dass der Neurotransmitter Glutamat auf das Nervenzentrum im Darm wirkt und in noch nicht genau geklärter Weise dort die Verdauungstätigkeit anregt, mit der Folge von Durchfall, Magenkrämpfen, Reizdarmsyndrom, Übelkeit und Erbrechen bis hin zu Blutungen.

Nach heute immer noch nicht korrigierter Lehrmeinung sollte es die Blut-Hirn-Schranke nicht passieren, somit eine neurotoxische Wirkung im Gehirn ausschlossen sein. Die Blut-Hirn-Schranke ist jedoch nicht immer gleich stark. Zahlreiche Wissenschaftler zweifeln in neuen und unabhängigen Studien an der generellen Unüberwindbarkeit der Blut-Hirn-Schranke für Neurotoxine wie Glutamat. Auch sind einige Hirnregionen, wie der Hypothalamus, vor ihnen nicht geschützt. Ganz im Gegenteil, vorzugsweise im Hypothalamus wirkt das körpereigene Glutamat. Er ist die wichtigste Steuerungszentrale im Gehirn. Hier wird übergeordnet das Nervensystem und Hormonsystem miteinander reguliert, der Appetit und das Hungergefühl gesteuert, Gewicht und Körperwachstum ebenfalls. Er greift in die Mechanismen von Atmung, Herzschlag und Verdauung ein, spielt eine Schlüsselrolle für Motorik, Emotionen und Gedächtnis.

Zuviel Glutamat provoziert die Neuronen, immer wieder bis zur Überreizung Signale zu senden, bis zur Erschöpfung. Dies lässt den Calciumgehalt der Zelle steigen, bis er für die Zelle selbst giftig wird. Diese Selbstzerstörung wird in der Alzheimerforschung mit Glutamat in Verbindung gebracht. Auch bei Multipler Sklerose, M. Parkinson und kindlichen Lern- und Entwicklungsstörungen steht Glutamat unter Verdacht. Es wird nach Medikamenten geforscht, die Glutamatrezeptoren blocken sollen, während gleichzeitig über die Nahrungsmittelindustrie der menschliche Organismus mit freiem Glutamat überschwemmt wird.

Mehr Zusammenhänge über Glutamat und den Stand der Forschung sind sehr anschaulich nachzulesen in Grimm, „Die Ernährungslüge. Wie uns die Lebensmittelindustrie um den Verstand bringt" [GRI03] und bei Pollmer/ Schmelzer-Sandtner, „Wohl bekomm's. Was Sie vor dem Einkauf über Lebensmittel wissen sollten".

Meiden Sie sicherheitshalber Nahrungsmittel, denen Glutamat zugesetzt wurde. Bereiten Sie ihre Speisen aus hochwertigen Lebensmitteln selbst zu. Wer sehr empfindlich auf Glutamat reagiert, sollte auch vorsichtig sein mit folgenden Lebensmitteln, die viel natürlich freies Glutamat enthalten:

- Trauben, Pflaumen, Zwetschgen, Rosinen, getrocknete Aprikosen
- Tomaten (vor allem Tomatenmark und -saft), Champignons, Erbsen, Maiskörner
- Roquefort, Parmesan, Greyerzer, Gouda, Camembert, Brie
- SojaSauce, Fisch, Fleischpasteten
- Wein, Portwein, Likör, Sherry

3.12.5 Kakao und Schokolade

Kakao und Schokolade sind so eng miteinander verbunden, so dass beides zusammen gehört. Kakao und Schokolade sind Genussmittel, Seelentröster, Lebenselixier. Kakao hat eine ideale Nährstoffzusammensetzung: Neben den Hauptnährstoffen Eiweiß, Fett und Kohlenhydrate besitzt er wertvollen Mikronährstoffe, Mineralien, Vitamine und Koffein. Nach der chinesischen Medizin lindert er Schlafstörungen und Appetitmangel.

Die Polyphenole im Kakao sind die gleichen wie in grünem Tee. Im Vergleich hat ein Wasseraufguss aus Kakao die doppelte antioxidative Wirkung wie Wein und die zwei- bis dreifache Wirkung wie grüner Tee. Catechine haben krebshemmendes Potential. Studien lassen vermuten, dass der Kakaobestandteil Epicatechin, ein Antioxidans, womöglich das Risiko für Diabetes, Krebs Schlaganfall und Herzinfarkt um 90 % senken kann, vgl. [BAY07].

Dem Kakao aus dem Supermarkt allerdings fehlt diese schützende Wirkung, denn mittels Pottasche oder Natriumcarbonat wird das bitter schmeckende Epicatechin reduziert. Geschmack und Farbe des Kakaos verändern sich. Er wird gemäß der Forderung der Verbraucher milder, aber die antioxidative Wirkung wird reduziert. Im Bioladen gibt es aber noch unbehandelten Kakao. Die Bitterstoffe werden allerdings nicht wegen der schützenden Antioxidantien erhalten, sondern weil die indigenen Produzenten nicht über die Technologie verfügen. Der Hersteller bedauert das, denn der Kunde verlangt nach mildem Kakao.

Kakao und Schokolade haben einen hohen Nährwert. Der Energiewert ist bei dunkler Schokolade und Milchschokolade fast identisch. Dunkle Schokolade enthält etwas mehr Fett, Milchschokolade deutlich mehr Zucker sowie Milch in Form von minderwertigem Milch- oder Sahnepulver. Bei der industriellen Erzeugung dieses Milcherzeugnisses wird ein Sprühtrocknungsverfahren eingesetzt, dass die Fette und Cholesterine der Milch oxidieren und ranzig werden lässt. Auch bei der Zartbitterschokolade (Kakaogehalt <70 %) findet man gelegentlich den Zusatz von Milchpulver.

Die dunkle Schokolade ist der Milchschokolade vorzuziehen, denn die Milchbestandteile im Kakao und in der Schokolade vermindern vermutlich, dass die wichtigen Antioxidantien des Kakaos wirksam werden können. Stellen Sie um auf hochwertige Schokoladen mit Kakaogehalt von mehr als 70 %.

**Kakao nicht mit Milch zusammen konsumieren,
und statt Milchschokolade
Sorten wählen mit >70 % Kakao-Anteil.**

Beim Kauf von Kakao und Schokolade sollten Sie sich die Zutatenliste genau ansehen. Handelt es sich bei dem Fett um natürliche Kakaobutter oder Butterreinfett oder sind minderwertige, gehärtete Transfette zugegeben? Sie müssen deklariert und als „gehärtete Fette" ausgewiesen werden, wie auch das Milchpulver. Auch die Entbitterung des Kakaos muss ausgewiesen werden, dies wird meist angegeben über das Stichwort „Säureregulator", Natriumcarbonat oder Pottasche.

3.13 Hoch die Tassen, Wasser und Getränke

Ca. 50–60 % des Körpergewichtes des Menschen bestehen aus Wasser. Die Aufgaben des Wassers im Körper sind vielfältig. Wasser ist Transportmittel für Nährstoffe, für Hormone, für Sauerstoff und Kohlendioxid von Zelle zu Zelle, aber auch zum Ausschleusen von Endprodukten über die Ausscheidungsorgane. Es ist Reinigungsmittel, wirkt entgiftend und ausleitend, auch als Regulationsmittel für den Elektrolythaushalt im Körper und für die Körpertemperatur. Der osmotische Druck innerhalb der Zellen wird mittels Wasser aufrechterhalten.

In den Körperflüssigkeiten, dazu zählen auch Blut und Lymphe, reichern sich viele Giftstoffe an. Ein Teil sind Stoffwechselendprodukte, ein anderer Teil stammt aus Medikamenten, aus dem Wasser, aus der Nahrung und der Luft. Aus dieser Perspektive wird schnell ersichtlich, worin die Ursache liegen könnte, dass immer mehr Menschen in ihrer Vitalität erschöpft sind: Die Filter des Körpers, die Leber und die Nieren, arbeiten an ihrer Grenze, um all die Toxine und Abfallprodukte auszuscheiden, die aus belastender Fehlernährung stammen. Die Nieren als „Ministerin für Vitalität" versorgen den gesamten Organismus mit Energie, z. B. indem sie das Nervensystem zwischen Aktivität und Regeneration steuern. Diese Energie zu regulieren, ist die Aufgabe der „Leber-Ministerin", z. B. durch die Synthese von Hormonen, Eiweißen. Wenn diese beiden Organe ständig gefordert werden, um den Körper von Toxinen zu befreien, bleibt ihnen nur wenig Energie übrig, um die normalen, gesunden Aufgaben zu erfüllen.

Wasser ist Füllmittel, es wirkt als Füll- und Polsterstoff, denn es dient dem Körper sowohl als verbindendes als auch als trennendes Element zwischen einzelnen Körperregionen und Organen. So glättet es z. B. die Haut und puffert die Bandscheiben. Es dient auch als Kommunikationsmedium, denn es lässt die Zellen miteinander kommunizieren. Wasser ist auch selbst Informationsträger, kann Informationen speichern. Diese lange angezweifelte Tatsache bedeutet, dass wir mit dem Wasser, das wir trinken, auch Informationen aufnehmen, die unsere körperlichen Vorgänge fördern oder auch beeinträchtigen können. Jedes Wasser weist eine gewisse Vorgeschichte auf. Diese Informationen muss unser Körper verarbeiten.

Die Versorgung des menschlichen Organismus mit lebensnotwendigen Mineralstoffen erfolgt nicht über das Trinkwasser, sondern über die feste Nahrung. Wasser beeinflusst aber alle körperlichen und geistig-seelischen Funktionen, daher muss es unbedingt in ausreichender Menge zur Verfügung stehen. Bei ausreichender Wasserversorgung steigt das Denkvermögen; verschwinden Falten; kann der Körper besser sein Idealgewicht finden; werden Herz und Niere geschützt, sinkt das Risiko für Blasen- oder Darmkrebs um bis zu 50 %; werden Stoffwechselendprodukte wesentlich besser ausgeschieden, vgl. [HEI06].

3.13.1 Trinkwasser

Heute betonen auch Mediziner und Ernährungswissenschaftler, vgl. [BUR09]: Der menschliche Organismus habe sich im Laufe seiner evolutionären Entwicklung an mineralfreies oder wenigstens mineralarmes Trinkwasser angepasst. Ein Blick zurück in die Menschheitsgeschichte bestätige diese, für manchen noch neue und ungewohnte Sichtweise und helfe uns, die derzeitige Situation in Sachen Trinkwasserversorgung zu beurteilen.

Bis vor ca. 10.000 Jahren lebten die Menschen vorwiegend als Nomaden, sie zogen im jahreszeitlichen Rhythmus über das Land und ernährten sich von der Jagd und dem Sammeln von Nahrung. Auf ihren Streifzügen deckten sie den Wasserbedarf entweder gänzlich mit mineralfreiem Regen- und Schmelzwasser oder mineralarmem Oberflächenwasser. Manchmal tranken sie aus Quellen auf der Wanderroute. Stark mineralhaltiges Grundwasser war unseren Vorfahren nicht zugänglich. Im Zug der neolitischen Revolution änderte sich zwar Lebens- und Ernährungsweise der Menschen, aber nicht ihr Trinkverhalten. Bei der Wahl der Siedlungsplätze wurden Orte in der Nähe von Bächen, Flüssen und Seen bevorzugt. Auch in den darauf folgenden Epochen änderte sich dieses Verhalten nicht. Erst durch die industrielle Revolution begann ein völlig neuer Abschnitt in der Geschichte der Menschheit. Als Ersatz für das immer ungenießbarer werdende Oberflächenwasser gewann die Gewinnung von Quellwasser, später aber vor allem die Förderung aus dem stark mineralhaltigen Grundwasser eine größere Bedeutung. Die Rohwassergewinnung erfolgt in Deutschland vornehmlich aus unterirdischen Ressourcen. Grund- und Quellwasser liefern zusammen 78 %, lediglich 22 % wird aus Oberflächengewässern wie Seen, Talsperren und Fließgewässern entnommen.

Je nach Herkunft und Beschaffenheit des Rohwassers stehen die Wasserwerke vor unterschiedlichen Problemen. Die Oberflächengewässer sind oft mit Schadstoffen aus der Landwirtschaft wie Pestiziden, Nitrat und Nitrit belastet. Durch das Düngen mit Mist und Gülle gelangen Keime, Bakterien und Rückstande von Tierarzneien von den Feldern in die Gewässer. Auch moderne Kläranlagen können viele Stoffe wie Rückstände von Humanarzneimitteln, Hormone und stabile, neu entwickelte Verbindungen der Industrie nicht zurückhalten. Inzwischen sind viele dieser Stoffe auch im Grundwasser nachgewiesen worden. Desweiteren wird das Grundwasser durch undichte Abwasserkanäle und sogenannte Altlasten verschmutzt. All dies bedeutet für die Wasserwerke, dass das Rohwasser mit immer aufwendigeren und teureren Verfahren aufbereitet werden muss.

Die örtlichen Wasserwerke arbeiten gemäß der Trinkwasserverordnung und werden entsprechend überwacht. Die Zuständigkeit des Wasserwerkes endet zwar an der Übergabestelle zwischen Versorgernetz und Hausanschluss. Die Trinkwasserverordnung gilt jedoch darüber hinaus auch für die gesamte Hausinstallation. Dies bedeutet, dass der Eigentümer für die Wasserqualität seines Hauses verantwortlich ist. Das Wasser verlässt das Wasserwerk im hygienisch einwandfreien Zustand. Die Qualität des Leitungswassers ist nach offiziellen, gesetzlichen Regelungen gut, ganzheitliche betrachtet ist die Qualität des Leitungswassers jedoch bedenklicher. Hier ist jeder verpflichtet, sich selbst zu informieren. Klären Sie ab, wie der Zustand der Leitungen/Armaturen in Ihrem Haus ist. Lassen Sie bei Bedenken eine Wasseranalyse durchführen.

Klären Sie ab, ob Ihr zuständiges Wasserwerk die Grenzwerte einhält oder mit einer zeitlich befristeten Ausnahmeregelung gegen Grenzwerte verstößt.

Installieren Sie im Zweifelsfall für Ihr Trinkwasser einen Feinstoff-Aktivkohlefilter, der Schwermetalle wie Kupfer und Blei, Chlor, Medikamentenrückstände, Pestizide sowie Mikroorganismen, Kalk- und Rostpartikel und viele andere Stoffe entfernt. Das lohnt sich auch in einer Mietwohnung, denn es gibt diese Systeme mit Adapter für den Wasserhahn der Küche. Die Investition sparen Sie anschließend mehrfach ein, weil Sie kein Mineralwasser mehr kaufen und schleppen müssen. (Diese so genannten Monoblockfilter sind kein Vergleich mit den Granulatsystemen für Kannen, die schnell verkeimen und häufig Silberionen enthalten, die wieder eine Belastung sind)

Umkehrosmosesysteme sind in Deutschland am Trinkwassernetz meist unnötig. Sie werden dann relevant, wenn das Wasser sehr stark mit extrem feinen Partikeln belastet ist, wenn ein hoher Salzgehalt entzogen werden muss und vor allem bei hohen Nitritwerten. Es ist die feinste Filtertechnik, die den Nachteil hat, dass von 5 Litern Rohwasser meist nur 1–2 Liter Reinstwasser entstehen, der Rest ist Abwasser.

Es verwundert, dass bisher unter Medizinern der Belastung des Trinkwassers mit sehr hohen Konzentrationen an anorganischen Mineralsalzen und deren Auswirkung auf den an mineralarmen Trinkwasser angepassten Organismus des Menschen kaum Beachtung findet. Das große Thema des Informationsgehaltes von Trinkwasser findet in der Beurteilung der Trinkwasserqualität noch keine

Beachtung. Die Güteanforderungen an Trinkwasser sind in Deutschland in der DIN 2000 und der Trinkwasserverordnung (TrinkwV) festgelegt. Trinkwasser ist das wichtigste Lebensmittel, es kann nicht ersetzt werden. Untersuchungen des Pioniers des Wasserforschung, Prof. Louis-Claude Vincent von der Universität Paris [VIN64], zeigten, dass an Orten mit mineralstoffreichem Trinkwasser die Zahl der Herz-Kreislauf-Erkrankungen signifikant höher lag als an Orten mit weichem, gering mineralisiertem Wasser. Die Hauptbedeutung des Trinkwassers für den menschlichen Organismus sieht Prof. Vincent in der Funktion als universelles Lösungsmittel sowie in der Ausscheidung der nierenpflichtigen „Schlackenstoffe".

3.13.2 Mineralwasser

Mineralwässer und Heilwässer benötigen als einzige Lebensmittel in Deutschland eine amtliche Anerkennung. Amtlich anerkannte Mineralwässer werden mit dem Namen der Quelle und dem Ort der Quellnutzung vom Bundesamt für Verbraucherschutz und Lebensmittelsicherheit im Bundesanzeiger bekanntgegeben. Die verschiedenen Begriffe, zulässige Höchstwerte für Inhaltsstoffe, Behandlung etc. sind in der Mineral- und Tafelwasserverordnung festgeschrieben.

Das Trinken stark mineralhaltiger Flaschenwasser, „Mineralwasser", hat in Europa eine lange Tradition. Die Kombination aus Wasser und Mineralien verspricht Gesundheit, Reinheit und Wellness. Dieses positive Gefühl der Verbraucher bildet die Geschäftsgrundlage der Mineralwasserindustrie. Der Absatz verzehnfachte sich von 1870 bis 2007. Die WHO stellt in ihrem „Guidelines for Drinking Water Quality" fest, dass viele Konsumenten an medizinische Eigenschaften und andere gesundheitsrelevante Wirkungen der Mineralwässer glauben. Ferner weist die WHO auf das Fehlen überzeugender wissenschaftlicher Belege für die in der Werbung benannten Effekte derartiger Mineralwässer hin. Über Jahrzehnte hinweg wurde der Bevölkerung das Trinken stark mineralhaltiger Wässer als unverzichtbarer Bestandteil einer gesunden Ernährung verkauft und gleichzeitig vor dem Genuss von mineralarmen oder sogar destillierten Wasser gewarnt. In diesem Zusammenhang weist die WHO ausdrücklich darauf hin, dass bei Verwendung von Trinkwasser mit sehr geringem Mineralstoffgehalt oder sogar destilliertem Wasser in vielen Ländern der Welt keine ungünstigen Auswirkungen auf die Gesundheit bekannt geworden sind. (Das destillierte Wasser, das bei uns im Handel angeboten wird, ist allerdings kein Trinkwasser, sondern nur zur technischen Nutzung geeignet). Im Gegenteil, viele Mineralwässer weisen einen grenzwertig hohen Gehalt an bestimmten Mineralien auf, vor allem an Natrium.

Ein weiteres Problem des käuflichen Mineralwassers ist die Verdrängung von Glasflaschen durch leichte PET-Kunststoffflaschen. Für die Produktion von PET-Flaschen ist heute der Einsatz von Weichmachern nicht mehr erforderlich. Bei der Produktion wird allerdings das Schwermetall Antimon als Katalysator eingesetzt. Dieses kann sich später im Wasser wieder lösen. Ein weiteres Problem bei der Verwendung von PET-Flaschen kann ein unerwünschter Fremdgeschmack sein, der durch den auch dem Material gelösten Aromastoff Acetaldehyd hervorgerufen wird. Eine lange Lagerzeit oder auch die Einwirkung von Licht begünstigt die Bildung dieses Geschmacksstoffes. Es wird empfohlen, Mineralwasser in diesen Flachen möglichst kurz, kühl und dunkel zu lagern. Eine kurze Lagerzeit empfiehlt sich auch noch aus einem anderen Grund: PET-Flaschen sind gasdurchlässig. Sauerstoff und andere Gase können in die Flasche eindringen, Kohlensäure entweichen. Die Mindesthaltbarkeit von Mineralbrunnengetränken in PET-Flaschen ist daher auf neun bis zwölf Monate begrenzt.

In einer Studie der Universität Frankfurt/Main vom November 2008 fanden Wissenschaftler zudem schädliche Substanzen in PET-Flaschen, die wie weibliche Hormone wirken. Einige wiesen sogar höhere Werte östrogenähnlicher Substanzen auf als im Abwasser durch die Belastung mit der Antibabypille gemessen werden konnten. Vor diesem Hintergrund sind Getränke aus PET-Flaschen noch problematischer als bislang angenommen.

Mineralwasser leistet keinen Beitrag zu Versorgung mit Mineralstoffen. Die Überwachung der Qualität ist nur scheinbar streng, der Aufwand für Verpackung und Transport ist außerdem sehr umweltschädlich. Trotz allem lebt der „Mythos Mineralwasser" durch das dem Verbraucher erfolgreich vermittelte Gefühl weiter, dass er sich mit einer Flasche Mineralwasser etwas besonders Gesundes, Reines, sogar Ursprüngliches aus den unberührten Tiefen von Mutter Natur gönne, vgl. [BUR09]

Der qualitative Unterschied zwischen den im Wasser gelösten anorganischen Mineralstoffen, den sogenannten Mineralsalzen, und den organisch gebundenen Mineralien in pflanzlicher Nahrung ist für die Gesundheit von entscheidender Bedeutung. Pflanzen geben an ihren Wurzeln Huminsäure ab, um die im Boden vorhandenen anorganischen Mineralsalze in Lösung zu nehmen und aufnehmen zu können. In dieser pflanzengebundenen Form sind die Mineralien für den Körper wesentlich leichter aufnehmbar. Zudem hinterlassen diese organisch gebundenen Mineralien im menschlichen Organismus keine Abfallprodukte wie Carbonat- und Sulfatgruppen, weil sie komplett in den Stoffwechsel integriert werden können.

Die Versorgung mit organisch gebundenen Mineralien aus pflanzlicher Kost ist für den Menschen daher die gesündeste Mineralquelle.

Anorganische, kristalline Mineralien aus Steinmehl, Leitungs- und Mineralwasser sowie die meisten Mineraltabletten und Basenpulvern auf Carbonatbasis können vom Darm nur schwer aufgenommen werden und belasten den Körper. Der Körper muss die anorganischen Mineralien wieder ausscheiden was u. a. Leber und Niere belastet. Anorganische Mineralstoffe führen auf Dauer zu einer Alkalisierung des Dickdarmmilieus und zu einer Schädigung der Darmflora. Dieses Ungleichgewicht führt zu einer Ammoniakbelastung, was die Entgiftungskapazität sowie den Energiehaushalt der Leber stark belastet.

3.13.3 Hauptsache (heißes) Wasser

Wasser hat von allen Flüssigkeiten die höchste Wärmekapazität, das bedeutet, dass sehr viel Energie notwendig ist, um Wasser zu erwärmen. Wird also Wasser mit 20 °C Zimmertemperatur getrunken, muss der Körper viel Energie aufwenden, um es auf fast 40 °C Körperinnentemperatur zu bringen. Hinzu kommt bei mineralreichem Wasser, dass die gelösten Mineralien die thermische Wirkung des Wassers stärker ins kühlende verschieben.

Die Empfehlung der asiatischen Heilkunde, sprudelnd aufgekochtes Wasser (es darf auch abkühlen vor dem Trinken) zu trinken, hat mehrere Vorteile:

Durch das Kochen bekommt das Wasser eine feine, kaum wahrnehmbare süße Geschmacksnote, die Mitte-stärkend und nervenberuhigend wirkt. Auch das schluckweise Trinken hat eine psychisch stabilisierende Wirkung, die sich besonders bei nervösen und angespannten Menschen bemerkbar macht. Der neutrale Geschmack unterstützt den Geschmacksinn, der sich verfeinert, wodurch Speisen intensiver wahrgenommen werden können.

Es bringt Wärme und Energie in den Magen und unterstützt so die Verdauung, statt Energie zu kosten. Beim sprudelnden Aufkochen fällt ein Teil der Mineralien, die „Wasserhärte", als Kesselstein aus und lagert sich am Wasserkocher ab. Durch die starke Teilchenbewegung aufgrund der Energiezufuhr bis zum Siedepunkt kommt es zu einer Energetisierung des Wassers, die an der Temperaturerhöhung nachweisbar ist. Dadurch verändern sich auch instabile Molekülgruppen, die über so genannte Wasserstoffbrücken zu Clustern zusammengelagert sind. Wie weit diese Cluster Träger von Zustandsinformation sind, ist wissenschaftlich teilweise reproduzierbar, aber eben zur Zeit noch nicht konsistent erklärbar, vgl. [FEH09]. Vorstellbar wäre, dass sich z. B. unter dem hohen Druck in Wasserleitungen und durch die Aufbereitungsanlagen andere Cluster bilden als unter normalen Alltagsbedingungen. Durch das sprudelnde Kochen können sie sich wieder neu formieren.

Die ganz praktische Erfahrung zeigt, dass alle, die ihren Trinkbedarf mit aufgekochtem Wasser decken, rundweg positive Erfahrungen machen konnten. Sicher, anfangs kommt meist Widerstand und Zweifel, das würde ja gar nicht schmecken. Nach kürzester Gewöhnungsphase kommen aber normalerweise rundweg positive Rückmeldungen, z. B. dass sich sehr schnell ein normales Durstempfinden einreguliert habe; dass es plötzlich viel leichter falle, ausreichend zu trinken; dass die Verdauung und das Wasserlassen unproblematischer sei; dass man deutlich weniger friere als vorher sowie über mehr Energie verfüge.

Decken Sie daher den Flüssigkeitsbedarf von ca. 1–2 Liter pro Tag überwiegend mit Wasser. Genauere Angaben lassen sich nicht verallgemeinern, sondern sind abhängig von Klima, Luftfeuchtigkeit, körperlicher Belastung, Nahrungszufuhr. Jedoch sollte ca. 1 Liter pures Wasser getrunken werden, unabhängig von der Feuchtigkeit, die mit der Nahrung oder sonstigen Getränken aufgenommen wird. Trinken in kleinen Schlucken regelmäßig über den Tag verteilt übt beruhigenden Einfluss auf das vegetative Nervensystem aus.

Dieses pure Wasser dient dem Körper zum Ausschleusen von Endprodukten. Durst kann nur durch pures Wasser befriedigt werden. Alle anderen Getränke geben den Anschein, aber der Körper behält das Bedürfnis nach Wasser zur Ausscheidung. Der ungestillte Durst, aller Flüssigkeitsaufnahme zum Trotz, wird dann meist als Hungergefühl interpretiert.

Orientieren Sie sich weniger an Mengenangaben, sondern trinken Sie regelmäßig (heißes) Wasser, etwa 2–3 Schlucke alle 30 Minuten, bei Bedarf auch öfter.

Alle anderen Getränke fallen unter die Kategorien Genussmittel oder Therapeutika. Sie sind Ergänzung, keinesfalls Ersatz für das Wasser. Mehr Information zur Trinkmenge s. Abschnitt 2.7.3. Eine gute Gewohnheit ist die im Mittelmeerraum übliche Sitte, zu Getränken, die das Ausscheidungssystem anregen, zusätzlich pures Wasser zu trinken. Genießen Sie Kaffee oder Tee, auch das Glas Wein und Bier. Aber trinken Sie im Anschluss die gleiche Menge Wasser. Gerade beim Bier ist das wichtig, denn Bier löscht keineswegs Durst, sondern erzeugt durch seine diuretische Wirkung neuen Durst.

3.13.4 Kaffee

Kaffee vermittelt, besonders alten Menschen, ein Gefühl von Lebensfreude und Luxus. Die Alltagsdroge Koffein ist wohl das meistbenutzte Aufputschmittel. Auch beim Kaffee gilt, dass die Dosierung darüber entscheidet, ob er als Gift oder Unterstützungsmittel wirkt. Kaffee ist nämlich keineswegs einfach nur zu verteufeln: als pflanzliche Arznei ist er ein hochpotentes Mittel, als tägliches Genussmittel dagegen gefährlich.

Koffein zählt als Dopingmittel, das im Körper ähnlich wie das Stresshormon Adrenalin wirkt (alle aufputschenden Getränke wirken so, auch Alkohol). Es aktiviert den sympathischen Anteil des Nervensystems, erhöht die nervliche Erregbarkeit. Durch diese Bereitschaft zum Kampf- und Flucht-Mechanismus erhöhen sich die Atmungskapazität und die Ausdauer. Unglücklicherweise wird Kaffee meist genau dann übermässig unter Bedingungen konsumiert, die ohnehin von Reizüberflutung und Hektik geprägt sind. Kaffee regt auch den Appetit an und erhöht den Blutzuckerspiegel. Da Koffein aber auch die Blutgefäße verengt, vermindert es zugleich die Durchblutung des Gehirns und damit dessen Versorgung mit Glucose. Damit ist Kaffee also kein geeignetes Unterstützungsmittel, um klar denken zu können und auf volle Gehirnleistung zugreifen zu können. Im Gegenteil, Kaffee kann bei vielen Menschen Kopfschmerzen, Schweißausbrüche oder Schwindelgefühl auslösen. Der Stoffwechsel verschiebt sich zur sauren Seite hin.

Im Übermaß belastet er Magen, Leber und Nieren, fördert Magen- und Dünndarmgeschwüre. Kaffee enthält viele Purine, die vom Stoffwechsel zu Harnsäuren abgebaut werden. Gerade Filterkaffee führt dem Körper unerwünschte Säure (Kaffeesäuren) zu. Zu den unliebsamen Folgen von Koffein in hohen Dosen gehören vor allem Harndrang, Herzrasen, Zittern und Nervosität.

Im Allgemeinen ist die Koffeinmenge im Blut nach etwa vier Stunden auf die Hälfte gesunken. Dieses stark wirkende Yang verzehrt das Yin und greift auf die Substanz über. Kaffee steigert, wie andere aufputschende Drogen, kurzfristig die Leistung, um sie dann im Exzess zu übersteigern.

Kaffee hat in seiner thermischen Energetik eine paradoxe Wirkung: Ursprünglich ist er thermisch von kalter Natur. Durch das Röstverfahren verändert sich dies in Richtung Hitze. Kaffee erzeugt zu Beginn Hitze. Erst später wirkt er abkühlend. So löst er heftige thermische Schwankungen aus. Durch zweimalige Röstung, wie beim Espresso, sinkt allerdings nach dem Gesetz von Yin und Yang die hitzige Wirkung wieder etwas ab, denn extremes Yang erzeugt Yin.

Espresso, vor allem aber der gebrühte Bohnenkaffee lösen eine plötzliche und starke innere Erhitzung aus und fachen das Herzfeuer an. Die heftige Yang-Wirkung beflügelt den Geist. Der Geist kann durch den bitteren Geschmack befestigt werden, und so kann Kaffee bei Personen, deren Herz sonst zu hitzigem Auflodern neigt, sogar einschläfernd sein. Längerfristig erschöpft er schließlich das Herz-Yin.

Nach der Yang-Wirkung kühlt die Peripherie jedoch ab: Hände, Füße und auch das Gesäß oder sogar das gesamte Körperempfinden werden kalt. Durchblutungsstörungen, wie bei Rauchern, verstärken sich. Durch die sekundenschnelle Wirkung der Abkühlung kommt es zur vermehrten Harnausscheidung. Kaffee kann durch Abkühlung der Blase eine Blasenentzündung hervorrufen, sogar Entzündungen der Niere sind bekannt. Etwas Zucker im Kaffee vermindert, dass die Bitterstoffe zu viele Säfte in den Unterleib drängen lassen und mildert die Kühle, die nach der erhitzenden Reaktion folgt.

Der bittere Kaffee kann Stauungen nach unten ableiten und überschüssige Flüssigkeiten trocknen. Da er die Diurese anregt, ist er geeignet bei Wassereinlagerungen. Entsprechend ist er ungeeignet bei Menschen, die ohnehin unter Flüssigkeitsmangel im Körper leiden.

**Regelmäßiger Kaffeegenuss hat dieselben Auswirkungen,
als ob ein Loch im Boden eines Bootes ist,
ein kleines, ständiges Leck.**

Als täglich zugeführtes Diuretikum raubt der Kaffee dem Körper die wasserlöslichen Nährstoffe, vor allem Kalium, Calcium und Magnesium, Vitamin C und B-Komplexe, die als Yin-Aspekte anzusehen sind. Diese Nährstoffe sind für die Muskulatur wichtig und ermöglichen die Balance zwischen Kontraktion und Entspannung. Kaffee kann die Heilung bei muskuloskelettalen Störungen verlangsamen und sogar verhindern. Der Yin-Verlust verstärkt schmerzhafte Zustände, gerade auch Unterleibsschmerzen bei Frauen, und verstärkt Krampfneigungen.

**Chronische, schmerzhafte Zustände und Krampfneigungen
verringern sich oft schon spürbar,
wenn der Patient auf Kaffee verzichtet.**

Nach der Genesung kann Kaffee wieder getrunken werden, aber besser als gelegentlicher Genuss, nicht mehr als tägliche Gewohnheit.

Kaffee ermüdet den Patienten und verstärkt sein Bedürfnis nach mehr Kaffee. Kaffee stimuliert Qi und Yang, macht wach, warm und angeregt. Lässt die Wirkung nach, fällt man in den alten Zustand zurück, möglicherweise wird das Qi geschwächt. Die Stimulation stört den harmonischen Fluss des Qi und kann zu Blockaden führen, die durch weiteren Kaffeegenuss kurzfristig bewegt werden können. Kaffee erschöpft die „Ministerin für Vitalität", die auch für die die Yang-Regionen von Rücken und Knien zuständig ist. Damit verbunden erhöht sich die Frequenz des Wasserlassens bis zum pathologischen Bedürfnis, auch nachts Wasserlassen zu müssen. Darum sollte unbedingt Wasser im Verhältnis 1:1 zum Kaffee getrunken werden, wie dies in südlichen Ländern auch üblich ist.

Zu jeder Tasse Kaffee mindestens eine Tasse pures Wasser zusätzlich trinken.

Bereits 1-2 täglich getrunkene Tassen Kaffee können Hitzewallungen und Schweißausbrüche bei Frauen in den Wechseljahren deutlich spürbar verstärken. Die diuretische Aktivität erschöpft ernsthaft das Yin, das in diesem Alter ohnehin abnimmt. Die Erschöpfung des Yin entwurzelt das Yang, das in Folge unkontrolliert als Hitze nach oben und an die Oberfläche aufsteigt. Schon bald erschöpft sich auch das ungezügelte Yang, und die Patientin friert zwischen den Hitzewallungen, vgl. [NIE00].

Strikt zu meiden ist Kaffee bei: Schilddrüsenüberfunktion, Schlafstörungen, Diabetes, Bluthochdruck, Herzkrankheiten und bei Übergewicht.

3.13.5 Schwarzer und grüner Tee

Grüner Tee sind getrocknete Teeblätter. Für schwarzen Tee werden die Blätter einer Fermentation unterworfen, wodurch sich die kühlende Wirkung des Grüntees ins leicht Wärmende verwandelt. Vom süß-bitteren Geschmack bleibt überwiegend das Bittere übrig. Beide Sorten ziehen durch den bitteren Geschmack das Qi nach unten und festigen es. Grüntee senkt innere Hitze ab, fördert die Verdauung, entgiftet und senkt Blutfette und Cholesterin. Das kann für manche Menschen zur Verbesserung der Konzentration und Meditation geeignet sein. Auch beim Abnehmen und Fasten kann er unterstützen, unter der Voraussetzung, dass keine Kältesymptome vorliegen.

**Schwarz- und Grüntee
meiden bei
Schlafstörungen und Herzklopfen.**

Bei Kältesymptomatik und bei Yang-Leere-Typus kann reiner Grüntee bereits zuviel Kälte in Blase und Haut bringen und durch das Abkühlen zu chronischen Rücken- und Kniebeschwerden führen. Hier sollte der Grüntee immer mit wärmenden Gewürzen, z. B. frischem Ingwer, bereitet werden.

Ein Drittel des Teeblattes setzt sich aus einer Untergruppe von Polyphenolen, den Flavanolen, zusammen, besser bekannt als Catechine. Diese Moleküle sind verantwortlich für das krebshemmende Potential des grünen Tees. Die Catechine schützen die Pflanze gegen Krankheiten, was schon teilweise erklärt, warum der Anbau über den Gehalt entscheidet. Bioanbau fördert stärker die Bildung der natürlichen Substanzen. Bei der Zubereitung ist die Zeit, wie lange der Tee ziehen darf, entscheidend, wieviel krebshemmende Substanzen freigesetzt werden. Zehn Minuten dürfen es unter diesen Aspekt ruhig sein. Von allen Krebsarten ist der Effekt durch den Genuss des grünen Tees bei Blase und Prostata am stärksten ausgeprägt. Kaum verwunderlich, denn vor allem die Blase kommt mit dem Wirkstoff in Kontakt.

Schwarzem Tee gehen die entscheidenden Substanzen durch das Herstellungsverfahren, durch das der Tee oxidiert, weitgehend verloren. Schwarztee ist nur bei kurzem Ziehen wegen des Koffeins säuernd. Lässt man ihn 5 Minuten oder länger ziehen, wird er stark basisch.

Wer unter Kältezeichen leidet und dennoch gern Tee trinkt, kann die Abkühlung durch erwärmende Gewürze und etwas warme Milch mindern (Chai Masala). Milch wird nur bei Schwarztee zugegeben, nicht jedoch zum Grüntee, damit die Wirkung der Catechine nicht beeinträchtigt wird.

Bei Kältesymptomen und Yang-Leere-Typ Grüntee mit wärmenden Gewürzen bereiten, jedoch ohne Milch.

3.13.6 Alkoholische Getränke

Gelegentliches, maßvolles Trinken schadet kaum, sondern schützt möglicherweise sogar vor Demenz. Eine im Jahr 2002 veröffentlichte dänische Studie belegt die besonderen Vorzüge des Weines als Schutztrunk gegen Hirnschwund, etwa durch M. Alzheimer. Wer Wein in solchen Maßen genießt, sei sogar klüger, fanden japanische Wissenschaftler raus. Allerdings räumen sie ein, die Wirkung sei womöglich nicht vom Wein allein, der wegen seiner Antioxidantien die Hirnleistung fördere. Die Weintrinker essen auch mehr Fisch, der wegen der Omega-3-Fettsäuren gut für die Intelligenz sei., vgl. [GRI03].

Geringe Alkoholmengen steigern die Leistungsfähigkeit, wirken anregend und können eine Kreislaufschwäche vorübergehend beseitigen. Alkohol steigert die Magensäureproduktion und fördert somit die Verdauungstätigkeit. Selbst akuter Durchfall wird durch Alkoholgenuss gebessert. Diese Wirkung machen sich medizinische Magenbitter wie Melissengeist und Schwedenbitter zu nutze. Alkohol, in sehr geringen Mengen genossen, bewirkt auch über längere Zeiträume keine Schädigung im Organismus.

Größere Alkoholmengen führen dagegen unweigerlich zu schweren Schädigungen. Regelmäßiges Trinken stellt ein großes Gesundheitsrisiko dar. Steigt der Blutalkoholgehalt über 0,5 Promille, macht sich sofort (nicht erst bei regelmässiger Zufuhr) die toxische Wirkung des Alkohols im Stoffwechsel bemerkbar. Diese 0,5 Promille sind übrigens mit 1 bis 2 Gläsern Wein oder Bier häufig bereits überschritten. Das macht es auch nahezu unmöglich, Mengenempfehlungen auszusprechen. 1 bis maximal 2 kleine Gläser Wein oder Bier an einem Abend, jedoch nicht täglich, sind für Menschen mit gesundem Stoffwechsel in der Regel tolerierbar.

Alkohol führt zu Reizungen und Entzündungen der Schleimhäute in Magen und Darm, wodurch die Aufnahme von Vitaminen und Mineralien gehemmt wird. Auch wird die Bauchspeicheldrüse gereizt, dadurch ist die Bildung von Verdauungsenzymen und die Aufnahme von Nährstoffen aus der Nahrung beeinträchtigt. Zugleich werden zahlreiche Nährstoffe durch den Alkohol vermehrt über die Niere ausgeschieden.

Alkohol hemmt die Hypophyse, die im Gehirn für die Regulation der Wasserausscheidung zuständig ist. Es kommt zu einer verstärkten Wasserausscheidung und zu einer Verschiebung des Wassers in den verschiedenen Flüssigkeitsräumen im Organismus. Das Wasser wird verstärkt aus den Zellen in den extrazellulären Raum abgegeben und zusammen mit Mineralien ausgeschwemmt. Folgen sind kurzfristig der Nachdurst, langfristig die Schädigung der Nieren sowie anderer Organe, denen die notwendige Flüssigkeit entzogen wird. Aus diesem Grund ist der Hinweis entstanden, zu jedem alkoholhaltigen Getränk die gleiche Menge pures Wasser trinken, um dem Körper wieder ausreichend Flüssigkeit zuzuführen. Gerade beim Bier ist das wichtig, denn Bier löscht keineswegs Durst, sondern erzeugt durch seine zusätzlich diuretische Wirkung neuen Durst.

Zu jedem alkoholischen Getränk mindestens die gleiche Menge pures Wasser trinken.

Regelmäßiger Alkoholkonsum macht sich oft auch durch Schädigung der Keimdrüsen bemerkbar. Zusammen mit den Nieren werden diese in der chinesischen Medizin der „Ministerin für Vitalität und Familienplanung" zugeordnet. Es kommt weiter zu einer Alkoholanreicherung in den Lipoiden des Nervensystems und der Hirnzellen und beeinflusst so das Gedächtnis und die Konzentration. Alkohol erreicht auch das Kleinhirn, Folgeerscheinung ist die gestörte Koordination der Muskeln.

Die Leber ist besonders empfindlich gegenüber Alkohol. Regelmäßiger Alkoholkonsum verursacht einen Carnitin-Mangel, der die Leber vor kurzfristigen alkoholischen Schäden schützen kann. Regelmäßige Überdosierung führt daher zu Schwellung der Leber und Ansammlung von Fett in der Leber.

Dies beeinträchtigt die Leberfunktion und mindert die Fähigkeit des Körpers, Chemikalien, Medikamente und Schwermetalle aus Lebensmitteln, Wasser und Umwelt zu entgiften. Weil die Leber bei der Steuerung des Blutzuckers eine wichtige Rolle spielt, verursachen alkoholbedingte Leberschäden auch Hypoglykämie (niedrigen Blutzucker).

Strikt zu meiden ist Alkohol bei:
Yang-Fülle-Typus, Bluthochdruck, Übergewicht, Magen-Darm-, Leber- und Lungen-Erkrankungen

4 DAS GEHEIMNIS DER GESUNDEN MITTE

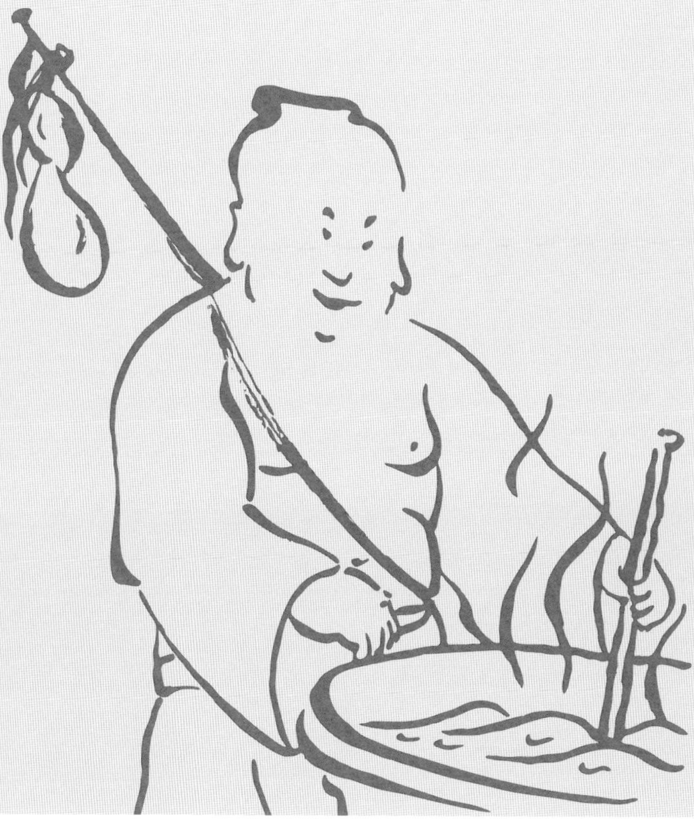

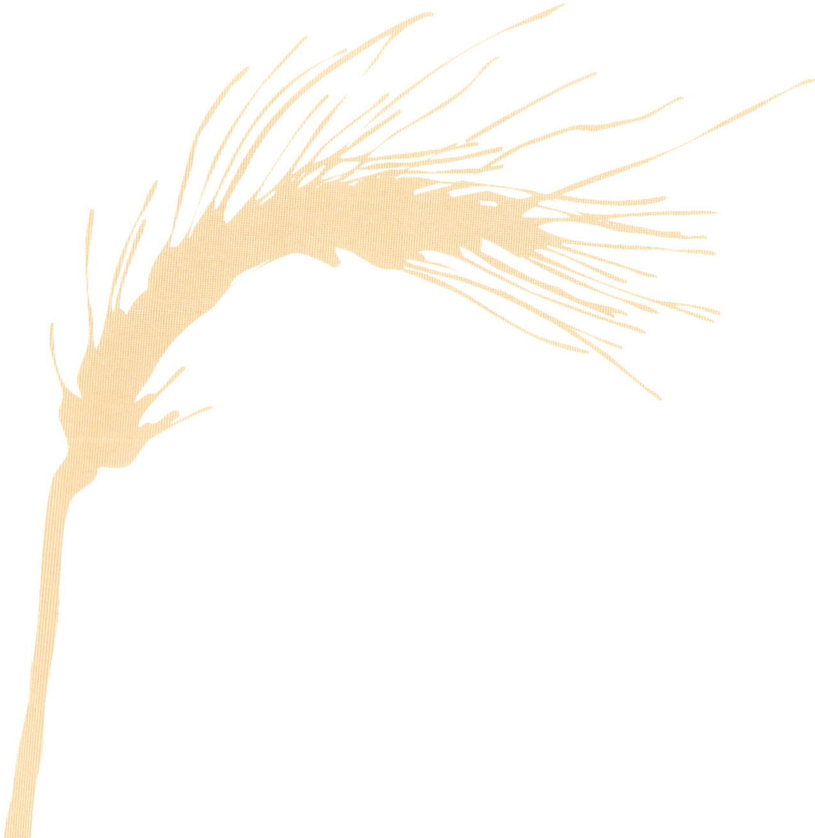

4 Das Geheimnis einer gesunden Mitte

»MITTE, wie du aus allen
dich ziehst, auch noch aus Fliegenden dich
wiedergewinnst, Mitte, du Stärkste.«

(Rainer Maria Rilke)

4.1 Das ist ja wieder mal typisch!

Mit der Charakteristik von Yin und Yang wurden in den Klassikern der chinesischen Medizin sogenannte „Acht Leitkriterien" formuliert. Sie beschreiben, in welcher Weise die Yin- und Yang-Tendenzen in einem Organismus aus dem Gleichgewicht geraten sind. Es wurden drei Gegensatzpaare aus Yin- oder Yang-Eigenschaften definiert, s. Tabelle 26.

Damit wird ein Zustand beschrieben durch seine thermische Natur (Kälte oder Hitze), mit seiner Stärke (Fülle oder Mangel) und auf welcher Tiefe (oberflächlich oder tief) sich die Dysbalance befindet. Mit diesen sechs Eigenschaften lässt sich das Muster der Dysbalance beschreiben, zumal häufig auch gegensätzliche Zeichen auftreten.

Yin	Yang
Kälte	Wärme/Hitze
Leere/Mangel	Fülle
Innen	Außen

Tabelle 26: Acht Leitkriterien

So kann das Yang entweder im Übermaß vorhanden sein, oder es liegt eine Leere zugrunde. Analog kann Yin in Leere oder in Fülle vorhanden sein. Dieses Übermaß bzw. Leere ist dabei immer bezogen auf den Balancezustand. Dies entspricht einem theoretischen Bild, denn in der Praxis ist selten nur das Yin oder das Yang betroffen. Zu Beginn einer Dysbalance, oder wenn sich jemand optimal an seinen Konstitutionstypus angepasst verhält, mag der seltene Fall zu beobachten sein. In der Praxis zieht das Ungleichgewicht des einen recht schnell auch das andere mit in die Dysbalance, s. Abbildung 11. Wichtig ist jedoch immer die Unterscheidung in Fülle- oder Leere-Zustand. Die Behandlung ist entsprechend gegensätzlich.

»Fülle lässt vergessen, was angemessen und gut wäre und verleitet zur Sorglosigkeit«,

lehrt der weise Arzt QiBo seinen Kaiser im chinesischen Klassiker der Inneren Medizin [SuWen]. Bei Fülle muss entlastet werden. Bei Leere darf dagegen nicht entlastet, sondern muss der Mangel aufgefüllt und der Organismus gekräftigt werden, damit er überhaupt in die Lage zurückversetzt wird, die Tonika aufzunehmen und zu verarbeiten.

Zur Therapie von ernsthaften Erkrankungen reicht eine solche simple Kategorisierung auf keinen Fall aus, die wenigsten Menschen lassen sich mit solch einer stereotypen Einteilung tatsächlich beschreiben. Die Disharmoniemuster können sich verwandeln, gehen ineinander über und können auch durch äußere Faktoren überlagert werden. Es ist leicht einzusehen, dass z. B. ein lange bestehender Zustand von überbordendem Yang (der als überschießender hitziger Aktivismus im Laufe der Zeit den Körper auszehrt) mit seiner Hitze die Körperflüssigkeiten verdampft. Das Yin, zu Anfang noch angemessen, schwindet dahin, sodass Sekundärsymptomatiken entstehen, die den ursprünglichen Konstitutionstyp überdecken können.

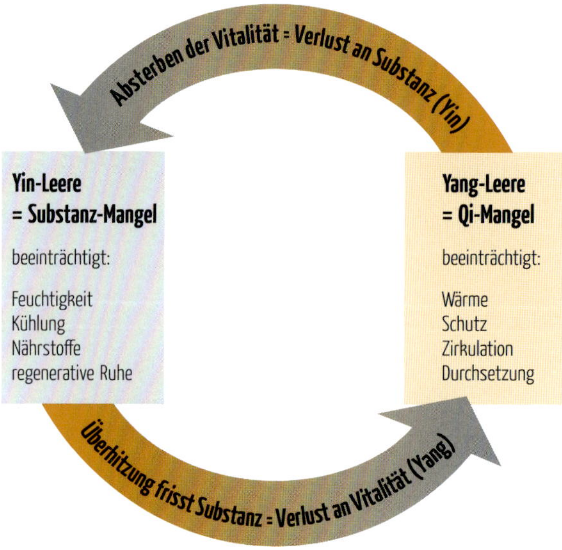

Abbildung 11: Yin-Leere und Yang-Leere bedingen einander

Um als Laie seine Ernährung besser anzupassen, ist diese Kategorisierung jedoch ein hilfreiches Modell. So können Sie erkunden, in welchem dieser Grundtypen Sie sich konstitutionell am besten wiedererkennen. Anhand der Kriterien von Wärme/Kälte und Fülle/Leere entstehen vier Grundtypen. Berücksichtigen Sie dabei auch Ihre Lebensgeschichte: Wie war es als Kind? Waren oder sind Sie jemand, der schon immer schnell fror, immer schon einen Pullover mehr als andere getragen hat? Haben Sie oft kalte Hände und Füße? Oder haben Sie schon immer am liebsten auf lange Ärmel und die Jacke verzichtet?

Diese Grundtypen sind betont überspitzt formuliert, damit das Typische umso deutlicher heraussticht. Je mehr aus der Balance, desto mehr Symptome treten auf und desto stärker machen sie sich bemerkbar, verzerren sich zur Karikatur. Fühlen Sie sich nicht persönlich von den Beschreibungen angegriffen, auch wenn es an manchen Stellen wenig charmant formuliert ist. Jeder Typ hat Stärken und Schwächen. Keiner ist besser oder schlechter als der andere.

Wenn Sie sich zu einem der vier Typen zuordnen können, finden Sie zusätzliche Tipps und Hinweise als Ergänzung zu den bisherigen allgemeinen Empfehlungen. Beginnen Sie immer damit, zuerst die allgemeinen Hinweise umzusetzen, die für eine gut funktionierende Verdauung sorgen, z. B. regionale und saisonale Ernährung, regelmäßige Mahlzeiten, gekochte Speisen, ausreichend wärmende Lebensmittel. Im nächsten Schritt beachten Sie die Tipps für die Tages- und Jahreszeiten. Zuletzt übernehmen Sie die Empfehlungen für Ihren Typus.

Wenn Sie sich nicht eindeutig zuordnen können, weil gleichzeitig signifikante Hitze- und Kältesymptomatiken vorliegen oder Sie von der Fülle an Information verwirrt sind, lassen Sie sich nicht entmutigen. Setzen Sie einfach die Empfehlungen um, die das Verdauungssystem allgemein stärken und passen Sie Ihre Ernährung an die jeweilige Jahreszeit an. Achten Sie dafür intensiv darauf, wann welche Lebensmittelqualität Ihnen gut bekommt.

4.2 Der Yang-Fülle-Typ: die „hitzköpfige Dampfwalze"

Hierbei handelt es sich um eine sehr Yang-lastige Konstitution[34], dargestellt in Abbildung 12. Eine Person mit dieser Konstitution ist in Körperlichkeit und Emotionen charakterisiert durch (Über)-Aktivität, Dynamik und Hitze.

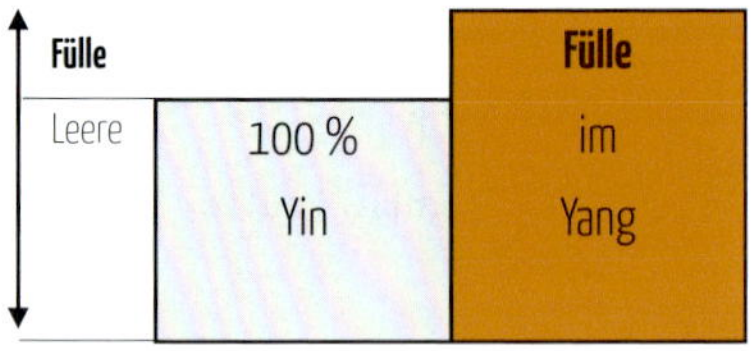

Abbildung 12: Yang-Fülle

Dieser Mensch ist sehr nach außen orientiert mit einem wachsamen Nervensystem. Der betonte Sympathikus sorgt dafür, dass die Sinnesorgane achtsam sind und viel Energie in der Skelett-muskulatur bereit steht. Diese Muskulatur ist auf kraftvolle Schnelligkeit und Zähigkeit ausgelegt, weniger auf Masse. Es besteht ein großer Bewegungsdrang.

Dieser Typ kommt nicht dazu, große Reserven anzulegen, meist sind diese Menschen schlank und agil. Im Gegenteil, sie neigen zu ständiger Verausgabung und halten ihre Kraft für schier unerschöpflich. Doch der Mensch ist nicht dazu gedacht, Marathon zu laufen – nicht grundlos ist der griechische Bote einst tot zusammengebrochen, als er diese Distanz überwunden hatte. Ab der Midlife-Crisis verwandelt sich diese Konstitution aufgrund von Auszehrung nicht selten in einen Yin- und/oder Yang-Mangel! Sie erinnern sich:

[34] Fülle an sich ist Yang im Vergleich zu Leere, die dagegen als Yin gesehen wird.

**Fülle lässt vergessen,
was angemessen und gut wäre
und verleitet zur Sorglosigkeit. [SuWen]**

Soviel Yang erzeugt viel Wärme, die bereits in zu viel Hitze übergeht. Körperlich sucht dieser Typ eher Kühlung und meidet zu viel Wärme, denn ihm ist (vor lauter Aktivität) fast immer warm genug, bzw. zu warm. Er trägt z. B. auch im Winter kurzärmlige Hemden, bevorzugt leichte Kleidung und ist der letzte seiner Umgebung, der eine Jacke anzieht. Er sucht Abkühlung und hat meist starkes Verlangen nach kalten Getränken.

Die Hitze zeigt sich körperlich generalisiert in Symptomen von geröteter Zunge, oft auch mit gelbem Belag, gerötetem Gesicht und Augen, häufigem Nasenbluten und sonstiger Blutungsneigung, z. B. Zahnfleischbluten, aber auch Mundgeruch, Mundgeschwüren. Alle Körperausscheidungen sind kraftvoll und drängend. Der Urin ist wie eingedampft, spärlich und dunkelgelb. Auch Nasensekret und Hustenauswurf sind gelblich bis grünlich und eingedickt. Blut in Stuhl und Urin kommen ebenfalls bei diesem Typus nicht selten vor. Druck ist ihm ohnehin nicht angenehm – außer dem Druck, den er auf andere ausübt.

Die Hitze beeinträchtigt Herz, Hirn und das Körpergewebe, was sich durch erhöhten Blutdruck, beschleunigtem Puls, Zuckungen und Tics zeigt, bis hin zu Sprachstörungen. Auch lokale Entzündungen, Schwellungen, Hautpusteln und Geschwüre gehören zu Fülle-Hitze-Zeichen, wenn sie von Wärmeempfindung und Rötung begleitet werden.

Emotional zeigt sich dieser Typus mit einer extrovertierten, kraftvollen Emotionalität. Es sind oft Menschen, die voller Tatkraft und Überzeugungsdrang durchs Leben gehen, nach dem Motto: „Hoppla, wo steht das Klavier?" Starke Durchsetzungskraft im Positiven kann sich zu Rücksichtslosigkeit verzerren. Im negativen Fall entwickelt sich eine immer stärkere Aggressivität und „Hitzköpfigkeit", Menschen wie Dampfwalzen, bis zur Explosivität mit Wutausbrüchen und Kontrollverlust. Die Neigung zu Selbstsicherheit (bis zu dogmatischer Selbstüberheblichkeit) verursacht die Angst zu verlieren und wenn es nur der Gesichtsverlust wäre. Die Wirkung anderen gegenüber ist diesen Menschen stets bewusst, im Gegensatz zum Kontakt zu sich selbst, zu den eigenen Ressourcen.

Das Verdauungssystem wird konstitutionell weniger unterstützt als das Nerven-Sinnessystem. Essen ist dem Yang-Fülle-Typen weniger wichtig als Bewegung. Aus Stress und extrovertierten Aktivitäten greift er gerne auf Fast-Food zurück und hat wenig Interesse an aufwendiger Nahrungszubereitung. Durch die kräftige Wärmeproduktion (die Körperflüssigkeiten auszehrt) und die verminderte Darmperistaltik besteht eine Tendenz zur Verstopfung und zu trockenen, stark riechenden Stühlen. Große Essensportionen bekommen ihm nicht so gut und erzeugen schnell unangenehme Fülle und Magendruck.

**Empfehlungen für den Yang-Fülle-Typ:
Zuhören lernen und üben,
weniger aggressiv zu agieren.**

Das funktioniert nur, wenn in der Ernährung Aggression verstärkende, heiße und hitzeerzeugende Nahrungsmittel gemieden werden. Rotes Fleisch, Huhn, Alkohol, Kaffee und Zigaretten fördern Aggressivität. Essen Sie generell wenig tierische Produkte, selbst solche mit kühlender Wirkung. Sie führen zu Stagnation, die wiederum Hitze erzeugt, z. B. Kuhmilchprodukte, Eier, Schalentiere. Etwas Ziegenmilch, vor allem aber Sojamilchprodukte wären Alternativen. Der Yang-betonte Stoffwechseltyp muss mit der dynamisierenden Wirkungsweise von Lebensmitteln sehr bewusst umgehen. Sein Bedürfnis nach schnell verfügbaren Kohlenhydraten ist groß. Er sollte Getreideprodukte dennoch eher sparsam einsetzen und seinen Kohlenhydratanteil mit einer höheren Menge Kartoffeln und stärkehaltigem Gemüse (z. B. grüne Bohnen und Erbsen, alle Kohlsorten, alle Wurzelgemüse, Kürbis, Zwiebelgewächse) decken. Vollkornreis ist für ihn die ideale Beilage, die regelmäßig gegessen werden sollte.

Auch mit reichlichem Trinken wird die Hitze gedämpft und die Zirkulation gefördert, auch die von Emotionen. Statt kalter Getränke sollte jedoch (abgekühltes) heißes Wasser, und immer wieder etwas Grüntee getrunken werden. Grüntee mit (frischer) Minze bekommt diesem Typus gut. Pfefferminzpflanzen gibt es in vielen Sorten in jeder Gärtnerei, und sie wächst fast überall, solange sie feucht genug gehalten wird. Auch frische Zitronenmelisse, die wie ein Unkraut wächst, dürfen Sie reichlich verwenden. Sie lässt sich nicht nur als leckerer Tee trinken, sondern auch in Süßspeisen verarbeiten und unter Blattsalate mischen.

Nach kühlend-kalten und erfrischenden Speisen besteht meist ein starkes Bedürfnis. Um das nicht stark geförderte Verdauungssystem möglichst gut zu unterstützen, muss dieser Typ konsequent darauf achten, dass dennoch genug Wärme für eine reibungslose Verdauung zugeführt wird, am besten in Kombination mit saftigen, gekochten Speisen, die viel Feuchtigkeit enthalten, wie Brühen, Suppen oder Kompotte. Yangisierende Kochmethoden sollten vermieden werden zugunsten der yinisierenden wie kurzes Pfannenrühren, Simmern, Dämpfen. Auch Keimlinge und Sprossen, sowie Sojaprodukte wie Tofu, Miso und Sojamilch sind ideal für diesen Stoffwechseltyp. Leicht bittere Gemüsesorten wie Aubergine, Zucchini und Endivie bekommen ihm gut, weil der dezent bittere Geschmack hilft, die Hitze abzuleiten. Gemieden werden sollte der saure Geschmack, der zusammenzieht und die Ableitung der Hitze blockiert. Sauer sind auch alle unreif geernteten Früchte. Achten Sie daher darauf, wirklich von der Sonne ausgereiftes Obst zu wählen.

Calciumreiche[35] Lebensmittel schützen die Gefäße. Bauen Sie daher in Ihren Speiseplan immer wieder kleine Mengen Mandeln, Sesamkörner und frisch geschälte Sonnenblumenkerne ein. Gomasio ist Sesam mit Meersalz, das Sie statt Salz zum Würzen verwenden können, Rezept s. Abschnitt 5.2.2. Auch Tahine, Sesammus, lässt sich als Aufstrich verwenden und in den Getreidebrei geben. Spirulina ist für Sie eine geeignete Nahrungsergänzung, s. Abschnitt 2.5.3. Das Pulver kann als Würze in Suppen und Saucen vor dem Servieren übergestreut werden.

---

[35] Mit Calcium-Präparaten ist diese Wirkung jedoch nicht zu erreichen!

Vermeiden von Hitze-erzeugender Ernährung	Unterstützend für den Yang-Fülle-Typ:
Yangisierende Kochmethoden, z. B. Braten, Schmoren, Rösten, Backen, Kochen mit Alkohol;	Yinisierende Kochtechniken: d.h. Verwenden von viel Wasser, Dämpfen, Blanchieren, Suppen, auch Keimen; Verwenden erfrischender Zutaten;
Heiße Lebensmittel (s. Anhang);	Überwiegend neutrale, ergänzt mit kühlenden Lebensmittel (s. Anhang), z. B. Keimlinge und Sprossen, sowie Sojaprodukte wie Tofu, Miso und Sojamilch; Spirulina;
Hitze-erzeugende Alltagsdrogen, z. B. Alkohol, Kaffee und Zigaretten;	(abgekühltes) heißes Wasser, Grüntee, Minztee; Erst wenn akute Hitze-Zeichen abgeklungen sind, ist gelegentlich Kaffee/Bier/Weißwein erlaubt, wobei für jede Tasse Kaffee und jedes Glas Alkohol durch Trinken eines großen Glases abgekühltes Wassers der Austrocknung entgegengewirkt werden sollte;
Tierische Produkte, vor allem rotes Fleisch, Huhn, Eier, Kuhmilchprodukte, Schalentiere;	Calciumreiche Lebensmittel: z. B. Sesam, Mandeln, Nüsse, Sonnenblumenkerne, Algen, Hülsenfrüchte, Datteln, Sellerie, Karotten, Okra, Lauch und alle grünen Blattgemüse; Sojamilch und Sojaerzeugnisse wie Tofu;
Saurer Geschmack;	Bitterer Geschmack: leicht bittere Gemüsesorten, Aubergine, Zucchini, Endivie; als Gewürze Salbei und Zitronenmelisse;
Unreifes Obst;	Durch Sonne ausgereifte Früchte;
Getreideprodukte;	Vollkornreis, höhere Menge Kartoffeln und stärkehaltiges Gemüse z. B.: grüne Bohnen und Erbsen, alle Kohlsorten, alle Wurzelgemüse, Kürbis, Zwiebelgewächse;
Kalte Getränke;	(abgekühltes) heißes Wasser, Grüntee, Minztee;

Tabelle 27: Hinweise für den Yang-Fülle-Typ

4.3 Der Yang-Leere-Typ: die „kalte Schnecke"

Die konstitutionelle Schwäche liegt beim Yang-Leere-Typ im Mangel an dynamischen Yang. Das führt zu einer Konstitution, die vom Yin geprägt ist: mit Kälte, Schwere und Feuchtigkeit, denn es fehlt die Wärme und Aktivierung des Yang, s. Abbildung 13. Der generelle Mangel macht schwach und schlapp. Mit zunehmendem Alter entwickelt sich diese Konstitution oft sehr markant in eine ausgeprägte Symptomatik.

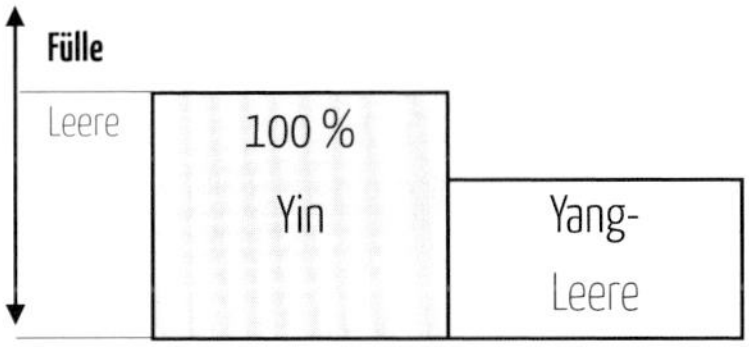

Abbildung 13: Yang-Leere

Die Kälte verlangsamt den Stoffwechsel sowie körperliche und seelische Regungen. Es entstehen Blockaden und Stagnationen, die Ursachen für Schmerzen sind. Yang-Leere-Typen haben in der Regel eine deutliche Aversion gegen Kälte, sind ständig fröstelig und haben schlaffe, kalte Gliedmaßen. Das Gesicht ist blass, Hände, Füße und Lippen können im Extremfall sogar einen bläulichen Schimmer haben. Auch die Zunge ist blass und feucht, dazu dick geschwollen. An den Zungenrändern sind sicherlich Zahneindrücke erkennbar, als sei der gequollene Zungenkörper zu dick für den Raum zwischen den Zähnen. Es kann ein weißlicher Belag vorhanden sein, manchmal schimmert die Zunge auch leicht bläulich-gräulich. Alle Körperausscheidungen sind reichlich und wässrig-klar. Dieser Yang-Leere-Typ hat reichlich fließenden wässrig-hellen Urin und oft auch eine Tendenz zu wässrigem Durchfall. Er liebt alles Warme und verträgt sogar Hitze. Mäßiger Druck ist nicht unangenehm, sondern hilft, sich überhaupt zu spüren.

„Kann nicht und will auch gar nicht erst", ist der Satz, der einen ausgeprägten Yang-Leere-Typus beschreibt. Bewegung würde dieser Person wohltun. Jedoch fällt es schwer, überhaupt in Bewegung zu kommen, sowohl körperlich als auch von der Motivation. Morgensteifigkeit und Beschwerden, die nach Ruhepausen deutlicher sind, sich dann aber sozusagen „einlaufen" und durch sanfte Bewegung verbessern, sind typische Erscheinungen.

Insgesamt fehlen einfach „die Lebensgeister", diese Menschen sind pessimistischen Gemüts und haben eine Neigung zu Depressionen. Sie lassen sich leicht „zur Schnecke" machen, denn Kälte führt zu Kontraktion und Zusammenziehen. Das kann auf verschiedenen Ebenen zu beobachten sein, etwa als Sehnenkontrakturen, als einfallende Schultern und Zusammenkrümmen der Wirbelsäule (als wolle man sich vor Kälte schützen), oder als psychischer Rückzug ins Schneckenhaus, kühl, reserviert, verschlossen. Dem Rückzug haftet etwas passiv Aggressives an, weniger freiwillige Wahl. Fühlt er sich provoziert, wird er eher ironisch als laut. Auch der Klang der Stimme ist zurückgezogen, leise, unauffällig und kraftlos. Seine Absicht äußert dieser Typus möglichst indirekt.

Auch das „Verdauungsfeuer", wie der Ayurveda die Mitte nennt, ist kraftlos und langsam. Essen kostet Kraft und Verdauung macht müde. Die Verdauung benötigt deutlich mehr Zeit als bei den anderen Typen. Auch der Stuhlgang ist tendenziell kraftlos und träge. Der Appetit ist nur mäßig, meist werden warme Speisen und Getränke bevorzugt. Durst ist meist ein Fremdwort.

Empfehlungen für den Yang-Leere-Typ:
Ziehen Sie sich bloß warm an,
körperlich als auch emotional!

Werden Sie aktiv, indem Sie zuerst dafür sorgen, dass die Nierengegend, der Unterleib, die Beine und Füße konsequent warm gehalten werden. Jeans und Baumwollsocken sind zwar bequem, aber der Baumwollstoff ist nicht wärmend, zumindest nicht ausreichend für die drei kühl-kalten Jahreszeiten. Wolle ist das Material der Wahl. Sie wärmt, selbst wenn sie feucht geworden ist. Heutzutage gibt es hochwertige Funktionswäsche aus reinem Merino, bei der die Fasern speziell versponnen sind, so dass wirklich nichts kratzt. Auch eine Wärmflasche, Kirschkernkissen o.ä. auf der Nierengegend und an den Füssen hilft Ihnen.

Lange, heiße Bäder und Sauna sollten Sie übrigens meiden. Damit wird der Kreislauf unnötig belastet und die Schwäche verstärkt. Das schockartige Abkühlen nach der Sauna treibt die Kälte erst recht in die weit geöffneten Hautporen hinein. Auch Dampfsauna ist kontraindiziert, denn der Körper kämpft ohnehin schon mit zu viel Feuchtigkeit. Gönnen Sie sich stattdessen lieber regelmäßig ein warmes Fußbad, ideal, um mit warmen Füssen zu Bett zu gehen. Massagen werden meist als sehr angenehm empfunden. Bei der Massage kann der erschöpfte Typ passiv bleiben, dennoch wird der Körper dynamisiert, durchblutet und durchwärmt. Probieren Sie beim Zubettgehen regelmäßig eine Einreibung mit der „Kupfer-Salbe rot“, Fa. Wala (aus der Apotheke), aus, indem Sie ca. 0,5 cm Salbe in Form einer liegenden Acht auf Ihre Nierengegend einmassieren (lassen).

**Ganz wichtig:
Heizen Sie Ihr Schlafzimmer!**

Über Nacht schwitzt der Körper viel Feuchtigkeit aus, die vom Bettzeug und der Matratze aufgenommen wird. Um diese gebundene Feuchtigkeit wieder abgeben zu können, braucht das Bett tagsüber trockene, warme Luft. Kalte, ungeheizte Luft ist immer leicht feucht und kann daher Feuchtigkeit nicht gut aufnehmen. Lüften Sie daher morgens einmal kräftig, dann heizen Sie das Schlafzimmer auf ca. 18 bis 19 °C. Vor dem Schlafengehen drehen Sie die Heizung ab, lüften wieder kurz durch und wärmen dann Ihr Bett vor. Auch im Bett wirkt ein echtes Schaffell oder eine reine Wolldecke statt Baumwollbettwäsche Wunder.

Als zweiten Schritt arbeiten Sie an Ihren Ängsten und Unsicherheiten. Der Yang-Mangel bringt den Aspekt des Fließens in der KörperGeistSeele in Unordnung. Der Verlust des Gedankenflusses und der Anpassungsfähigkeit der Gemütsbewegungen, Gefühle des Überschwemmtseins und Ängste, z. B. von den Dingen überwältigt zu werden, lassen Sie auch innerlich erstarren. Achten Sie darauf, unter welchen Menschen Ihrer Umgebung Sie sich nicht wohlfühlen. Das ist ganz wichtig. Schränken Sie den Kontakt ein oder meiden ihn ganz:

**Schaffen Sie sich ein Umfeld,
in dem Sie sich geborgen fühlen.**

Werden Sie aktiv und holen sich gegebenenfalls professionelle Unterstützung. Neben Psychotherapie gibt es übrigens auch Körpertherapeuten, Akupunkteure, Homöopathen u.ä., die auf der seelischen Ebene behandeln. Lassen Sie sich von einem Profi zeigen, wie Sie mit Ihren psychischen Belastungen besser umgehen können.

Bewegung ist für diesen zu Stagnation und Feuchtigkeitsansammlung neigenden Typen wichtig. Hilfreich sind sanfte Ausdauersportarten, wie ruhiges Yoga (keine Power-Yoga-Formen mit vorwiegend körperlich anstrengenden Asanas), Spazierengehen so zügig wie möglich (bei angemessener Kleidung und Wetterschutz) oder Qi Gong, bei denen die Person zwar durchaus warm werden darf, aber darauf achten muss, nicht auszukühlen (vor allem in der Nierengegend). Die Gefahr der Auskühlung ist z. B. beim Radfahren und Schwimmen recht groß, daher raten wir davon ab. Nach dem Sport gönnen Sie sich eine angenehm warme Dusche oder einen gemäßigten finnischen Saunagang (niedrige Temperatur, unterste Bank, Zeitdauer bis die ersten drei Schweißtropfen erscheinen, abschließend nur angenehm lauwarm abkühlen, kein eiskalter Schock), und dann ganz wichtig: Ruhepause wärmend eingehüllt, damit sich der Körper wieder regenerieren kann!

Hilfreich ist auch die kurze Verdauungspause nach dem Essen. 20 Minuten Beine hoch legen tut jedem Typ gut, bei diesem wirkt es geradezu Wunder. Grundsätzlich können schwere, fettreiche Speisen zwar langsam, aber durchaus gut verdaut werden. Nur sollten sie nicht mit schnellverdaulichen Anteilen gemischt verzehrt werden. Enthält eine Mahlzeit nämlich sowohl leicht verdauliche Kohlenhydrate und Gemüse/Salat zugleich mit viel Fett, dann führt die lange Verdauungszeit für den Fettanteil zu Gärungsprozessen der anderen Anteile. Solche Speisen sollten kombiniert gegessen werden.

Generell gilt die Regel bei allen Leere-Konstitutionen, dass die Mahlzeiten sehr einfach und die Portionen sehr knapp sein sollten. Meiden Sie Überessen. Mischen Sie möglichst wenige Zutaten. Meiden Sie Rohkost, indem Sie sie zumindest kurz blanchieren, pfannenrühren, marinieren. Kochen Sie den Großteil der Lebensmittel, bis sie fast durch sind. Meiden Sie toxische und raffinierte Zutaten, hochverarbeitete Produkte und denaturierte Nahrungsmittel.

Alle kalt-kühlenden und feuchtigkeitsbildenden Lebensmittel sollten konsequent gemieden werden, z. B. Milchprodukte. Auch wenn Eiweiß gut verdaut werden kann, sollte es lieber über pflanzliches Eiweiß aus Hülsenfrüchten oder magerem Fleisch zugeführt werden. Für den Yang-Leere-Typen sind schnellverdauliche Kohlenhydrate und leicht verdauliche Gemüse wichtig, denn sie liefern bereits während des Verdauungsvorganges Energie, die wiederum zur Verdauung benötigt wird. Solche Mahlzeiten machen weniger schlapp. Geeignete Kohlenhydratlieferanten sind Hafer, Vollkornreis, auch der japanische Mochi-Süßreis, Dinkel, Quinoa, aber auch die neutralen Getreide Mais, Buchweizen und

Roggen (über Sauerteig aufgeschlossen). Getreide und Reis, sowie Nüsse sollten immer zuerst in der trockenen Pfanne unter Rühren kurz angeröstet werden.

Wärmende Speisen mit yangisierenden Zubereitungsverfahren, z. B. Schmoren, Backen, sind wichtig. Greifen Sie vermehrt zu wärmenden, auch zu kleinen Prisen von heißen Lebensmitteln. In der warmen Jahreszeit verwenden Sie mehr neutrale Lebensmittel. Die indischen Hülsenfruchtgerichte, Daal, sind optimal, denn Hülsenfrüchte unterstützen die Feuchtigkeitsausleitung im Körper und wärmen durch die Gewürze. Schwarze Bohnen und Adukibohnen unterstützen besonders den Yang-Leere-Typ. Auch hier wieder der Hinweis auf die langgekochten Kraftsuppen, gerade aus wärmendem Huhn mit wärmenden Gewürzen. Probieren Sie doch mal die Zubereitung von Süßkartoffeln, Fenchelgemüse und Maronen. Kochen Sie mit Senf, oder kochen Sie Senfkörner mit. Auch Walnüsse, Pinienkerne und (schwarze) Sesamsaat sollten regelmäßig verwendet werden. Überhaupt ist Nussmus für Sie eine gute Ergänzung. Geeignete Süßungsmittel sind Honig, Gerstenmalz, Reissirup und Molasse. Vermeiden Sie raffinierten Haushaltszucker, denn dieser führt zu Feuchtigkeitsansammlungen, die Ihren Körper weiter schwächen.

Frische Kräuter wie Rosmarin, Thymian, Basilikum etc. dürfen nicht fehlen. Auch Knoblauch und Ingwer als Gewürze stärken das Yang, weiterhin Zimtrinde und –blatt, auch Angelikawurzel, Nelken, Piment und Wacholder. Ingwerwasser und gelegentlich Schwarztee mit Gewürzen und Milch frisch gekocht (Chai Masala), aber auch roter Ginseng als Tee liefern Wärme und dynamisierendes Yang und aktivieren die Verdauung. Die extrem erhitzenden Gewürze sollten dennoch immer in kleinen Dosierungen, dafür aber regelmäßig verwendet werden. Dies betrifft Knoblauch, getrockneten Ingwer, Chili/Cayenne-Pfeffer. In Überdosierung wirken sie sonst wieder zerstreuend und damit kühlend.

Vermeiden von feucht-kalter Ernährung:	**Unterstützend für den Yang-Leere-Typ:**
Feuchtigkeitsbildende und kalt-kühlende Lebensmittel (s. Anhang);	wärmende Lebensmittel (s. Anhang), regelmäßig kleine Mengen heißer Lebensmittel: Süßkartoffeln, Fenchelgemüse, Maronen, Walnüsse, Pinienkerne und (schwarze) Sesamsaat, Nussmus, Knoblauch, Ingwer, Zimtrinde und –blatt, Angelikawurzel, Senf, Nelken, Piment und Wacholder, frische Kräuter, z. B. Rosmarin, Thymian, Basilikum, etc;
Rohkost, kalte Mahlzeiten;	Wärmende Speisen mit yangisierende Kochmethoden, z. B. Braten, Schmoren, Rösten, Backen, Kochen mit Alkohol, Kraftsuppen, indische Daal;
Brotzeiten;	Schnellverdauliche Kohlenhydrate: Vollkornreis, auch der japanische Mochi-Süßreis, Hafer, Dinkel, Quinoa, aber auch die neutralen Getreide Mais, Buchweizen und Roggen (über Sauerteig aufgeschlossen);
Tierisches Eiweiß, vor allem Milchprodukte;	Pflanzliches Eiweiß aus Hülsenfrüchten vor allem schwarze und Adukibohnen; wenig mageres Fleisch, Huhn;
Raffinierte Zucker und Kohlenhydrate;	Honig, Gerstenmalz, Reissirup und Molasse; Vollkorngetreide und Vollkornreis;
Kalte Getränke, Bier;	Heißes Wasser, Ingwerwasser, gelegentlich roter Ginseng oder Chai Masala, Yogi-Tee mit Milch und Honig, gelegentlich Rotwein, Glühwein;

Tabelle 28: Hinweise für den Yang-Leere-Typ

4.4 Der Yin-Fülle-Typ: der „Kaltblütler"

Bei diesem Konstitutionstyp ist das Yin im Übermaß, s. Abbildung 14. Übermaß an sich ist eine Yang-Eigenschaft. Dennoch ist es hier das Yin, das im Exzess ist. Daher ist dies ein Mischtypus, wobei einige etwas mehr die Fülle-Neigung an sich, andere mehr die Eigenschaften von Yin, also Kälte und Feuchtigkeit, im Vordergrund stehen haben.

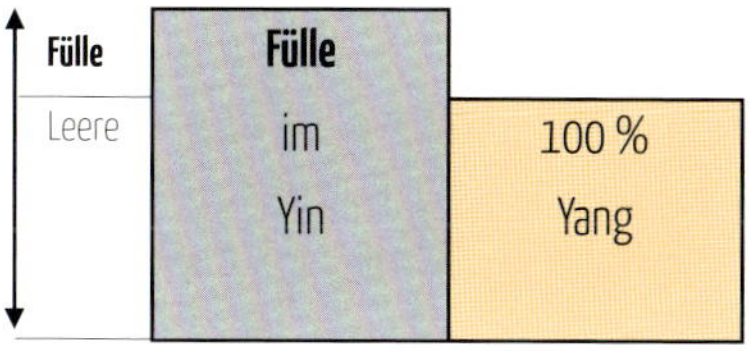

Abbildung 14: Yin-Fülle

Hier gilt die Abwandlung des Sprichwortes: „Was du heute kannst besorgen, das verschieb getrost auf morgen". Oder anders ausgedrückt in der klassischen chinesischen Formulierung – Sie erinnern sich bestimmt noch an diesen Satz:

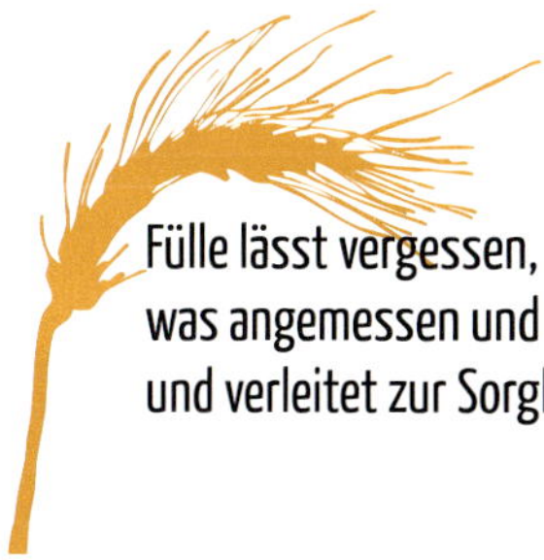

> **Fülle lässt vergessen,**
> **was angemessen und gut wäre**
> **und verleitet zur Sorglosigkeit. [SuWen]**

Körperlich zeigt sich die Yin-Fülle als „Kaltblüter": kraftvoll, langsam und behäbig, dabei plump und schwerfällig, sowohl in der Bewegung von Körper und Geist, evtl. auch im sprachlichen Ausdruck. Der Bewegungsdrang ist vermindert. Ruhe, Regeneration und Pause ist ihm wichtig, ebenso wie Essen. Das Immunsystem ist recht robust. Der Zungenkörper ist blass, feucht, oft dick geschwollen, zusätzlich kann ein dicker, weißer Belag vorhanden sein. Auch Zahneindrücke rund um den Zungenkörper sind meist zu erkennen, als sei die Zunge zu groß für den Kiefer.

„Könnte, wenn er nur wollte“ ist ein charakteristischer Satz, den diese Menschen als Kind bestimmt schon zu hören bekommen haben. Bei diesem Typen ist der Parasymphatikus-Anteil des Nervensystems betont, d.h., der Körper hat ein großes Bedürfnis nach Regeneration und Verdauung. Dieser Typus zieht sich freiwillig in die Selbstbezogenheit zurück. Er genießt die Ruhe, besinnlich, tiefsinnig, philosophisch und stört sich nicht an seinem ewigen Zögern, Zaudern und Erstarrtsein.

Dieser Typ kann sehr gut verdauen und isst gerne und viel. Die Darmperistaltik ist sehr aktiv, ebenso die Ausschüttung der Verdauungssekrete. Außenkontakt ist ihm am liebsten über Lebensmittel (Yin), die er sich einverleibt. Typisch ist, dass er immer am Essen ist, oder um es mit den Worten des gefräßigen Katers Garfield zu sagen: „Himmlisch wäre, wenn man beim Schlafen auch fressen könnte“. Dieser Typ neigt zum Aufbau von Reserven und Speicherung. Das zeigt sich gerne auch in Substanzaufbau, also kraftvoll-massigen Muskeln, aber auch in reichlich Fettdepots. So kommt es häufig zu Übergewicht, und Übersäuerung des Gewebes durch ungenügenden Abbau von Stoffwechselabbauprodukten.

Ansammlung von Feuchtigkeit und Kälte ist das zentrale Problem, denn der Körper kann schwer loslassen und abbauen. Die angesammelte Feuchtigkeit und Kälte lässt Transportfunktionen und Bewegung erstarren, es kommt zu immer mehr Ansammlung, Schwerfälligkeit und Verschlackung. Dieser Teufelskreis wird durch Stress oft verstärkt, denn er wird gerne mit Überkonsum kompensiert. Moderate, trockene Wärme empfindet der Yin-Fülle-Typ als angenehm. Zu warm wird wiederum unangenehm. Dagegen reagiert er empfindlich auf Kälte und Feuchte. Druck dagegen ist oft richtig unangenehm, z. B. beim Untersuchen. Auch Völlegefühl ist ihm nicht unbekannt.

Steht die Fülle mehr im Vordergrund als die Kälteansammlung, kann die zunehmende Erstarrung aufgrund Reibungswärme zu sekundären Hitzeerscheinungen führen, die sich dann z. B. in stinkendem, breiigem Stuhlgang und Blähungen äußern, oder auch zu Gallenblasenerkrankungen, Gicht und Migräne führen kann. Auch Altersdiabetes durch Erschöpfung der Bauchspeicheldrüse ist ein Thema.

Empfehlung für den Yin-Fülle-Typ:
Schenken Sie das Abendessen Ihrem Hund!

Wichtig für diesen Yin-Fülle-Typen ist regel- aber mäßige Bewegung. Gehen Sie alle kurzen Wege konsequent zu Fuß oder fahren Sie mit dem Fahrrad und lassen das Auto immer häufiger stehen. Oder machen Sie 3 mal täglich kurze Spaziergänge. Am besten schaffen Sie sich einen Hund an! (Natürlich nur, wenn Sie Hunde mögen und ihn artgerecht halten können.) Das ist effektiver, als sich einmal wöchentlich beim Sport mit schlechtem Gewissen auszupumpen. Dieser Hinweis gilt für alle Typen, aber für den Yin-Fülle-Typus ganz besonders.

Dieser Typus sollte dringend vermeiden, sich zwischendurch immer wieder Essbares in den Mund zu stecken. Konzentrieren Sie sich stattdessen mit Genuss auf drei Mahlzeiten, wobei gerade hier das Abendessen „dem Hund geschenkt werden sollte", s. Abschnitt 4.7. Die einzelnen Mahlzeiten sollten eher klein ausfallen. Ebenso wichtig wie die Begrenzung der Zufuhr (besonders von minderwertigen Kohlenhydraten) ist, dass die Ernährung viel Wärme zuführen sollte. Wärme beschleunigt Bewegung und unterstützt so die Teilfunktion der Mitte, die für den Abtransport von Stoffwechselendprodukten zuständig ist. Katastrophal sind für den Yin-Fülle-Typus Rohkost-Diäten. Er braucht wärmende, dynamisierende Mahlzeiten, am besten drei leichte, aber gekochte Mahlzeiten und warme Getränke (heißes Wasser). Kühlende Lebensmittel, kalte Mahlzeiten und minderwertige Fette sollte er meiden. Der Yin-betonte Stoffwechseltyp bedarf der dynamisierenden Qualität des Getreides. Für ihn ist die Deckung des Kohlenhydratanteils über einen höheren Anteil an Getreideprodukten statt Kartoffeln empfehlenswert. Getreide und Reis sowie Nüsse sollten immer zuerst in der trockenen Pfanne unter Rühren kurz angeröstet werden.

Wärmende Speisen mit yangisierenden Zubereitungsverfahren, z. B. Schmoren oder Backen, sind ideal. Greifen Sie vermehrt zu wärmenden Lebensmitteln, mit kleinen Prisen von heißen Lebensmitteln. Vorsicht mit heißer Thermik bei Lebensmitteln, diese dürfen nur eingesetzt werden, wenn die Kälte im Vordergrund steht und keine Hitzeerscheinungen auftreten. Gemieden werden sollten alle kalten und kühlen Lebensmittel. Die kühlenden dürfen in der Sommerjahreszeit gelegentlich verwendet werden, wobei auch dann der Schwerpunkt bei den neutralen verbleiben sollte. Die indischen Hülsenfruchtgerichte, Daal, sind optimal, denn Hülsenfrüchte unterstützen die Feuchtigkeitsausleitung im Körper und wärmen durch die Gewürze. Schwarze Bohnen und Adukibohnen unterstützen besonders die Feuchtigkeitsausleitung.

Vermeiden Sie alkoholische Getränke. Vor allem Bier führt zu massiver Aufschwemmung, weil es sehr nährend, dabei aber kühlend und befeuchtend ist – eine Wirkung, die diesem Typus nicht förderlich ist.

Ansonsten gelten für den Yin-Fülle-Typ ebenfalls die Grundsätze des Warmhaltens von Nieren, Unterleib und Beinen, sowie wärmenden Ernährungshinweise, mit denen Kälte und Feuchtigkeit eliminiert werden sollen, wie sie beim Yang-Leere-Typ aufgeführt sind, s. Abschnitt 4.3.

Vermeiden von feucht-kalter Ernährung:	**Unterstützend für den Yin-Fülle-Typ:**
Feuchtigkeitsbildende und kalt-kühlende Lebensmittel (s. Anhang)	Neutrale und wärmende Lebensmittel (s. Anhang), regelmäßig kleine Mengen heißer Lebensmittel: Süßkartoffeln, Fenchelgemüse, Maronen, Walnüsse, Pinienkerne und (schwarze) Sesamsaat;
Rohkost, kalte Mahlzeiten	Wärmende Speisen mit yangisierende Kochmethoden, z. B. Braten, Schmoren, Rösten, Backen, Kochen mit Alkohol, Kraftsuppen, indische Daal;
Brotzeiten	Schnellverdauliche Kohlenhydrate: Vollkornreis, auch der japanische Mochi-Süßreis, Hafer, Dinkel, Quinoa, aber auch die neutralen Getreide Mais, Buchweizen und Roggen (über Sauerteig aufgeschlossen);
Fett, Zucker, Salz	Knoblauch, Ingwer, Zimtrinde und –blatt, Angelikawurzel, Senf, Nelken, Piment und Wacholder, frische Kräuter, z. B. Rosmarin, Thymian, Basilikum, etc;
Tierisches Eiweiß, vor allem Milchprodukte	Pflanzliches Eiweiß aus Hülsenfrüchten vor allem schwarze und Adukibohnen; wenig mageres Fleisch, Huhn;
Raffinierte Zucker und Kohlenhydrate;	Honig, Gerstenmalz, Reissirup und Molasse; Vollkorngetreide und Vollkornreis;
Kalte Getränke, Bier	Heißes Wasser, Ingwerwasser und gelegentlich Chai Masala

Tabelle 29: Hinweise für den Yin-Fülle-Typ

4.5 Der Yin-Leere-Typ: die „unruhige Mimose“

Immer mehr Menschen entwickeln sich heutzutage zu diesem Yin-Leere-Typus, s. Abbildung 15, verursacht durch die Lebensgewohnheiten in der industrialisierten Welt. Streng genommen leiden wir fast alle an einer Yin-Leere, denn sobald auch nur eines der unten genannten Symptome erkennbar ist, liegt ein Yin-Mangel vor!

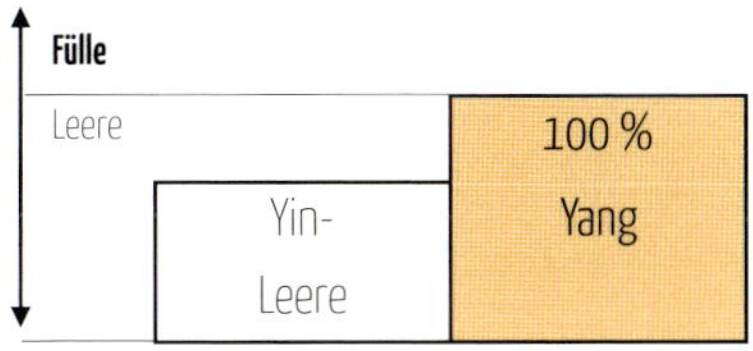

Abbildung 15: Yin-Leere

Auch bei diesem Typ zeigen sich Hitzezeichen, die nicht durch Fülle entstehen, sondern durch einen Mangel an Substanz, an hitzeausgleichenden Körperstrukturen, durch Verlust an kühlenden Flüssigkeiten. Unter dem Yin-Aspekt des Organismus lassen sich zum einen alle Flüssigkeiten zusammenfassen (Blut, Lymphe, Hormone, Sekrete, Zellflüssigkeit), zum anderen aber auch alle Materie, Knochen, Muskeln, Gewebe. In unserer Gesellschaft ist die Überflutung mit Reizen enorm, die Austrocknung durch Kaffee und Zigaretten, aber auch durch Heizung und Klimaanlagen sowie elektrostatische Felder ist groß, die Ernährung kalorienreich, aber denaturiert und arm an Vitalstoffen. All das vermindert das Yin, bzw. mindert seine Qualität. Es fehlt dem Körper an kühlenden Mineralien und an mehrfach ungesättigten Fettsäuren, die gewebeschützend und entzündungshemmend wirken. Das lässt sich nicht mit Mineralien etc. aus Pillen kurieren, denn die Ursache liegt in den Lebensgewohnheiten. Als Folge entwickelt sich Hitze aufgrund der Verminderung des Yin. Dem Körper fehlt Substanz und Kühlflüssigkeit, die normalerweise die natürliche Wärme aufnimmt, die im Körper über Tag entsteht.

Die körperlichen Hitzezeichen sind eher diskret. Das verminderte Yin reicht nicht aus, um das Yang des Tages in sich aufzunehmen. Das führt zu einem Strohfeuer-Effekt, zu schwachen Hitzeerscheinungen, die immer wieder kurzfristig nach oben lodern, besonders ab dem Nachmittag/Abend. Oft zeigt sich zum Spätnachmittag Wangenröte. Die innere Wärme macht unruhig, erzeugt unangenehme Hitze in den Händen (dabei können die Füße kühl sein), an der Brust und am Kopf und verursacht Schlafstörungen und Nachtschweiß. Klimakterische Hitzewallungen sind auch ein typisches Symptom. Bei diesem Typ kann individuell mehr der Mangel an befeuchtend-kühlender Substanz oder die „leere Hitze" im Vordergrund stehen. Die Zunge präsentiert sich gerötet wie rohes Fleisch, oft mit vielen Rissen.

Generell sind Körpersubstanz und Kondition eher schwach und die Regenerationskraft vermindert, die Reserven sind knapp bis hin zu Auszehrung und tiefer Erschöpfung. Es entwickeln sich chronische und degenerative Erkrankungen und Allergien, Entzündungen und Infektionen. Schlechte Zahnsubstanz, schwache Knochen und Bindegewebe, Rückenschmerzen, Trockenheit der Haut und der Persönlichkeit, Sehnenprobleme und Blut- und Säftemangel bestehen manchmal schon von Kindheit an. Frühes Ergrauen und rasche Alterungserscheinungen sind ebenfalls typisch.

„Will, aber kann nicht" ist ein charakteristischer Satz, denn die Aktivitäten bleiben eher kraft- und saftlos. Die Wirkung verpufft oft so schnell, wie die kurzfristige Begeisterung oft mehrere Aktivitäten zugleich angetrieben hat – das Yang im Sinne von Vitalität und Lebensfreude ist in den ersten Jahrzehnten ja noch angemessen. Emotional handelt es sich dabei häufig um Persönlichkeiten, die von nervöser Unrast getrieben werden, denen Stillsitzen schwer fällt, obwohl sie es dringend bräuchten. Es fehlt das dicke Fell, denn das mangelnde Yin macht empfindlich und empfindsam, lässt aus Sorge vor möglichem Versagen die Gedanken dauerhaft kreisen. Dabei sind diese Menschen häufig perfektionistisch mit hohen Anforderungen an sich und andere, bis hin zur Rechthaberei. Mangelnde Nachgiebigkeit führt bis zur Erschöpfung.

Im Mangel an Körperflüssigkeiten und Säften zeigt sich das fehlende Yin als Trockenheit von Mund, Kehle, Augen, der Haut, aber auch der Persönlichkeit, in Sehnenproblemen und Blut- und Säftemangel. Im Gegensatz zur Fülle-Hitze zeigt sich hier weniger Durst, sondern das Bedürfnis nach häufigen kleinen Schlucken zum Befeuchten.

Auch die Verdauung ist geprägt durch geringe Reserven und schwache Regeneration mit ständigem Hunger und Bedarf nach regelmäßigen Kleinigkeiten zwischendurch gegen das Unterzuckern. Die ständigen Blutzuckerschwankungen können im Laufe der Zeit die Bauchspeicheldrüse schädigen, z. B. in Form von (Jugend)-Diabetes.

Das moderne Leben macht Yin-Leere. Im Alltag dominiert mehr und mehr das Yang mit seinen hitzigen Folgen. Stress, Lärmbelästigung, steter Wettbewerb und Sich-Beweisen-Müssen, nährstoffraubende und erhitzende Gewohnheiten wie hoher Konsum von Kaffee, Alkohol und Zigaretten, sowie auch die meisten synthetischen Modedrogen verbrennen das Yin. Auch übermäßiger Genuss scharfer-heißer Gewürze wie Chili und Knoblauch schwächen das Yin. Raffinierte und denaturierte Nahrungsmittel können kein balanciertes, qualitativ hochwertiges Yin aufbauen.

Empfehlungen für den Yin-Leere-Typ: Achtsamkeit und Erdung kultivieren!

Zur Erhaltung der Gesundheit ist es wichtig, dass der Yin-Leere-Typ lernt, das aktive Yang-Prinzip zu harmonisieren und gleichzeitig die empfängliche, passive, nachgiebige Yin-Qualität zu fördern. Achtsamkeitsübungen und hingebungsvolle Versenkung sind hilfreich, außerdem Tätigkeiten, die Kontakt zur Erde fördern wie Gärtnern. In sich zur Ruhe zu kommen. Ein guter Einstieg, um Achtsamkeit zu trainieren, ist das Essen, s. Achtsamkeitsübung aus Abschnitt 4.6.1.

Statt tausend Dinge gleichzeitig zu machen, muss Konzentration auf eine Sache erst geübt werden, was zu Beginn oft schwer fällt. Ein guter Einstieg für viele nervöse Menschen ist über die progressive Muskelentspannung nach Jacobson. Ebenfalls hilfreich können meditative Übungen sein, bei denen zunächst über langsame und bewusste Bewegungen Ruhe erzeugt wird, z. B. ruhige Yoga-Formen, TaiJiQuan und QiGong, oder auch Gehmeditation und die dynamischen Meditationen. Meditative Techniken helfen auch, den Schlaf zu verbessern. Der menschliche Körper ist auf Regeneration angewiesen. Und wenn diese konstitutionell ohnehin geschwächt ist, muss zumindest der Nachtschlaf effektiv sein.

Generell gilt bei allen Leere-Konstitutionen die Regel, dass die Mahlzeiten sehr einfach und die Portionen sehr knapp sein sollten. Meiden Sie Überessen. Mischen Sie möglichst wenige Zutaten. Meiden Sie Rohkost, indem sie sie zumindest kurz blanchieren, pfannenrühren oder marinieren. Kochen Sie den Großteil der Lebensmittel, bis sie fast durch sind. Meiden Sie toxische und raffinierte Zutaten. Meiden Sie konsequent hochverarbeitete Produkte und denaturierte Nahrungsmittel. Achten Sie dennoch auf ausreichend Wärme für die Mitte.

Versorgen Sie sich mit hochwertigen regionalen Produkten, die kontrolliert und sorgfältig angebaut werden und denen Sie vertrauen. Hochwertige, tierische Lebensmittel von „glücklichen Tieren" bauen Yin-Flüssigkeiten und Körpergewebe auf. Werden sie jedoch im Übermaß verzehrt, kommt es zu

Schleimbildung und dessen Ablagerungen. Daher sollten sie nur in kleinen Mengen zur Ergänzung einer überwiegend pflanzlichen Kost gegessen werden. Schweinefleisch und andere histaminreiche[36], genauso wie glutenhaltige[37] Lebensmittel sollten gemieden werden. Vollkornreis ist auch für diesen Typus ideal mit seiner verdauungsstärkenden und den Wasserhaushalt unterstützenden Wirkung.

Menschen mit Yin-Leere sollte darauf achten, dass die Mahlzeiten für lange Sättigung sorgen mit hohem Eiweiß- und Fettanteil, ohne verdauungsbelastend oder blähend zu sein. Kohlenhydrate, vor allem minderwertige, gilt es nach Möglichkeit zu meiden, denn sie haben extreme Yang-Wirkung und verstärken die Imbalance. Sowohl in der westlichen als auch der asiatischen Medizin ist der Zusammenhang zwischen Wasserhaushalt und Zuckerstoffwechsel sowie die Beteiligung der Proteine an der Regulation bekannt. Protein und Kohlenhydrate regulieren einander. Eiweißzufuhr erhöht den Zuckerbedarf, dies kann sich regelrecht in einem Teufelskreis hochschaukeln, der zu Alters- bzw. Erschöpfungsdiabetes der insulinproduzierenden Zellen führt. Als Nebenwirkung schwächt dieser Mechanismus auch die adrenalinproduzierende Drüse der Nieren, womit die Flüssigkeitsverteilung im Körper beeinträchtigt wird.

Bauen Sie täglich eine wässrige Mahlzeit in Ihren Speiseplan ein. Das kann eine Suppe oder ein Eintopf, das kann auch ein sogenanntes Congee sein, ein langgekochter wässriger Getreidebrei. Kochen Sie sich regelmäßig langgekochte Kraftsuppen, die Sie auch als Basisbrühe und zur Saucenbereitung einsetzen können. Kochen Sie in dieser Kraftsuppe eine Portion Yin-tonisierende Heilkräuter mit (z. B. die Rekonvaleszenz-Suppe aus unserer Praxis über die Hirsch-Apotheke in Willich oder die Kraftsuppe Nr. 3 der Zietenapotheke in Berlin – lassen Sie sich von Ihrem Therapeuten beraten).

Yin-aufbauende Nahrungsergänzungsmittel, die viele Mineralien enthalten, sind AloeVera und Algen, auch die sogenannten Mikroalgen Chlorella und Spirulina. Spirulinapulver lässt sich gut als Würzmittel für Suppen und Saucen verwenden. Kuzu (Pfeilwurzelmehl) ist ein phantastisches Bindemittel, das wie normales Mondamin oder Stärke zum Andicken verwendet wird. Es stärkt sowohl die Mitte als auch das Yin. Wenn im Frühsommer die Beerenzeit ist, sollten Sie in kurz aufgekochter, mit Kuzu angebundener Beerengrütze schlemmen. Im Spätsommer lässt sich mit Holunder und Kuzu eine leckere Götterspeise zaubern.

Rote Früchte generell, auch Trauben, rote Beete und Wurzelgemüse erden und bauen Substanz auf. Der Yin-Leere-Typ darf maßvoll Butter (besser Ghee) und Sahne, aber auch gelegentlich Milchreis und Grießbrei gekocht aus hochwertiger, unhomogenisierter Milch, essen. Hier wird die befeuchtende und Yin-nährende Qualität von hochwertiger Milch als gekochte Zubereitung therapeutisch angewendet.

---

[36] Dazu zählen v.a. bakteriell gereifte Nahrungsmittel, z.B. Käse, Wein, generell Alkoholika, Schokolade, Nüsse, Salami oder ähnliche Rohwürste, Tomaten, Sauerkraut, Spinat, Erdbeeren, Zitrusfrüchte.

[37] Kleberproteinhaltige (backfähige) Getreidesorten, v.a. Weizen, Dinkel, Roggen

Auch geringe Mengen Joghurt als befeuchtend-kühlende Sauce zu gekochten Speisen dürfen gelegentlich genossen werden. Soja-Produkte, die kühlend und befeuchtend wirken, sind für diesen Typus ebenfalls geeignet. Von den Hülsenfrüchten sind besonders erwähnenswert gegen den Yin-Mangel die schwarzen Bohnen, weiter Kidney- und Mungbohnen, sowie Keimlinge aus diesen Sorten, die reichlich selbst gezogen werden dürfen.

Bei Getreide greifen Sie am besten zu Weizenkeimlingen, Weizen, Hirse und Gerste. Aus der Nacktgerste (Rollgerste) bäckt man dünne Fladen (am besten mit eigenem Sauerteig), die dann zu Eintöpfen oder Pfannengerichten als Beilage schmecken. Amaranth und Quinoa lassen sich als Beilage kochen oder in Eintöpfen zum Sämigmachen verwenden. Auf trockene Brotmahlzeiten sollten Sie hingegen verzichten – wenn Brot, dann aus gekeimtem Weizen, das so genannte Essener Brot, oder frisch gebackene Fladen aus Gerstensauerteig. Probieren Sie doch mal Ihr Glück mit Sauerteigbäckerei, wenn Sie nicht auf Brot verzichten mögen.

Leiden Sie unter Yin-Leere und haben Rückenschmerzen, achten Sie unbedingt darauf, dass die Pause zwischen den Mahlzeiten nicht zu groß wird, Sie möglichst nicht längere Zeit Hunger haben und in Unterzuckerung geraten. Am besten haben Sie auch bei der Arbeit immer eine Portion hochwertiges Studentenfutter bei sich. Unterzuckerung führt zur Schwäche, und gerade bei Schwäche wird der Rücken sehr anfällig. Die meisten akuten Lumbago (Hexenschuss) und Ischialgien entstehen, wenn der Patient schwach und hungrig ist.

Statt kalter Getränke sollten Sie generell zu warmen Getränken greifen. (Abgekühltes) heißes Wasser, und immer wieder etwas Grüntee, in den Sommermonaten mit frischer Minze, empfiehlt sich. Pfefferminzpflanzen gibt es in vielen leckeren Sorten in jeder Gärtnerei, und sie wächst fast überall, solange sie feucht genug gehalten wird. Auch frische Zitronenmelisse, die wie Unkraut wächst, dürfen Sie reichlich verwenden. Sie lässt sich nicht nur als leckerer Tee trinken, sondern auch in Süßspeisen verarbeiten und unter Blattsalate mischen. Salbei darf reichlich als Küchenkraut verwendet werden. Auch Salbeitee, gerade bei klimakterischen Beschwerden, sowie Brennnesseltee bekommen gut. Kochen Sie vor allem den Brennnesseltee aus frisch gepflückten Blättern, die ja den Großteil des Jahres überall wuchern.

Vermeiden von heiß-trocknender Ernährung	**Unterstützend für den Yin-Leere-Typ:**
Yangisierende Kochmethoden, z. B. Braten, Schmoren, Rösten, Backen, Kochen mit Alkohol;	1x tgl. eine wässrige Mahlzeit, z. B. Suppe, Eintopf, sowie yinisierende Kochtechniken, d.h. Verwenden von viel Wasser, Dämpfen, Blanchieren, Suppen, auch Keimen; Verwenden erfrischender Zutaten;
Heiße Lebensmittel (s. Anhang);	Überwiegend neutrale, ergänzt mit kühlenden Lebensmittel (s. Anhang): z. B. Keimlinge und Sprossen, Sojaprodukte wie Tofu, Miso und Sojamilch; Substanzaufbau mit Spirulina, Chlorella, AloeVera, Kuzu;
Heiß-trocknende Alltagsdrogen, z. B. Alkohol, Kaffee und Zigaretten;	(abgekühltes) heißes Wasser, Grüntee, Minztee; Erst wenn akute Hitze-Zeichen abgeklungen sind, ist gelegentlich Kaffee/Bier/Weißwein erlaubt, wobei für jede Tasse Kaffee, jedes Glas Alkohol durch Trinken eines großen Glases abgekühltes Wassers der Austrocknung entgegengewirkt werden sollte;
Tierische Produkte, vor allem Schalentiere, rotes Fleisch, Huhn, Eier, Milchprodukte;	Geringe Mengen Butter – besser Ghee – Sahne, Vorzugsmilch;
Histaminreiche Nahrungsmittel: z. B. Käse, Salami oder ähnliche Rohwürste, Wein, generell Alkoholika, Schokolade, Nüsse, Tomaten, Sauerkraut, Spinat, Erdbeeren, Zitrusfrüchte;	Calciumreiche Lebensmittel: z. B. Sesam, Mandeln, Nüsse, Sonnenblumenkerne, Algen, Datteln, Okra, alle Wurzelgemüse und alle grünen Blattgemüse, alle roten Früchte und Gemüse; frische Kräuter: vor allem Salbei und Zitronenmelisse;
Adukibohnen (wirken austrocknend)	Schwarze Bohnen, Kidney- und Mungbohnen und deren Keimlinge wirken befeuchtend und nährend;
Getreideprodukte; Brotzeiten;	Gekochtes Getreide und Getreidebrei aus (angekeimtem) Weizen, Gerste, Hirse, Vollkornreis, Quinoa, Amaranth; Gersten-Sauerteigfladen, Essener Brot (aus gekeimtem Weizen);
Kalte Getränke;	Warm-neutrale Getränke, (abgekühltes) heißes Wasser, Grüntee, Salbeitee (besonders bei klimakterischen Beschwerden), Melissentee, Brennnesseltee;

Tabelle 30: Hinweise für den Yin-Leere-Typ

4.6 Esskultur

Verdauung betrifft nicht nur das Verarbeiten von materieller Nahrung. Auch Sinneseindrücke, Informationen und Emotionen müssen verarbeitet, verdaut werden. Auch wenn heutzutage „Multitasking" angeblich ein Muss ist, jeder mindestens drei Dinge gleichzeitig tun können will, ist unser Verdauungssystem und unsere Reizverarbeitung immer noch auf dem Niveau der Evolution. Und diese Evolution verändert sich über viele Generationen und macht nur selten Saltos und Sprünge innerhalb einer Generation. Die Bedürfnisse unseres Körpers haben sich in den letzten Jahrhunderten, sogar Jahrtausenden kaum verändert.

Der menschliche Organismus ist auf regelmäßige Nahrungszufuhr in angemessenen Portionen angewiesen. Speicherung von Energie und Nährstoffen ist nur in begrenztem Maße möglich. Auch ist der Mensch ein Omnivore, ein Allesfresser. Der Verdauungstrakt ist wenig spezialisiert, sondern bekommt durch abwechslungsreiche Mischkost die benötigten Vital- und Nährstoffe. Einseitige Ernährung über lange Zeit führt zu Mangelerscheinungen. Optimale Verdauung findet statt, wenn der menschliche Organismus normalerweise drei gut gekaute Mahlzeiten bekommt. Das gründliche Kauen jeden Bissens ist die Vorbedingung für eine ausreichende Verdauung in den Därmen. Mangelndes Kauen führt zu Gärung und Fäulnisprozessen.

Manche Menschen haben das dringende Bedürfnis nach einer weiteren Zwischenmahlzeit. Das ist durchaus in Ordnung, z. B. wenn bei einem Frühaufsteher die Zeit bis zum Mittag sehr lang ist. Dann sollte ruhig regelmäßig am Vormittag eine kleine Zwischenmahlzeit eingeschoben werden. Wenn das Mittagessen recht früh, der Feierabend aber sehr spät ist, dann kann durchaus am Nachmittag eine zusätzliche Mahlzeit eingenommen werden. Das Abendessen, meist aus beruflichen Gründen dann ohnehin recht spät, sollte besonders leichtbekömmlich sein und hinter den anderen drei Mahlzeiten in der Bedeutung zurückstehen. Auch Patienten, die unter Yin-Leere leiden, vor allem Senioren, vertragen oft besser vier kleinere Portionen. Zwischen den einzelnen Mahlzeiten sollte soviel Zeit liegen, dass die vorherige vollständig verdaut werden konnte. Bei kleineren, leichtbekömmlichen Speisen reichen ca. zwei bis drei Stunden, bei schweren, fett- und eiweißhaltigen Speisen werden ca. vier bis fünf Stunden benötigt. Hier spielt auch der individuelle Stoffwechsel eine Rolle.

- Übrigens: Zum Essen besser keine Getränke, besonders keine kalten, weil sie die Arbeit der Verdauungssäfte im Magen stören, das Verdauungsfeuer wird so geschwächt.

Ernährungsberatung ist immer sehr individuell. Jeder lebt ein anderes Leben mit anderen Grundvoraussetzungen und Randbedingungen. Probieren Sie aus, scheuen Sie sich nicht, alte Gewohnheiten auszumustern. Seien Sie aber vorsichtig, dass sie nicht aus Bequemlichkeit alte Gewohnheiten, die Ihnen nicht guttun, entschuldigen und rechtfertigen.

Lernen Sie wieder zu genießen!

Kultivieren Sie ihre Nahrungszubereitung und Esskultur. Nutzen Sie doch einfach die ohnehin nötige Nahrungsaufnahme, um Inseln der Erholung und Regeneration in Ihrem Alltag zu schaffen. 20 Minuten Essenspause reichen durchaus aus, um bewusst und in Ruhe eine Mahlzeit zu sich zu nehmen. Sorgen Sie für einen gemütlichen, ruhigen Ort und freuen sich auf jede Mahlzeit. Es können auch einfache Speisen sein, vielleicht zur Arbeit mitgenommen. Auch hierin unterscheidet sich ein Mensch vom anderen. Nicht jeder hat Spaß und Freude am aufwendigen Kochen. Dennoch können Sie lernen, bestmöglich für sich zu sorgen und sich gut zu ernähren. Auch einfache Gerichte können gut schmecken und ausgewogen sein. Schauen Sie einfach mal in den Rezeptteil.

Konzentration und Ruhe sind wichtige Schlüsselbegriffe für eine bekömmliche Mahlzeit, die mit allen Sinnen genossen werden kann. Nur dann nimmt nicht nur der Magen materielle Energiepakete auf, sondern der Geschmack kommt zur Entfaltung, die Textur der Speisen im Mund wird gefühlt. Ich kann wahrnehmen, wie diese Speisen und Lebensmittel aufgenommen werden und wie sie in mir wirken. All diese Information bleibt unverdaut, wenn irgendwelche Brocken gedankenverloren zwischendurch in den Mund gesteckt werden, mehr recht als schlecht gekaut werden. Diese Happen sind auch nicht bewusst zubereitet, sondern einfach nur Energielieferanten für Kalorien gegen Magengrummeln vor Hunger. Darüber erzeugen genau diese unter Stress zu sich genommenen Happen die gefährlichen Toxine, s. Abschnitt 2.2.

Essen ist eine Hauptsache im Leben, für das Leben. Ebenso wie es krank macht, nur „nebenbei“ zu schlafen, macht auch „nebenbei“ essen krank. Gewöhnen Sie sich ab, im Stehen zu essen. Setzen Sie sich, nehmen Sie sich den Moment bewusst Zeit zum Essen. Versammeln Sie sich mit Ihren Lieben wenigstens einmal am Tag um den Esstisch. Nahrungszubereitung und Essen ist auch Zeit, die Sie mit Ihrer Familie verbringen, Zeit für Gespräche, für Interesse am anderen. Emotional aufreibende Themen, Geschäftsbesprechungen und Fachgespräche, die einen klaren Kopf benötigen, gehören übrigens nicht an den Esstisch. Essen soll Entspannung und Energieaufnahme sein!

Die ideale Verdauungsförderung ist, nach dem Essen die Beine hochzulegen und eine kurze Verdauungspause einzulegen. Es muss kein Mittagsschlaf sein, 20 Minuten Beine hochlegen reichen schon, damit das Blut aus den Beinvenen zurück in den Rumpf und zur Leber laufen kann. So kann auch die Leber in aller Ruhe ihre Arbeit verrichten und für Assimilation sorgen. Machen Sie anschließend einen straffen Spaziergang, und wenn es nur eine kurze Runde um den Block oder das Gebäude ist. Probieren Sie es einfach aus! Besonders wenn Sie Verdauungsprobleme oder Erschöpfungserscheinungen haben, werden sie davon profitieren.

> **Nach dem Essen
> 20 Minuten lang
> Beine hochlegen.**

4.6.1 Übung: Essen mit Achtsamkeit

Es ist eine gute Übung, immer wieder eine Mahlzeit oder auch nur einige Bissen immer wieder ganz bewusst und achtsam zu sich zu nehmen. Anfangs ist eine ruhige Atmosphäre allein hilfreich. Mit zunehmender Übung schaffen Sie es, auch während „normaler" Mahlzeiten zu praktizieren.

(Die Idee dieser Übung stammt von Jon Kabat-Zinn [KAB99]):

- „Das Auge isst mit", sagt man. Betrachten Sie für einige Momente, was Sie gleich essen werden. Nehmen Sie alle Einzelheiten wahr, die Farbe, die Oberflächenstruktur. Betrachten Sie, wie es vor Ihnen liegt, wie es angerichtet ist. Schnuppern Sie, ob Ihre Nase schon einen Vorgeschmack erhaschen kann. Lauschen Sie in sich hinein. Was macht der Gedanke, gleich dieses Essen zu sich zu nehmen, mit Ihnen? Vielleicht läuft Ihnen das Wasser im Mund zusammen, oder lässt diese Speise Sie kalt? Nehmen Sie für einige Atemzüge wahr, wie der Atem dabei in Sie hinein- und wieder herausströmt. Welche Beobachtungen machen Sie, wenn Sie Ihren Atem einfach beobachten, so wie er von selbst kommt und geht?
- Dann nehmen Sie das Nahrungsmittel in den Mund, spüren den Bissen ganz bewusst. Nehmen Sie sich Zeit, zum Fühlen, zum Schmecken, zum Kauen. Erleben Sie den Geschmack und die Textur auf der Zunge und zwischen den Zähnen. Kauen Sie langsam und aufmerk-

sam. Spüren Sie auch jeden Drang in sich, den Wunsch schneller zu kauen, den Wunsch, den Bissen zu schlucken. Verweilen Sie jedoch ganz bewusst bei diesem Bissen. Kauen Sie weiterhin, denn es gibt keinen Grund, sich zur Eile drängen zu lassen. Stattdessen lassen Sie die Erfahrung zu, diesen Happen vollständig in aller Ruhe sehr gründlich zu zerkauen.

- Und dann erst schlucken Sie! Nehmen Sie wahr, wie der Speisebrei die Kehle und Speiseröhre passiert, wie sich der Mund danach anfühlt, welche Gefühle und Bedürfnisse nach dem Schlucken in Ihnen aufkommen. Verfahren Sie so mit jedem Bissen für eine Zeitlang.
- Bleiben Sie achtsam gegenüber dem, was Sie empfinden. Sollten Emotionen, besonders Ängste, Ekel und depressive Empfindungen auftreten, achten Sie darauf, was diese Gefühle in Ihnen auslösen. Lenken Sie Ihre Aufmerksamkeit auf die Körperveränderungen, die jeder Bissen in Ihnen auslöst, auch wie viel und wie schnell Sie essen. Warum essen Sie jetzt gerade? Was veranlasst Sie jetzt zum Essen?
- Wenn Sie mögen, machen Sie sich anschließend einige Notizen, ohne zu bewerten, ohne zu urteilen, einfach nur sachlich das Beobachtete aufschreiben. Ideal wäre, diese Übung eine Zeitlang regelmäßig zu machen. Dann werden Sie selbst beobachten, wie sich Ihr Essverhalten im Laufe der Zeit verändern wird.

4.7 Mahlzeiten

4.7.1 Regel- und mäßig

Regelmäßigkeit ist sehr wichtig. Nach Möglichkeit sollten auch am Wochenende die gewohnten Essenszeiten eingehalten werden. In der Praxis zeigt sich immer wieder, dass bei Menschen, die im Schichtdienst arbeiten, die Mitte extrem leidet. Umso wichtiger ist es, gerade dann durch die Regelmäßigkeit der Essenszeiten den Rhythmus zu stabilisieren. Nehmen Sie sich vorbereitete Speisen mit zur Arbeit. Das muss nicht immer ein phantasieloses Butterbrot sein. Besser bekömmlich sind z. B. Salate aus gekochtem Gemüse, auch Antipasti, etc. Es gibt Thermobehälter mit großer Öffnung, in denen sich eine warme Mahlzeit mitnehmen lässt, oder auch die nostalgischen „Henkelmänner" mit mehreren Etagen. Spült man diese Transportbehälter vorher mit heißem Wasser aus, halten sie lange warm.

3 möglichst regel- und mäßige Mahlzeiten täglich!

Am verträglichsten sind drei gekochte Mahlzeiten täglich. Absolutes Minimum ist eine warme Mahlzeit. Es sind nicht die gut verdaulichen, gekochten Mahlzeiten, die „dick" machen, ganz im Gegenteil! Dickmacher sind Hungeranfälle, die auftreten, weil die Pause zwischen den Mahlzeiten zu lang geworden ist. Dickmacher sind auch all die „Kleinigkeiten", die zwischendurch in den Mund gesteckt werden. Dickmacher sind industriell gefertigte Speisen und „Fast-Food", die viel Fett und Kalorien, aber kaum Vitalstoffe zuführen, sondern sie dem Körper rauben.

4.7.2 Frühstück

Die erste Hauptmahlzeit des Tages sollte zwischen 7 und 9 Uhr eingenommen werden. In dieser Zeit ist die Verdauungskraft des Magens am stärksten. Es ist die Zeit für eine üppige Mahlzeit, die Energie für den Tag spendet. Diese Mahlzeit ist sozusagen das Volltanken, bevor es auf große Fahrt in den Tag geht. Sie sollte kalorienreich sein und Fett, Eiweiß und Kohlenhydrate enthalten.

Diese Zusammensetzung hält den Blutzuckerspiegel über mehrere Stunden konstant und verhindert die bekannte „Flaute" zwischen 10 und 11 Uhr. Sie macht sich immer dann bemerkbar, wenn die vorangegangene Mahlzeit nicht ausreichend und vorhaltend war. Besonders nach ausschließlichem Verzehr von denaturierten Kohlenhydraten aus Weißmehlprodukten (Brötchen, Toast mit Marmelade) kommt es zu Blutzucker- und Blutdruckabfall, Kreislaufstörungen und Heißhungergefühlen.

Viele Patienten erklären, sie hätten morgens weder Hunger noch Appetit. Dies ist in der Regel Folge einer zu umfangreichen und falschen Abendmahlzeit, die zu unerfrischtem Aufwachen und Appetitlosigkeit am Morgen führt.

Ungeeignet als Frühstück sind Müsli und raffinierte „Frühstücks-Cerealien" mit (Orangen-)Saft, Joghurt oder kalter Milch.

Sie „ersticken" die Energie der Mitte und führen zu Abkühlung und Feuchtigkeitsansammlung. Das rohe Getreide ist schwerverdaulich und belastend. Die industriell gefertigten Müsli und Frühstücks-Cerealien sind meist voller Zucker und Zuckeraustauschstoffe, Aromen, und denaturierter Kohlenhydrate. Rohkost, Obst, Milch und Milchprodukte (gerade Joghurt) kühlen sehr stark und verschleimen durch ihre stark befeuchtende Eigenschaft. Brot mit Käse, Wurst oder Marmelade ist ebenfalls kein gesundes Frühstück. Brot ist schwer verdaulich (Vollkorn) oder minderwertig, der Brotbelag zu fett oder zu zuckerhaltig. Kaffee auf leeren Magen schenkt keine Energie, er verbraucht lediglich Substanz und reizt die Magenschleimhaut. Das alles schwächt die Verdauungskraft der Mitte.

Starten Sie mit einer Tasse heißem Wasser vor dem Frühstück direkt nach dem Aufstehen. Es sollte wie das Zähneputzen zur Morgentoilette gehören. Damit reinigen Sie nicht nur den Körper von außen, mit dem Wasser kann Ihr Körper gleich auch ausscheiden, was sich über Nacht gesammelt hat. Diese Tasse heißes Wasser auf nüchternen Magen unterstützt die Verdauung und hat vielen Patienten schon geholfen, die in der Praxis über trägen Stuhlgang geklagt hatten.

Ein Start mit warm zubereiteten Speisen, die den Organismus anregen, wäre wünschenswert. Das ideale Frühstück besteht aus drei Teilen Obst/Gemüse/Eiweißanteil begleitet von einem Teil Getreide und einem Teil Sonstigem. Aus energetischer Sicht ist ein herzhaftes Frühstück ideal, denn so wird das Yang, also die aktive Energie, die auch die erste Tageshälfte dominieren soll, kräftig gestärkt. Der süße Geschmack ist dem Yin zugeordnet, er ist beruhigend und daher streng genommen eher in der zweiten Tageshälfte zu empfehlen. Dennoch spricht nichts gegen ein Frühstück mit Obstkompott statt pikanter Speisen.

Als Start in den Tag ein warmes Frühstück geniessen aus gedünstetem Obst(kompott) und wenig Getreideanteil.

Zu empfehlen sind (selbstgekochte) Kompotte oder gedünstetes Obst mit etwas warmem Getreidebrei. Die Getreidebreie können am Abend zuvor zubereitet werden oder für zwei bis drei Tage gekocht im Kühlschrank aufbewahrt und am Morgen erwärmt werden. Das Getreide aus Reis, Hafer, Hirse, Amaranth, Gerste, Mais und Buchweizen kann als ganzes Korn, geschrotet, gemahlen oder als Flocken oder Grieß verwendet werden. Alternativ finden Sie bei den Rezepten eine Variante für Getreidebrei in der Thermoskanne, bei der das Getreide über Nacht quellen kann.

Getreideflocken sind hierbei sicherlich nur ein Kompromiss, wenn Sie nicht selbst eine Flockenquetsche besitzen. Denn alle gekauften Flocken sind hitzebehandelt, sonst würden sie in kürzester Zeit ranzig werden. Aber für den Einstieg oder für Personen, denen sonst die Frühstücksbereitung zu aufwendig wird, können durchaus zwei bis drei Esslöffel Vollkornflocken aus dem Reformhaus oder Bioladen mit Wasser zu Porridge gekocht und als Beilage zum Kompott oder gedünsteten Obst verspeist werden. Im Sommer kann alternativ eine Handvoll frischer Beeren, Pfirsiche etc. kurz im ausgequollenen Brei untergerührt werden und anschließend mit einer Tasse Soja-, Hafer- oder Reismilch und etwas Seidentofu im Mixer als Frühstücksdrink püriert werden.

Probieren Sie als Alternative unbedingt Hirse aus. Sie wird einmal aufgekocht, die Herdplatte kann dann ausgeschaltet werden, während innerhalb von 20 Minuten die Hirse fertig zu Ende quellen kann. Die Zeit dazwischen kann zur Morgentoilette verwendet werden.

Wer es lieber herzhaft mag, findet auch beim englischen Frühstück Anregungen. Baked beans, Eierspeisen wie Omelette und Rühreier, auch eine warme Gemüsebrühe mit Einlage, oder die japanische Miso-Suppe, geben Wärme und Energie für den Vormittag. Ebenso eignen sich herzhafte und pikante Polentaschnitten mit einer Portion pfannengerührtem Gemüse. Auch können Sie gerade für ein schnelles Frühstück Pellkartoffeln des Vortages mit einem Ei in der Pfanne bereiten, oder die zerdrückte Kartoffel als Basis einer wärmend-kräftigenden Morgensuppe verwenden. Scheuen Sie sich nicht, zu variieren und Ihr Idealfrühstück zu entwickeln.

Das Sonntagsfrühstück kann mit Pfannkuchen, Crêpes und Waffeln variiert werden, die es als Beilage zu Obstkompott oder auch zu herzhaftem pfannengerührtem Gemüse gibt. Eine tolle Kombination sind auch kleine Pfannkuchen mit einigen Scheiben Räucherlachs, einer Handvoll feingeschnittenem Salat oder frischen Kräutern und etwas Crème fraîche. Und wenn Sie ohnehin am Waffelbacken sind, machen Sie ruhig gleich die doppelte Menge. Waffeln lassen sich gut einige Tage im Kühlschrank aufbewahren, morgens mit dem Toaster frisch aufbacken oder auch zur Schule/Arbeit mitnehmen.

Zubereitungsformen und Vorschläge für Frühstücksgerichte s. Rezeptteil.

Nach dem warmen Frühstücksanteil ist durchaus ein Brot/Brötchen mit beliebigem Belag, dazu Kaffee oder Tee erlaubt. Darauf müssen Sie nicht verzichten. Und sollte Ihnen sonntags der Sinn nach einem Croissant stehen, dann genießen Sie es aus ganzem Herzen.

4.7.3 Mittagessen

Die zweite Hauptmahlzeit des Tages sollte zwischen 12 und 15 Uhr, d.h. vor Fortsetzung der Arbeit eingenommen werden. Der Mittag ist die beste Zeit für eine ausgiebige und warme Mahlzeit. Es ist die Zeit für ein eiweißreiches Essen mit Hülsenfrüchten, Fleisch oder Fisch (ggf. bei Vegetariern durch Sojaerzeugnisse ersetzen!). Außerdem sollte sie Gemüse, Kohlenhydrate (Reis, Kartoffeln, Nudeln, usw.) und etwas Fett enthalten. Sie gewährleistet, dass man bis zum Abend durchhalten kann. Sehr zu empfehlen ist eine Tasse verdauungsfördernde Suppe vor dem Hauptgericht.

Rohkost und Salate (nur als kleiner Beilagenanteil) werden mittags am besten vertragen, jedoch ist bei einer „schwachen Mitte" Vorsicht geboten. In diesem Fall nur in geringen Mengen und auf keinen Fall vor der warmen Mahlzeit verzehren, sondern erst danach. Sonst kühlt das Verdauungsfeuer ab, und die Verdauungskraft sinkt rapide. Als Alternative kann man Salate aus gekochtem Gemüse bereiten, z. B. aus, Möhren, Kartoffeln, Kohlsorten, ebenso aus gegarten Hülsenfrüchten, z. B. Bohnen, Erbsen und Linsen. Diese Salate sollten durch frische Kräuter aufgewertet werden. Überhaupt sollten alle Gerichte durch frische Kräuter der Saison ergänzt werden.

Auch das Trinken wahrend des Essens, besonders kalter-kühlender Getränke, führt zu einer Abkühlung. Etwas heißes Wasser oder Tee darf jedoch getrunken werden, wenn danach ein Bedürfnis besteht.

Auf den süßen Nachtisch sollte man verzichten, denn dieser verlangsamt die Verdauung. Stattdessen auch hier etwas Verdauungsförderndes als „Digestiv" zu sich nehmen, z. B. etwas bitteren Blattsalat mit Essig und Öl. Den süßen Nachtisch sollte man lieber als separate, kleine Nachmittagsmahlzeit genießen.

Bei Berufstätigen und Schülern/Studenten stellt sich immer wieder die Frage nach dem Wert von Kantinen- und Mensaessen. Auch wenn sich die Küchenmannschaft Mühe gibt, wird in den meisten

Kantinen vor allem kostenbewusst gearbeitet. Dies geht zu Lasten der Hochwertigkeit der Nahrungsmittel. Dennoch bietet sich hier ein warmes, nährendes Mittagessen für die an, die keine Möglichkeit haben, sich selbst eine hochwertigere Mahlzeit zu kochen. Nutzen Sie dieses Angebot, zumal Sie selbst meist die Wahl zwischen mehreren Gerichten haben. Sie können entscheiden, welche Bestandteile Sie essen oder liegenlassen möchten. Greifen Sie zur Suppe/Eintopf und streuen Sie sich vom Salatbuffett reichlich Petersilie ein. Verzichten Sie auf den Nachtisch und auf minderwertiges (Schweine-)Fleisch. Greifen Sie dafür zu Gemüsespeisen, wählen Sie Kartoffeln statt weißer Nudeln. Machen Sie den Salat mit Essig/Öl an, statt mit fettigen Dressings. Und geben Sie Ihrer Küche Rückmeldung und Wünsche, z. B. über Bioware, Salatbuffet, etc.

Leider verzichten immer mehr Arbeitgeber auf ihre Kantine. Eine nicht akzeptable Alternative sind Tiefkühlgerichte, die mit Mikrowelle erhitzt werden! Dann sollten Sie sich besser Ihre Mittagsmahlzeit von zu Hause mitbringen.

4.7.4 Abendessen

Die dritte Hauptmahlzeit des Tages sollte am Abend vor 19 Uhr eingenommen werden, und es sollte eine „leichte" Mahlzeit sein, möglichst ohne tierisches Eiweiß. Vermeiden Sie nach 15 Uhr tierisches Eiweiß. Nach 18 Uhr sollten Sie möglichst keine Nahrung mehr zu sich nehmen, weil aufgrund des schwachen Verdauungsfeuers die aufgenommene Nahrung im Verdauungstrakt liegen bleibt. In der Zeit von 19 bis 21 Uhr hat der Magen seine schwächste Verdauungskraft. Dann erhält die Nahrung den Stempel: „Wird morgen erst erledigt."

Ein umfangreiches und eiweißreiches Abendessen ist für den Organismus nicht erforderlich, denn im Schlaf hat er keine kalorienfordernde Arbeit zu leisten. Üppige Mahlzeiten am Abend belasten zusätzlich eine „geschwächte Mitte". Häufig sind sie Ursache für Völlegefühl, Übelkeit, Schlaf- und Gewichtsprobleme, aber auch für Frühstücksmuffelei. Die alten Chinesen sagen deshalb:

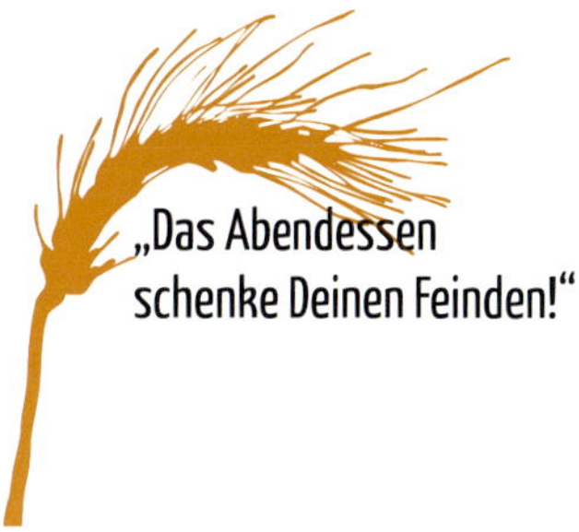

Für eine leichte Abendmahlzeit eignen sich am besten gekochtes Gemüse (auch als Salat zubereitet), gedünstetes Obst, kleine Mengen Getreide oder Kartoffeln. Eine Tasse warme pürierte Gemüsesuppe zum Abendessen ist auch sehr zu empfehlen, ebenso Polenta, Reis/Risotto. Pellkartoffeln vom Mittagessen lassen sich als Bratkartoffeln weiterverwenden. Als leichte Eiweißträger dürfen Sie Frischkäse und Mozzarella verwenden. Auch süße Getreidegerichte, wie Grießbrei etc., jedoch immer mit reichlich Kompott oder gedünstetem Obst, sind eine ideale Abendmahlzeit. Der süße Geschmack wirkt beruhigend und stellt den Körper auf die Ruhephase der Nacht ein. Gerade Menschen mit Schlafstörungen sollten dies beachten.

Belegte Brote sollten nur ab und zu als Abendbrot gegessen werden. Auch in Abhängigkeit des Brotbelages können sie den Organismus durch die Schwerverdaulichkeit belasten und den Nachtschlaf stören. Pikant-scharfe Gewürze stacheln das Yang an, machen aktiv und wach. Nach einer solchen Abendmahlzeit, vielleicht noch in Verbindung mit Alkohol, der nach einigen Stunden dann auch seine feurige Hitze freisetzt, ist ein ruhiger, entspannter Schlaf fast unmöglich.

Es lässt sich häufig bei Patienten beobachten, dass sie über Gewichtszunahme klagen, obwohl sie sogar zu wenig Kalorien pro Tag zu sich nehmen und gleichzeitig einen Energiemangel haben. Bei der Befragung stellt sich dann in der Regel heraus, dass der Hauptanteil der Nahrung mit Wurst, Fleisch, fettem Käse und auch Rohkost erst abends zu sich genommen wird. Wir raten dazu, lieber mittags in die Kantine zu gehen, und morgens und abends umso feinere, hochwertigere Speisen zu wählen und das Abendessen klein und fein zu halten.

Zubereitungsformen und Vorschläge s. Rezeptteil.

4.8 Ausgewogenheit

Es muss nicht jede Mahlzeit in sich ausgewogen sein, die Vitalstoffzufuhr sollte aber über den ganzen Tag verteilt sein. Hat eine Mahlzeit ihren Schwerpunkt z. B. auf Kohlenhydratzufuhr, dann werden diese bei den anderen Speisen reduziert. Im Sommer kann sicherlich der Rohkostanteil mit einem leckeren knackigen Salat in der Mittagszeit gedeckt sein, zum Abendessen gibt's dann vielleicht ein paar gegrillte, lauwarm abgekühlte Antipasti. Oder wenn mittags nur Zeit für die Kantine oder Fast-Food war, ist das kein Grund für gnadenlose Gewissensbisse, es kann mit einem besonders liebevollen, hochwertigen Abendessen ausgeglichen werden.

Orientieren Sie sich auf der täglichen Basis. Es funktioniert nicht, wenn Sie 80 % des Jahres die Ernährung schleifen lassen mit dem Vorsatz, in den 20 % Ferien besonders gut zu kochen. Erstens bringt das keine Verbesserung, zweitens schaffen Sie das nicht. Ernährung hat mit Gewohnheit, mit täglicher Gewohnheit zu tun. Erinnern Sie sich an den Begriff der Mitte! Wie bei einem Rad muss die

Mitte, die Radnabe, zentriert und stabil sein. Ist die Mitte aber exzentrisch, eiert das ganze System aus der Balance, bis der Wagen im Graben zu Schrott geht.

Die WHO gibt Empfehlungen für die tägliche Zufuhr an Energie in Kalorien pro Person. Auf diese Daten bezieht sich die quantitative Auswertung aus Abschnitt 2.4.1. Natürlich unterscheidet sich der Bedarf eines erwachsenen Mannes bei körperlicher Arbeit von dem eines Kindes oder einer gehbehinderten Seniorin. Der tatsächliche Bedarf eines jeden Menschen lässt sich ohnehin nicht über Tabellen ermitteln, sondern nur über das Wohlbefinden. Korrekt ist die Zufuhr, wenn sich der Mensch dabei wohlfühlt, leistungsfähig und gesund bleibt. Die beste Messlatte hierfür ist immer das sprichwörtliche Bauchgefühl. Lernen Da viele Menschen aber erst wieder lernen müssen, das Bauchgefühl wahrzunehmen und ihm zu vertrauen, geben wir Ihnen grobe Anhaltswerte zum Üben. Lernen Sie, wieder auf Ihren Bauch zu hören.

Diese Tagesenergiemenge aus den Beispielen des Abschnittes 2.4.1 verteilt sich in einem bestimmten Verhältnis auf die verschiedenen Lebensmittelklassen. Diese sind von uns so umgerechnet und stark vereinfacht, dass Sie in der Küche direkt loslegen können. Mit haushaltsüblichen Maßen wie einem Esslöffel oder einer Tasse kann sich jeder die verschiedenen Lebensmittelmengen gut vorstellen. Wir ersparen Ihnen also Kalorientabellen und abstrakte Maße wie 125g Mehl. In den Tabellen des Anhanges finden Sie die groben Angaben für eine Person pro Tag, aus welcher Lebensmittelklasse welche Menge alternativ ausgewählt werden können, falls Sie Bedarf nach einer solchen Tabelle haben.

Haben Sie zu Hause eine Horde junger, kräftiger Nachwuchssportler satt zu bekommen, bereiten Sie mehr Gemüse und etwas mehr Kohlenhydrate zu. Wenn Sie hingegen merken, dass die Portionen zu reichlich sind und Sie satt werden, bevor der Teller leer ist, lernen Sie einfach aufzuhören. Scheuen Sie sich nicht, eine kleine Portion wegzuwerfen oder für später in den Kühlschrank zu stellen, statt sich vollzustopfen. Sie werden beim Kochen schnell ein Gefühl für die eigenen Mengen entwickeln.

Haben Sie ohnehin schon mit Übergewicht zu kämpfen, sollten Sie hingegen die angegebenen „Daumenregeln" besonders in den Kategorien Fett, Kohlenhydrate und Süßungsmittel keinesfalls überschreiten. Dagegen können Sie in der anfänglichen Umstellungszeit lieber mehr Obst und Gemüse und auch Kartoffeln zum Sattmachen essen.

4.9 Hochwertiges Eiweiß für Vegetarier

Bei einer vegetarischen Ernährung muss auf eine ausreichende Eiweißversorgung mit ausreichender Eiweißwertigkeit geachtet werden. Nahrungseiweiße können sich gegenseitig ergänzen. Pflanzliches Protein kann sich so gegenseitig aufwerten oder durch tierisches Eiweiß aufgewertet werden. Dabei ergänzen sich die fehlenden Aminosäuren und erhöhen die biologische Wertigkeit. Diese gibt an, wie viel Körpereiweiß aus 100g Nahrungseiweiß aufgebaut werden kann. Stehen die essentiellen Aminosäuren im Lebensmittel in einem ähnlichen Verhältnis, wie sie im Körpereiweiß vorkommen, ist die biologische Wertigkeit hoch. Es kann also viel Eiweiß zum Aufbau von Körpermasse, Körperflüssigkeiten und weiterer Stoffe genutzt werden. Positiv ist daher eine möglichst hohe biologische Wertigkeit. Tierische Produkte haben mit ca. 90 % eine sehr hohe biologische Wertigkeit. Pflanzliche Lebensmittel dagegen mit ca. 40 % eine niedrigere. Durch geschickte Kombination können Nahrungsmittel mit einer relativ geringen biologischen Wertigkeit zu einer biologisch hochwertigen Mahlzeit werden, da sich die Aminosäurezusammensetzungen der jeweiligen Proteine zueinander ergänzen und es somit zu einer Aufwertung kommt.

Generell haben die besten Ergänzungswerte folgende Kombinationen:

- Kartoffeln mit Ei/Fleisch;
- Hülsenfrüchte mit Getreide/Brot;
- Hülsenfrüchte mit Fleisch;

Wer nur auf Fleisch verzichtet, tierische Lebensmittel wie Milchprodukte, Eier und Fisch dagegen akzeptiert, hat keine Verluste in der Versorgung mit den lebenswichtigen Aminosäuren zu befürchten, wenn regelmäßig folgende Kombinationen in einer Mahlzeit bei lacto-/ovo-vegetabiler Ernährung verwendet werden:

- Getreide/Brot mit Milch, Hülsenfrüchten und Nüssen/Samen,
  z. B. Brot- und Kuchenteig mit Nüssen anreichern,
  Nudelsaucen mit Linsen (z. B. Linsen & Spätzle);
- Hülsenfrüchte mit Milch, Ei, Getreide, Mais, Nüssen/Samen,
  z. B. Chili con Carne (fleischlos), indische Daals mit Nüssen, Polenta mit Linsensaucen;
- Kartoffeln mit Ei, z. B. Bratkartoffeln, Eier in Senfsauce mit Kartoffeln,
  Kartoffelomelette (spanische Tortilla), etc;
- Milch mit Getreide, Mais, Kartoffeln, Hülsenfrüchten und Nüssen/Samen,
  z. B. Milchreis, Grießbrei, Kartoffelpüree selbstgestampft mit Milch.

Schwieriger wird es bei vollständiger Ablehnung von Lebensmitteln tierischer Herkunft. Hier muss konsequent darauf geachtet werden, dass die Nahrungskombination ausreichend hochwertig ist, um den Bedarf an essentiellen Aminosäuren zu decken. Diese Kombinationen werden schnell schwerverdaulich, was die rein vegane Ernährung sehr schwierig macht. Bitte erinnern Sie sich an den Satz aus dem ersten Kapitel, dass wir von dem leben, was wir verdauen können.

Daher sollte man generell der biologischen Verwertbarkeit keine zu große Relevanz zuordnen. Sie gibt nicht an, wieviel hochwertiges Eiweiß aus den Kombinationen tatsächlich vom Körper aufgenommen werden kann. Es ist ein rein theoretischer Wert, wie viel ein gesundes, kraftvolles Verdauungssystem maximal aufnehmen könnte!

Und hier liegt die Problematik, denn viele Veganer und Rohköstler haben eine sehr starke Überzeugung in der Theorie, nur leider wird in der Praxis die Verdauungskraft je nach Konstitution mehr oder weniger stark geschwächt und so die Versorgung mit den lebenswichtigen Nährstoffen oft erheblich erschwert.

Wichtige Kombinationen bei veganer Ernährung:

- Sojaerzeugnisse, z. B. Tofu als Ergänzung in div. Gerichte, Suppen immer mit Miso würzen;
- Getreide/Brot mit Hülsenfrüchten und Nüssen/Samen, z. B. bei Kuchen- und Brotteig sollte immer ca. 1/3 des gemahlenen Getreides durch gemahlene Nüsse und Mandeln ersetzt werden;
- Reis mit Bohnen regelmäßig als Beilage;
- Mais mit Bohnen, z. B. als Polenta, Maismehlfladen mit Bohnenpaste gefüllt, Chili con Carne (fleischlos);
- Nüsse und Samen mit Getreide und Hülsenfrüchten, d.h. Nüsse und Sämereien sollten regelmäßig und reichlich in der Küche Verwendung finden, z. B. Erdnüsse und Cashewkerne lassen sich prima an herzhafte Gerichte wie Curries und Gemüsepfannen geben.

4.10 Harmonisierung des Körpergewichts

Chinesische Diätetik zur Harmonisierung des Körpergewichtes bedeutet nicht Kalorien zählen, Fasten oder Diäten, die allesamt den Körper mehr belasten als entlasten. Der Körper reagiert auf Nahrungsverknappung immer in der gleichen Weise, egal, wie gut gemeint der Ansatz dahinter auch sei: Es kommt zu Energiemangel, der eine mangelhafte Funktion der Körperfunktionen bedingt und so die Gesundheit mehr belastet, als dass er dem Körper durch abnehmen hilft. (Eine Zusammenfassung zu Studien hierüber ist u. a. zu finden im „Lexikon der populären Ernährungsirrtümer“, von U. Pollmer und S. Warmuth).

Wichtig ist das Wissen, dass jeder Gewichtsproblematik, sowohl Übergewicht, als auch Untergewicht (sofern kein Nahrungsübermaß oder Nahrungsentzug) immer eine Schwäche des Organismus zu Grunde liegt.

4.10.1 Untergewicht

Bei Untergewicht geht es darum, allmählich wieder Substanz (= Yin) aufzubauen. Lassen Sie sich nicht unter Zwang setzen, zunehmen zu müssen, sondern entwickeln Sie Lust aufs Essen, auf hochwertige, die Mitte nährende Speisen aus qualitativ hochwertigen Lebensmitteln. Regelmäßige Essenszeiten und drei vollwertige Mahlzeiten sind für Sie sehr wichtig, damit die Mitte trainiert wird, Nährstoffe zu assimilieren. Starten Sie ganz betont mit einem warmen, nährenden Frühstück. Sie sollten sogar eine kleine Zwischenmahlzeit einlegen, die aus einer Handvoll hochwertigem Studentenfutter, einem Schälchen Kompott, einer Tasse Kraftbrühe oder Tee mit Milch und Honig, aber auch gelegentlich aus einem selbstgemachten Milchshake[38] mit püriertem Obst und Seidentofu bestehen kann– vorausgesetzt, es passt zu Ihrem Konstitutionstyp!

4.10.2 Übergewicht

Übergewicht ist häufig eine Folge einer langbestehenden Schwäche im Organismus. Heißhungerattacken haben ihren Grund: Der Körper schreit nach einem bestimmten Nahrungsmittel oder Geschmack. Der Organismus versucht durch Hunger auf schnellverfügbare Zucker und leichtverdauliche Kohlenhydrate seinen Mangel zu nähren. Das macht Appetit auf Süßigkeiten, Knabbereien, Naschzeug, Weißmehlprodukte, oft auch fetthaltiges wie salziges Knabberzeug. Doch die damit zugeführten Kalorien liefern dem Körper nicht die benötigten Vitalstoffe und hochwertigen Nährstoffe, sondern nur Nachschub für die Ablagerungen aus Körperfett. Dieser Schwäche kann durch Einsatz ausgewählter Lebensmittel entgegengewirkt werden.

**Hochwertige Lebensmittel
statt hochkalorischer, minderwertiger Nahrungsmittel
nähren den Organismus statt nur die Fettpolster.**

---

[38] Statt Kuhmilch sollte Soja-, Hafer- oder Reismilch verwendet werden!

Das ist effektiver, als sich vor lauter unfruchtbaren Versuchen in einen Teufelskreis aus schlechtem Gewissen zu verstricken. Sinnvoll ist nur eine individuelle Ernährungsberatung, die einen Menschen schrittweise an ein neues, für ihn optimales Essverhalten führt, um so Langzeiterfolge zu erzielen und langfristig eine Harmonisierung des Körpergewichtes zu erreichen. Hierbei wird auch Disziplin gefordert, aber eher die Disziplin, regelmäßig und hochwertig zu kochen und seinen Körper bestmöglich mit dem zu versorgen, was tatsächlich benötigt wird!

4.10.3 Gewichtsreduktion in 5 Schritten

Übrigens, genauso wichtig zur Gewichtsreduktion ist die Disziplin, sich zu bewegen. Die Zeit dafür lässt sich einrichten, wenn man wirklich will. Und das Sonnenlicht stimuliert das Hormonsystem, womit die Gewichtsreduktion ebenfalls unterstützt wird. Wenn Sie wirklich Gewicht reduzieren möchten, gehen Sie täglich mindestens 2 x 15 Minuten zügig spazieren. Und weil Sie dafür nichts brauchen, außer Ihrem Willen, beginnen Sie am besten sofort: Hier und heute. Denn es gibt keinen geeigneteren Zeitpunkt, ungesunde, unangenehme Gewohnheiten zu verändern als jetzt. Sie werden nie Ihr Gewicht verlieren, wenn Sie sich weiterhin von „Ja, aber..." beeindrucken lassen. Und Verzögerungen im Stil von „wenn XY, dann..." sind Ausreden, die Sie sich nicht länger durchgehen lassen sollten.

Alle Ausreden gelten nicht mehr, denn die Schritte 1, 2 und 3 lassen sich direkt umsetzen. Und übrigens: Mit den drei Schritten haben Sie schon die schwierigsten Hürden geschafft!

**Gewichtsreduktion Schritt 1:
pro Tag 2 x 15 Minuten Spazierengehen,
ab heute!**

Und nachdem Sie Ihren Körper schon schrittweise bewegen, ändern Sie Ihre Essgewohnheiten ebenso Schritt für Schritt:

Im zweiten Schritt nehmen Sie sich täglich während einer Mahlzeit zumindest einige Bissen lang Zeit, die Achtsamkeitsübung aus Abschnitt 4.6.1 zu praktizieren. Ganz wichtig ist diese Übung auch, wenn Sie das dringende Bedürfnis nach einer Zwischenmahlzeit spüren, einer Nascherei. Versagen Sie sich diese nicht! Genießen Sie sie vielmehr, aber mit Achtsamkeit. Machen Sie sich Notizen.

Gewichtsreduktion Schritt 2:
Achtsamkeitsübung machen
mit Notizen.

Im dritten Schritt wird die Menge an „leeren" Kalorien gesenkt. Wenn Sie wirklich Gewicht reduzieren wollen, verzichten Sie ab jetzt konsequent auf Alkohol und gesüßte Getränke, denn sie sind unglaubliche Lieferanten „sinnloser" Kalorien. Zusätzlich wirken sie appetitsteigernd, weil Durst durch sie nicht gestillt werden kann, sondern stattdessen als Hunger wahrgenommen wird. Auch Kaffee wirkt übrigens appetitanregend. Trinken Sie pures Wasser. Auch damit können Sie ab sofort beginnen!

Gewichtsreduktion Schritt 3:
Verzicht auf Kaffee, Alkohol und gesüßte Getränke ab sofort!
Stattdessen pures (heißes) Wasser trinken.

Lenken Sie im vierten Schritt Ihre Aufmerksamkeit auf ein wertvolles Frühstück und Mittagessen. Nach 18 Uhr sollte wenig oder noch besser nichts mehr gegessen werden. Wer aus beruflichen Gründen abends erst später essen kann, sollte das Abendessen auf eine Kraftsuppe beschränken. Sorgen Sie dabei auch für regelmäßige Essenszeiten.

Gewichtsreduktion Schritt 4:
Regelmäßig Essen,
aber nicht mehr nach 18 Uhr!

Der fünfte Schritt ist, sich konsequent und regelmäßig warme Mahlzeiten zu kochen, und wenn es nur eine (Kraft-)Suppe ist. Statt Brot, Wurst, Käse und Milchprodukte gibt es schlichte, aber hochwertige Gerichte, die gut verdaulich sind (z. B. gekochtes Gemüse „ohne viel Schnickschnack").

Gewichtsreduktion Schritt 5:
Verzicht auf Brot, Wurst, Käse und Milchprodukte,
stattdessen schlichte, gekochte Gerichte.

Die Gewichtsreduktion erfolgt auf diese Weise so langsam und verträglich, dass der Körper Zeit bekommt, seinen Stoffwechsel umzustellen und durch konstante Wärmezufuhr wieder auf Touren zu bringen. Diese Umstellung kann durchaus länger als ein Jahr dauern, bevor Sie wirklich Erfolge auf der Waage sehen werden. Dafür ist dieser Erfolg dauerhaft, denn Sie werden bis dahin gelernt haben, wie Sie gesünder und figurfreundlicher leben können.

Nachdem Sie mit den ersten fünf Schritten vertraut sind, helfen auch folgende Hinweise bei der Gewichtsreduktion:

- Hülsenfrüchte leiten Feuchtigkeit aus. Außer den schwer verdaulichen Sojabohnen sind alle Hülsenfrüchte geeignet, besonders jedoch Mung- und Adukibohnen. Auch die Keimlinge sind geeignet, wenn sie zumindest gedünstet oder pfannengerührt werden.
- Ein Dekokt aus Adukibohnen hilft, Gewicht zu verlieren. Dazu weicht man 3 Esslöffel Aduki mit 1 Liter Wasser über Nacht ein und kocht sie dann im Einweichwasser weich. Das Wasser trinkt man warm in drei Portionen über den Tag verteilt. Die gekochten Bohnen verwertet man in Speisen mit.
- An Getreide sind die leicht bitteren Sorten zu empfehlen, Roggen, Amaranth, Quinoa. Besonders Hafer mit seiner wärmenden Wirkung ist ideal, wenn er frisch geschrotet, in der trockenen Pfanne angeröstet und dann zu Haferbrei (Habermus) gekocht wird.
- Auch Vollkorn-Basmati-Reis unterstützt die Feuchtigkeitsausleitung und den Gewichtsabbau. Alle Getreide sollten zuerst im trockenen Topf angeröstet werden. Wenn Sie das Bedürfnis fühlen, die Ernährungsumstellung mit einer Fastenkur zu beginnen, um Schlackenstoffe zu lösen, bietet sich ein Reisfasten an, s. Abschnitt 5.1.2.
- Süßungmittel und intensiv süßer Geschmack sollte gemieden werden, also auch sehr süßes Obst. Honig und Stevia sind die einzigen Süßungsmittel, die in Maßen verwendet werden können.
- Salz ist auch zu meiden, besonders, wenn Wasseransammlungen und Schwellungen auftreten. Lebensmittel mit salzigem Geschmack können jedoch verwendet werden, z. B. Algen, die mit ihren Mineralien unterstützend wirken.
- Auch bittere Lebensmittel reduzieren Ansammlungen im Körper, wirken blutreinigend und klären die Hitzesymptome, die manchmal beim Abnehmen auftreten können. Bockshornklee, Brennnessel und Kamille sind Beispiele für solche Kräuter und Gewürze.
- Auch eine Tasse Grüntee täglich, wenn Sie nicht unter Yang-Mangel leiden, unterstützt in der warmen Jahreszeit.

5 REZEPTE

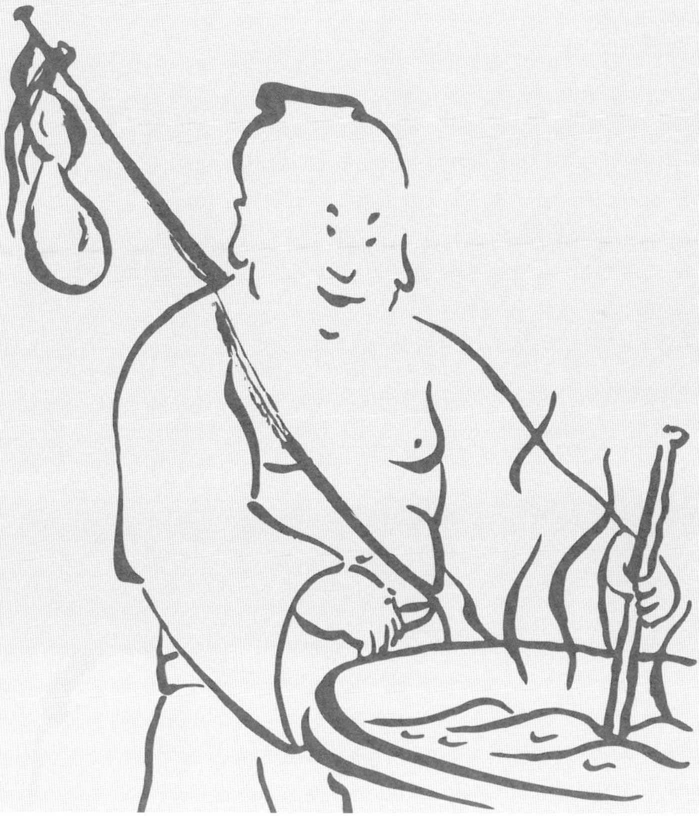

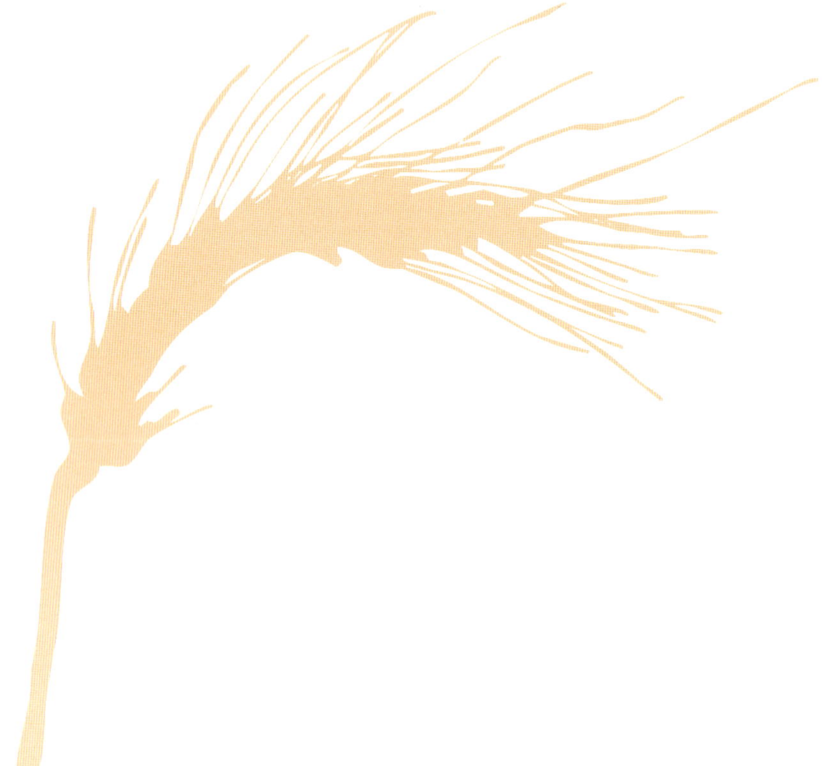

5 Rezepte

Die Rezepte sollen Ihnen als Ideensammlung dienen und enthalten vor allem Grundrezepte, Vorschläge zu ungewohnten Lebensmitteln, Zubereitungsformen, auch gut bekömmliche Ideen für ein warmes Frühstück und das leichte Abendessen. Werden Sie selbst kreativ, wandeln Sie die Rezepte mit empfehlenswerten Zutaten nach Saison sowie Lust und Laune ab. Die Jahreszeit macht sich nicht nur in der Auswahl der frisch erhältlichen Lebensmittel bemerkbar, sondern auch in der Rezeptauswahl: Im Winter gibt es mehr warme Eintöpfe und Suppen, im Sommer eher lauwarme Salate.

Die Rezepte oder die Variation des Gemüses wählen Sie passend zur Jahreszeit aus. Im Winter liegt das Gewicht mehr auf den warmen, im Sommer mehr bei den erfrischenden Lebensmitteln. Saisontabellen für Obst, Gemüse und Kräuter finden Sie im Detail auf den Seiten 85ff. Die hier aufgeführten Rezepte sind grundsätzlich bei Beachtung der Grundregel „Saisonal & Regional“ für alle Konstitutionstypen geeignet aufgrund der konsequenten Umsetzung der Gemüsebetonung.

- EL = Esslöffel,
- TL = Teelöffel
- Msp. = Messerspitze

5.1 Rezepte aus der chinesisch-asiatischen Medizin

Für die Menschen aus unserem Kulturkreis sind die alten Gerichte der chinesischen Küche fremd und ungewohnt. Meist wird ihnen mit Skepsis begegnet. Sie sind es aber wert, dass man die Voreingenommenheit überwindet. Es lohnt sich, sie ausprobieren, um die heilende Wirkung zu erleben. Im Falle schwerer Erkrankungen und bei schweren Schwächezuständen sind sie fast unverzichtbar.

5.1.1 Grundrezept: Congee

Congees sind die bekömmlichsten Gerichte überhaupt. Durch langes Kochen werden die Inhaltsstoffe aufgeschlossen und sind dadurch für den Organismus sofort verfügbar. Das Congee ist nahrhaft, leicht verdaulich, entschlackt und leitet Feuchtigkeit aus. Es stärkt die Mitte in besonderem Maße. Congees sind besonders geeignet für Babys, Kinder, alte und schwache Menschen, zum Abnehmen, bei Krankheiten des Verdauungstraktes und in der Aufbauphase nach Krankheiten.

Eignung: Schonkost, alle Mahlzeiten

Zutaten:

- 1 Tasse Getreidekörner, meist Reis
- 1 l Wasser

Zubereitungszeit: 5 Minuten

Garzeit: 2–6 Stunden

Zubereitung:

Das kalte Wasser wird mit dem Getreide zusammen in einem mögl. hohen Topf (wg. Überquellens) aufgesetzt. Zuerst auf hoher Stufe ohne Deckel aufkochen, dann zugedeckt nur noch leicht köcheln lassen. Je länger die Kochzeit, desto aufbauender wirkt es. Das Congee kann für mehrere Tage vorgekocht, im Kühlschrank aufbewahrt werden und braucht für den Verzehr nur aufgewärmt werden. (Nicht in der Mikrowelle!)

Variationen:

In China wird meist Reis als Grundlage für das Congee verwendet. Es kann jedoch ebenso aus jedem anderen Getreide zubereitet werden. Das neutral schmeckende Congee wird durch die Zugabe weiterer Zutaten süß oder herzhaft zubereitet. Dafür eigenen sich Lebensmittel aus der Lebensmitteltabelle, wie z. B. Nüsse, Obst, Trockenobst, Kräuter, Gemüse und Gewürze. Diese Zutaten können von Anfang an mit gekocht oder erst später dem Congee zugefügt werden. Zu einem neutralen Congee wäre ein Kompott zu empfehlen. Mit etwas Sahne oder Ghee kann jedes Congee verfeinert werden.

Als Schonkost bei Verdauungsbeschwerden werden Gewürze mitgekocht, die verdauungsfördernd wirken, z. B. Cardamon, Curcuma, Fenchel, Anis. Fett und weniger bekömmliche Zutaten wie eiweißhaltige Lebensmittel werden gemieden. Ggfs. können Karotten und Äpfel zugefügt werden, bis sie weichgekocht sind. Das Congee kann auch mit Kraftbrühe gereicht werden, als nährende und wärmende Aufbaukost.

5.1.2 Fastenkur mit Reiscongee

Eignung:

als „schlackenlösende Entgiftungskur“, v. a. im Frühjahr, bei chronischen Erkrankungen, bei Übergewicht. Dazu gibt es über vier Tage lang morgens, mittags und abends eine gekochte Reissuppe (wässriges Congee), pro Mahlzeit.

Zutaten:

- 2 EL Vollkorn-Basmatireis
- 2 EL Mungbohnen
- 0,5 Liter Wasser
- 1 hauchdünne Scheibe frischer Ingwer
- Je 1 Msp. Kreuzkümmel, Curcuma, unraffiniertes Salz, evtl. Spirulina
- 1 EL frische Brennnesseltriebe (feingewiegt)
- 2 EL frische Petersilie (feingewiegt)

Zubereitung:

3 Portionen Basmatireis abends je im trockenen Topf anrösten, mit 1 Portionen Mungbohnen und 0,5 Liter Wasser über Nacht einweichen. Morgens, mittags, abends je eine Portion davon aufkochen, dann mit den Gewürzen über 1 Stunde köcheln lassen. Im Frühling können Sie während der letzten 10 Minuten Kochdauer frische Brennnesseltriebe mitköcheln lassen. Vor dem Servieren Petersilie zugeben.

Der vierte Tag beginnt mit Abführen:

- 1 EL Rhizinusöl
- 1 Tasse lauwarm abgekühltes Wasser
- ½ Zitrone (Saft)
- 1 Msp. Salz
- 1 Msp. getrockneten Ingwer

Nach dem Abführen beginnen Sie als erste Mahlzeit nochmals mit einer Reissuppe. Danach gewöhnen Sie sich mit leichten Gemüse- und Reismahlzeiten wieder an normale, gesund ausgewogene Kost.

Sorgen Sie an diesen vier Tagen für ausgiebig Zeit für sich selbst, evtl. meditieren und entspannen Sie, gönnen Sie sich eine Massage. Wichtig ist reichlich sanfte Bewegung an frischer Luft, ideal wäre lockeres Spazierengehen. Schlafen Sie viel.

Trinken Sie häufig in kleinen Schlucken viel heißes Wasser. Beginnen Sie morgens gleich nach dem Aufstehen mit einer Tasse heißem Wasser in kleinen Schlucken getrunken. Das kurbelt die Verdauung an. Wenn Sie mögen, dürfen Sie dieser Tasse Wasser einen Spritzer frischen Zitronensaft und 1 kleinen TL Honig zugeben.

5.1.3 Grundrezept: Kraftbrühe

Kraftbrühen haben eine sehr aufbauende und wärmende Wirkung und sind daher besonders bei Schwächezuständen oder in den kühleren Jahreszeiten empfehlenswert. In China werden diese Kraftbrühen, besonders die Fleischkraftbrühen, den Wöchnerinnen gegeben, um Qi und Blut nach der kräftezehrenden Entbindung schnell wieder wiederherzustellen.

Die Kraftbrühen werden im Allgemeinen über Stunden gekocht. Die verkochten oder noch festeren Bestandteile werden abgesiebt und nicht verzehrt. Sie enthalten nach dem langen Auskochen ohnehin weder Qi noch Vitamine. Dafür ist die Substanz in einer sehr nährenden und leichtverdaulichen Form an die Brühe übergegangen.

Zur Herstellung einer Fleischbrühe wird nur eine geringe Menge Fleisch benötigt (ca. 100 – 200 g auf 2 Liter Wasser). Durch den langen Kochvorgang wird die Substanz in Qi umgewandelt und ist daher für den Organismus besonders bekömmlich. Obwohl sich alle Fleischsorten und Geflügel zur Herstellung einer Brühe eignen, werden gerade auch Knochen verwendet, insbesondere um die Nieren aufzubauen. Eine Fleischbrühe wirkt noch aufbauender und wärmender als eine Gemüsebrühe. Im Sommer oder bei Yang-Hitze-Typen sollte eher eine Rindfleisch- statt Hühnerbrühe gekocht, dabei erhitzende Gewürze nur sparsam eingesetzt werden.

Diese Brühen dienen als Suppengrundlage und Saucenfond. Sie können beliebig als Trinkbrühe verwendet oder abgewandelt werden durch Zugabe von Sahne, Getreide und Einlagen, vor allem durch frisches Gemüse, das nur kurz in der Suppe blanchiert wird, um die Vitamine zu schonen. Die Verwendung von selbstgekochten Brühen als Fond hilft Ihnen Salz einzusparen, denn sie haben einen intensiven, würzigen (umami) Eigengeschmack.

Eignung: alle Mahlzeiten, als Basis zum Kochen

Zutaten:

- Gemüse, nach regionaler und saisonaler Auswahl, z. B.
  Weißkohl, Rotkohl, Wirsing, Spitzkohl,
  Karotten, Rübchen, Pastinaken, Steckrüben,
  Zwiebel, Lauch/Porree, Knoblauch,
  Sellerie, Staudensellerie,
  Champignons, Austernpilze, Shiitake,
  Kartoffeln, Topinambur,
  Spargelschalen und -abschnitte

- Hülsenfrüchte, z. B.
  frische oder getrocknete Erbsen,
  braune, rote, gelbe Linsen,
  grüne Bohnen,
  schwarze Bohnen, Schwarzaugenbohnen, Adukibohnen, Kidneybohnen, Sojabohnen
- Gewürze, z. B.
  Petersilie, Schnittlauch, frischen Ingwer,
  Liebstöckel (Maggikraut), Bohnenkraut,
  Lorbeerblatt, Wacholderbeeren, Senfkörner,
  Zimt, Nelken, Koriander, Anis, Fenchel, Kümmel, Kreuzkümmel
- Nüsse und Samen
- Fleisch/Fisch:
  Suppenhuhn,
  Beinscheibe, Markknochen, Suppenfleisch
  Fisch, auch Fischreste (Fischköpfe, Flossen, Gräten und Haut)

Zubereitungszeit: 15 Minuten, ggfs. Einweichzeit für Hülsenfrüchte beachten

Garzeit: 5–7 Stunden (bei reiner Gemüsebrühe 2–3 Stunden)

Zubereitung:

Das Gemüse und Fleisch wird vorher gewaschen und grob zerkleinert. Auch Getreide und Hülsenfrüchte sollten vorab durchgespült werden. Wasser in einem großen Topf zum Kochen bringen, Gemüse und Gewürze nach Wahl hinzufügen. Auch eine Handvoll Getreide (Reis, Dinkel, Gerste, Hafer, Hirse) und Hülsenfrüchte dürfen Sie mitkochen. Am besten weicht man sie vorher über Nacht in reichlich Wasser ein.

Als rein vegetabile Gemüsebrühe 2 bis 3 Stunden köcheln. Ansonsten verlängert sich die Kochzeit der Kraftsuppe bei Verwendung von Fleisch auf 4–7 Stunden. Das Fett sollte nicht abgeschöpft werden. Bei rein pflanzlichen Kraftsuppen sollte zum Servieren ein kleiner Stich Butter oder Ghee zugegeben werden.

Zur Herstellung einer Fischbrühe werden Fischreste verwendet (Fischköpfe, Flossen, Gräten und Haut). Diese Brühe wird im Allgemeinen nicht so lange gekocht wie die Gemüse- oder Fleischbrühe. Fischreste mit etwas Öl oder Ghee kurz anbraten und anschließend Wasser zusammen mit Gemüse und Gewürzen (nach Wahl) in einem großen Topf zum Kochen bringen. Diese Suppe wird 30 bis 60 Minuten lang geköchelt, der entstehende Schaum wird zwischendurch abgeschöpft. Zum Schluss wird die Brühe durch ein Tuch geseiht.

Wird die heiße Brühe direkt in z. B. in Einmach- oder Marmeladengläser (vorher heiß ausspülen!) abgefüllt, kann sie ca. 5–7 Tage im Kühlschrank aufbewahrt werden. So haben Sie immer eine handliche Portion griffbereit, die vor Gebrauch wieder kurz aufgekocht werden sollte.

Variationen:

Gerade Vegetarier sollten unbedingt Hülsenfrüchte mitverwenden!

Bei grippalen Infekten und Erkältungskrankheiten ist eine Hühnerbrühe ideal! Die beste Wirkung entfaltet die Suppe in Kombination mit einem Bio-Suppenhuhn. Bei Erkältung können Sie frische Frühlingszwiebel beifügen sowie reichlich frischen Ingwer.

Eine Fischbrühe hat entwässernde Wirkung, zusätzlich stärkt sie die Mitte und die Nieren.

Für Kraftbrühen gibt es spezielle Heilkräutermischungen, die mitgekocht werden. Man kann sie in asiatischen Läden kaufen, weiß dann aber nicht, wie die Kräuter behandelt wurden oder ob sie mit Schwermetallen verunreinigt sind. Daher empfiehlt sich, diese Kräuter nur in geprüfter Qualität über Apotheken zu beziehen, die sich auf chinesische Heilkräuter spezialisiert haben.

So bekommen Sie die Suppenkräutermischungen, die wir in der Praxis unseren Patienten empfehlen unter folgenden Bezeichnungen, auch im Versand auf Rechnung über die Hirsch-Apotheke:

Hirsch-Apotheke (www.tcmapotheke.de),
Bahnstr. 65, 47877 Willich,
Telefon 02154 / 21 29 11:

- Kraftsuppe Nr. 1 „Kleine Kraftsuppe“:
  Unterstützt den Qi- und Blutaufbau; fördert die Verdauung, nicht nur körperlich, sondern auch das „Verdauen von Informationen“. Es ist die ideale Mischung für wärmende und nährende Wintersuppen zur Erhaltung der Gesundheit.
- Kraftsuppe Nr. 2 „Kraftfutter“:
  Nährt Qi- und Blut; unterstützt und stärkt das Immunsystem; hilft dem Körper, sich nach Stress zu regenerieren, entspannt die Sehnen, z. B. nach Prüfungen und sportlicher Verausgabung; lindert Kopfschmerzen und Migräne; reguliert die Menstruation, lindert Schmerzen vor und während der Periode; Blutaufbau nach der Geburt.
- Kraftsuppe Nr. 3 „Hilfe zur Rekonvaleszenz“:
  Nährt Qi- und baut vor allem Blut auf; unterstützt und stärkt das Immunsystem und die Lungen; hilft dem Körper, sich nach Operationen, langer Krankheit oder einer langen, kräftezehrenden Geburt zu regenerieren; Schlaflosigkeit und Unruhe aufgrund Schwäche; lindert nächtliches Schwitzen und Durst; fördert die Nierenausscheidung und reduziert Ödeme. (Die ginsenghaltige Rezeptur Nr. 3 sollte nicht während eines akuten Infektes verwendet werden!).

Auch die Zieten-Apotheke bietet eigene, etwas einfacher zusammengestellte Rezepturen für Suppenkräutern an:

Zieten Apotheke (www.zietenapotheke.de),
Großbeerenstr. 11, 10963 Berlin,
Tel. (030) 54 71 69–0.

5.1.4 Ghee (geklärte Butter, Butterschmalz)

Eignung: zum Kochen, Braten, immer statt Butter

Zutaten:

- ½ – 1 kg ungesalzene Butter
- 1–2 Gewürznelken

Zubereitungszeit: 10 Minuten

Garzeit: bei ½ kg ca. 30–60 Minuten, für 1 kg ca. 2 Stunden

Zubereitung:

Butter mit den Gewürznelken (sie unterstützen das Klären) in einem möglichst schweren, großen Topf langsam erhitzen. Ohne Deckel auf kleinster Stufe sieden lassen, dabei den weißen Schaum auf der Oberfläche von Zeit zu Zeit mit einem feinen Metallsieb abschöpfen.

Vorsicht: Wenn die Temperatur zu hoch ist, brennt die Butter an und wird dunkel!

Wenn die flüssige Butter goldgelb ist und sich vollständig geklärt hat, wird sie durch ein feines Metallsieb, Kaffeefilter oder ein Leintuch in Stein- oder Glasgefäße abfiltriert. Auch hier Vorsicht: Sobald alle Eiweiß- und Wasserrückstände geklärt und verdampft sind, brennt das Ghee schnell an. Es sollte nicht bräunen, sondern golden und aromatisch duftend abfiltriert werden. Es sollte kühl und dunkel gelagert werden, aber nicht im Kühlschrank. Im Sommer wird es bei warmer Witterung flüssig.

Durch das Klären der Butter werden die Eiweißrückstände und der Wasseranteil entzogen. Erst dann kann es vollständig durch den Fettstoffwechsel im Körper umgesetzt werden, was es im Vergleich zur Butter deutlich bekömmlicher macht. Dazu ist es lange haltbar und wird nicht mehr ranzig. Im Gegenteil, es reift mit der Zeit – im Ayurveda werden Medikamente auf der Basis von jahrzehntelang gelagertem Ghee hergestellt. Außerdem ist das wasserfreie Ghee ideal zum Braten und Backen, es kann ohne zu spritzen hoch erhitzt werden und wird nicht schwarz wie Butter. (Industriell hergestelltes Butterschmalz ist im Prinzip dasselbe, wird aber unter Verwendung chemischer Zusatzstoffe hergestellt und ist daher minderwertig.)

Variationen:

Für Ringelblumensalbe geben Sie 1 Tasse Ghee in einen kleinen Topf zusammen mit soviel frischen Ringelblumenblüten, wie das Ghee aufnehmen kann. 2x erhitzen und jeweils abkühlen lassen. Beim letzten Mal flüssig durch ein Sieb geben und die Blütenreste entfernen. Wer mag, kann auch 40g Bienenwachs auflösen und ggfs. später etwas Olivenöl zugeben, um es geschmeidiger zu machen. Zur Hautpflege bei kleineren Verletzungen.

5.1.5 (Ingwer-)Wasser

Eignung: zur Deckung des Trinkbedürfnisses, bei nass-kaltem Wetter oder Yang-Leere-Typus dürfen ruhig 1–2 Scheiben Ingwer in das tägliche Wasser gegeben werden.

Zutaten:

- kochendes Wasser
- evtl. 1 dünne Scheibe frischen Ingwer, 1 Wacholderbeere

Zubereitungszeit: 5 Minuten

Zubereitung:

Ungechlortes Trinkwasser im Wasserkocher sprudeln aufkochen. Wer es perfekt machen möchte, kann das Wasser auch stattdessen 10 Minuten im Topf sprudelnd aufkochen. Dann am besten in einer Edelstahl-Thermoskanne warmhalten.

Variationen:

Gerade um sich an das Heißwassertrinken zu gewöhnen, ist Ingwerwasser geeignet. Dazu wird die Scheibe Ingwer morgens in die Thermoskanne gegeben und mit heißem Wasser aufgefüllt. Die Ingwerscheibe bleibt in der Kanne. Bei Bedarf kann auch wieder mit heißem Wasser aufgefüllt werden. So bekommt das Wasser am Morgen eine erfrischend-spritzige Ingwernote mit anregend und sanft wärmender Wirkung. Mit jedem weiteren Aufguss bleibt nur eine zarte Geschmacksnuance, wobei die yangige Wirkung des Ingwers mit dem zunehmenden Yin der zweiten Tageshälfte abklingt.

Wer unter Kältesymptomatik leidet oder Yang-Leere-Typ ist, trinkt möglichst warm. Ansonsten darf das Wasser gerade in der warmen Jahreszeit ruhig vor dem Trinken wieder abkühlen und lauwarm getrunken werden.

Wer unter Feuchtigkeitssymptomen leidet und zum Yang-Leere-Typ gehört, kann auch 1 Wacholderbeere in die Thermoskanne beifügen. Wacholder macht ebenfalls munter, wärmt und stärkt die Mitte und leitet Kälte und Feuchtigkeit aus, die sich z. B. durch Vaginalausfluss zeigt, Neigung zu wärmebedürftigen Blasenentzündungen, Menstruationskrämpfen, die mit Wärme besser werden.

5.1.6 Weizendekokt

Eignung: Zum Abend, bes. bei Schlafstörungen, Nachtschweiß, bei nervöser Unruhe, für Yin-Leere-Typen. Nicht geeignet bei Kältesymptomatik und für Yang-Leere-Typen.

Zutaten:

- 2 EL Weizenkörner
- 2 Tassen Wasser

Zubereitung:

Weizenkörner mit Wasser aufsetzen und kochen bringen. 20 bis 30 Minuten köcheln lassen und abseihen.

5.1.7 Grüntee

Eignung: Für Yin-Leere-Typen, in der warmen Jahreszeit. Nicht geeignet für Yang-Leere-Typen und bei Kältesymptomatik.

Zutaten:

- 1 Prise Grüntee pro Tasse, ½ TL pro Liter
- im Sommer evtl. einige Blätter frische Minze, Süßblatt, z. B. Jiaogulan, Stevia, etc.
- 80 °C heißes Wasser

Zubereitung:

Beim Erhitzen trübt sich zunächst das Wasser durch Luftbläschen ein und wird leicht milchig. Bei ca. 80 °C klart das Wasser auf, danach würde es zu kochen beginnen und große Blasen sprudeln aufsteigen. Sie können es aber auch aufkochen und ca. 5–10 Minuten abkühlen lassen, bevor Sie den Tee aufgießen. Die benötigte Menge Grüntee kommt in die Tasse oder Kanne und wird zuerst mit einem Schluck Wasser kurz aufgegossen. Einen kurzen Moment stehen lassen, damit sich die Blätter unten sammeln, das überstehende Wasser wird abgegossen. Dann gießen Sie wie gewohnt auf. Die Teeblätter bleiben im Glas oder der Kanne und werden immer wieder bei Bedarf mit Wasser aufgegossen. Füllen Sie dazu am besten das heiße Wasser in eine Thermoskanne.

Variationen:

Im Sommer, bei Yang-Fülle oder bei starker Hitzesymptomatik können einige Blätter frische Minze zugegeben werden. Traditionell wird dieser Minztee im Arabischen stark gesüßt getrunken. Etwas Süßung harmonisiert die Wirkung. Ideal sind als Ergänzung einige Süßblätter, z. B. Stevia oder Jiaogulan, die es in ausgesuchten Gärtnereien gibt.

5.1.8 Chai masala aus Grün- oder Schwarztee

Eignung: als gelegentliches Getränk zum Genuss

Zutaten:

- ½ l kochendes Wasser
- ½ l erwärmte Milch oder Sojamilch (nur für Schwarztee-Masala!)
- 1 TL Schwarztee, alternativ ½ TL Grüntee und frische Minzblätter
- 2 Scheiben frischen Ingwer
- 2 Cardamonkapseln
- 1 Zimtstange
- 3 Gewürznelken
- 2 schwarze Pfefferkörner
- 1 TL Honig

Zubereitungszeit: 15 Minuten

Garzeit: 10 Minuten

Zubereitung:

Gewürze im Mörser zerstoßen, mit Wasser und Schwarztee kalt aufsetzen, aufkochen und 10 Minuten köcheln lassen. Dann ca. 10 Minuten abkühlen lassen. Dann durch ein Sieb gießen, den Honig einrühren und heiße Milch zugeben.

Bei alternativer Verwendung von Grüntee/Minze werden diese mit dem leicht abgekühlten Wasser übergossen und ca. 10 Minuten ziehen gelassen. Grüntee-Masala wird ohne Milch zubereitet, um die Antioxidantien zu erhalten.

Variationen:

1 TL „Yogitee“-Gewürzmischung kann alternativ statt der Einzelgewürze verwendet werden.

Mit Schwarztee zubereitet ist es ein Getränk für nass-kalte Tage, sehr nährend und aufbauend gerade für Rekonvaleszenz und bei Erschöpfung. Yang-Leere-Typen vertragen diesen Chai das ganze Jahr über als gelegentlichen Genuss.

Die Grüntee/Minz-Variante ist besser für den Sommer geeignet, bzw. für Yang-Fülle- und Yin-Leere-Typen mit Hitzezeichen das ganze Jahr über.

5.2 Würzmittel

5.2.1 Oliven- oder Leinölbutter

Eignung: Brotaufstrich statt Margarine.

Zutaten:

- ½ Tasse Olivenöl
- ½ Tasse frisch gepresstes Leinöl

Zubereitungszeit: 5 Minuten

Zubereitung:

Vermischen Sie 1:1 Ghee mit Olivenöl oder frisch gepresstem Leinöl. Wenn Sie es kühlstellen, wird es fest wie Margarine. So erhalten Sie einen Brotaufstrich, dessen ungesättigte Fettsäuren, bzw. Omega-3-Fette den leicht cholesterinhebenden Effekt des Ghees ausbalancieren. Im Kühlschrank aufbewahren und rasch verbrauchen.

5.2.2 Gomasio (Sesamsalz)

Eignung: Statt Salz zu verwenden.

Zutaten:

- 7 EL geschälten weißen Sesam (7–15 EL)
- 1 EL unraffiniertes Salz

Zubereitungszeit: 10 Minuten

Zubereitung:

Sesam im in der trockenen Pfanne anrösten, bis er duftet und einzelne Körner zu springen beginnen. Mit unraffiniertem Salz vermengen und portionsweise im Mörser oder der Mühle grob schroten. Zerkleinert sollte das Gomasio schnell verbraucht werden, damit die hochwertigen Fettsäuren des Sesams möglichst wenig oxidieren. Den ungemahlenen Anteil können Sie gut verschlossen einige Wochen im Kühlschrank lagern. Gomasio nicht mitkochen, sondern erst vor dem Servieren würzen.

Varianten:

Das übliche Verhältnis von Sesam zu Salz ist 7:1. Um Salz zu reduzieren, können Sie nach eigenem Geschmack bis zu 15:1 nehmen.

5.2.3 Vinaigrette

Eignung: für alle Salate

Zutaten:

- 2 EL Essig
- 2 EL Olivenöl
- 1EL Sherry cream
- 1 TL Senf
- 1 Spritzer Sojasauce
- frisch gemahlener, schwarzer Pfeffer
- 1–2 EL feingewiegte frische Salatkräuter

Zubereitungszeit: 5 Minuten

Zubereitung:

Bis auf das Olivenöl und die frischen Salatkräuter alles miteinander mit dem Schneebesen verrühren, das Olivenöl unter Rühren einlaufen lassen und zu einer cremigen Vinaigrette verrühren. Zum Schluss die Salatkräuter unterziehen.

5.2.4 Gremolata

Eignung: Gremolata ist ein tolles geschmacksverstärkendes Würzmittel der italienischen Küche. Probieren Sie es unbedingt einmal aus. Gremolata kann über Eintopf, Brühe, Suppen oder Pasta gestreut werden. Sie enthält aromahebende Zutaten mit unvergleichlichem Duft:

Zutaten:

- 1–2 Knoblauchzehen
- 1 ungespritzte Zitrone (Schale und Saft)
- ½ Tasse frische, glatte, feingewiegte Petersilie, auch etwas Rosmarin
- 1 Msp. unraffiniertes Salz oder 1 EL Parmesan

Zubereitungszeit: 10 Minuten

Zubereitung:

Gehackten Knoblauch mit Kräutern und Zitronensaft und –schale vermengen, dazu den Parmesan oder leicht salzen. Sie wird über fertige Gerichte gestreut.

Variationen: Experimentieren Sie mit Orange statt Zitrone, Thymian und Rosmarin statt Petersilie – nach Lust & Laune!

5.2.5 Pesto verde

Eignung: Klassisch italienisch zu Pasta, oder als Würzmittel zu lauwarmen Salaten, zu gegrilltem Fleisch und Gemüse, Antipasti, in Suppen und Saucen – probieren Sie einfach aus!

Zutaten:

- 1 Tasse frisches, feingewiegtes Basilikum
- 2 EL Pinienkerne
- ⅛ l Olivenöl
- 3 Knoblauchzehen
- 2 EL frischen Pecorino oder Parmesan
- 1–3 schwarze Pfefferkörner
- 1 Spritzer Zitronensaft
- unraffiniertes Salz

Zubereitungszeit: ca. 10 Minuten

Zubereitung:

Pinienkerne in der trockenen Pfanne nur leicht anrösten. Alle Zutaten außer dem Salz im Mixer pürieren, dabei das Olivenöl langsam einlaufen lassen, bis die Konsistenz cremig und gut verbunden ist. Mit Salz und Zitronensaft abschmecken. Schmeckt frisch zubereitet am besten! (Kein Vergleich zu den käuflichen Fertigpesto.)

Variationen:

Probieren Sie verschiedene Basilikumsorten aus, gerade die rotblättrigen oder aromatischen Sorten geben dem Pesto eine tolle Farbe und Aroma. Statt Basilikum lässt sich auch Rucola verwenden, oder frische Gartenkräuter des Sommers, z. B. Blätter und Blüten von Kapuzinerkresse, Portulak, Bärlauch und Sauerampfer, Zitronenmelisse. Statt Pecorino und Parmesan können Sie auch Schafskäse verwenden, statt Pinienkerne andere Nüsse und Kerne. Eine klassische Variante besteht aus eingeweichten, getrockneten Tomaten statt frischem Basilikum, das sogenannte Pesto rosso.

5.2.6 Warmes Pesto-Dressing

(aus Schrot & Korn 03/2006 mit freundlicher Genehmigung)

Eignung: für Salate und Antipasti

Zutaten:

- 1 Zwiebel
- 2 EL Olivenöl
- 2 TL Pesto
- 30 g milder Blauschimmelkäse
- 1 EL Balsamico-Essig
- frisch gemahlener schwarzer Pfeffer
- unraffiniertes Salz

Zubereitungszeit: ca. 5 Minuten

Zubereitung:

Zwiebel würfeln und im heißen Öl dünsten. Zerbröckelten Käse und Pesto zugeben. Unter Rühren langsam erwärmen. Mit Essig, Pfeffer und Salz abschmecken, evtl. etwas Olivenöl zugeben. Warm über den Salat geben.

5.3 Suppen

5.3.1 Grundrezept: Gemüsesuppe

Eignung: Für jede Mahlzeit

Zutaten: (2 Portionen als Vorsuppe, 1 Portion als Hauptgericht)

- 3 Tassen saisonfrisches Gemüse (geputzt, zerkleinert)
- 1 mittelgroße Kartoffel, feingewürfelt, alternativ 2 EL Hirse
- 1 Stück Ingwer (feingewürfelt)
- 1 TL Olivenöl/Ghee
- 3 Tassen Kraftbrühe (oder Wasser)
- Pfeffer, SojaSauce, unraffiniertes Salz
- 2 EL Sahne, alternativ Crème fraîche
- 2 EL frische, feingewiegte Küchenkräuter

Zubereitungszeit: ca. 30 Minuten

Garzeit: ca. 20 Minuten

Zubereitung:

Gewaschenes Gemüse putzen und kleinschneiden, kurz in Olivenöl oder Ghee anbraten. Mit Kraftbrühe auffüllen, 20 Minuten leicht köcheln lassen. Als Vorspeise reichen 2 Tassen, als Hauptgericht sollten 3 Tassen Brühe verwendet werden. Von der Kochstelle nehmen, pürieren, mit Sojasauce, Salz und Pfeffer würzen. Vor dem Anrichten Crème fraîche oder Sahne unterziehen und mit gehackten Küchenkräutern garnieren

Variationen:

Einer guten Gemüsesuppe geben Zwiebeln, Lauch und Knollensellerie das Basisaroma, das sich mit weiterem Gemüse aufbauen lässt. Idealerweise bringt die langgekochte Kraftsuppe als Basis dieses Aroma bereits mit. Eine besondere Note verleiht ein mitgekochtes Lorbeerblatt oder feine Kräuter wie Petersilie und Kerbel, die erst zum Schluss in die Suppe gegeben werden.

5.3.2 Miso-Suppe

Das ist die traditionelle japanische Frühstückssuppe. Basis ist Grundrezept Gemüsesuppe. Sahne und Crème fraîche fallen weg, Hirse oder Reis als Kohlenhydratanteil. Die Suppe wird nicht püriert, sondern etwas abkühlen gelassen. Vor dem Servieren entnimmt man 3–4 EL, um mit der Menge 1–2 EL Misopaste zu verrühren, diese wird dann in der Suppe untergerührt. Evtl. nachwürzen.

5.3.3 Kartoffel-Kräutersuppe

Basis ist Grundrezept Gemüsesuppe. Nur 2 Tasse Gemüse der Saison (z. B. Lauch und Champignons), dafür 2 weitere Kartoffeln und 1 Knoblauchzehe verwenden und vor dem Anrichten evtl. 30g Frischkäse unterrühren. Reichlich Petersilie und eine Prise frisch geriebener Muskat passen sehr gut.

5.3.4 Kerbelschaumsüppchen/Oster-Kräuter-Suppe

So schmeckt der Frühling. Basis ist Grundrezept Gemüsesuppe. Dazu pro Portion eine Tasse Kraftsuppe aufkochen. 1TL Crème fraîche und 1 TL kalte Butterflöckchen mit dem Schneebesen einrühren. 1 EL Kerbelblättchen mit 1 EL geschlagener Sahne 20 Sekunden mit dem Pürierstab schön schaumig pürieren. In eine vorgewärmte Suppentasse füllen und mit einem Restklecks geschlagener Sahne und 1 Kerbelblättchen garnieren.

Oder aus allen verfügbaren Frühlingskräutern wie Brennnessel, Löwenzahn, Sauerampfer, Spitzwegerich, Vogel(stern)miere, Petersilie, Kerbel, Brunnenkresse, Bärlauch die traditionelle Osterkräutersuppe zubereiten.

5.3.5 Orangen-Karotten-Currysuppe:

Basis ist Grundrezept Gemüsesuppe. Als Gemüse werden 2 Karotten, 1 kleine Zwiebel, 1 Knoblauchzehe, 1 Stück Ingwer verwendet. Das Gemüse wird vor dem Auffüllen mit Brühe in 1 TL Ghee kurz angebraten, zusammen mit 1 EL Currypulver. Vor dem Pürieren gibt man 2 zerkleinerte Orangen und 1 EL Sherry sowie die Sahne zu.

5.3.6 Asiatische Blumenkohlsuppe

Basis ist Grundrezept Gemüsesuppe. Als Gemüse werden 3 Tassen in Röschen zerkleinerter Blumenkohl mit 1 Zwiebel verwendet. An Gewürzen werden je ½ TL Schwarzkümmel, Koriander und Kreuzkümmel im Mörser zerstoßen, mit ½ TL gemahlenem Curcuma und 1 fein geschnittenen Chili (ohne Kerne) mit dem Blumenkohl angebraten. Als frisches Kraut passt vor allem Koriandergrün.

5.3.7 Tomaten-Apfelsuppe

Basis ist Grundrezept Gemüsesuppe. 3 Tomaten in kochendes Wasser tauchen, häuten und würfeln. 1 Apfel schälen, entkernen und würfeln. 1 Zwiebel würfeln und im heißen Öl glasig dünsten. Tomaten, Apfel, 1 TL Ahornsirup und je 1 Msp. Kreuzkümmel, Koriander zugeben. Mit Sahne oder Crème fraîche verfeinern, vor dem Servieren (frischen) Oregano und Paprika zugeben.

5.3.8 Basler Gerstensuppe

In Basel sind Fasnet, Morgästraich und Mehlsuppe untrennbar. Wenn morgens um vier die Stadtbeleuchtung erlischt, beginnt die Fastnacht. Auf Kommando „Achtig! Morgästraich! Vorwärts, marsch!" ihres Tambourmajors setzen sich die Fasnachts-Cliquen mit Trommeln und Piccoloflöten kreuz und quer durch die Altstadtgassen in Marsch. Die durchgefrorenen Finger werden in der „Beiz" (Gaststätte) mit einer Gerstenmehlsuppe von innen gewärmt:

Eignung: Für jede Mahlzeit, besonders im Winter

Zutaten:

- 1 EL Ghee
- 2 EL Gerstenmehl
- 1 gehackte Zwiebel
- 3 Tassen Kraftbrühe
- 1 Schuss Rotwein
- evtl. geriebenen Schweizer Emmentaler Käse

Zubereitungszeit: ca. 60 Minuten

Garzeit: ca. 45 Minuten

Zubereitung:

Ghee zerlassen, Gerstenmehl einrühren und unter Rühren anbräunen lassen. Zwiebelwürfel zugeben, glasig werden lassen. Kraftbrühe unter Rühren zugießen und 45 Minuten köcheln lassen. Durch ein Sieb streichen, Rotwein zugeben, aufkochen und servieren. Geriebenen Käse getrennt dazu reichen.

5.4 Grundrezept: Hülsenfruchteintopf (Daal)

Eignung: Für jede Mahlzeit

Zutaten:

- 3 EL Hülsenfrüchte
- 1 Tasse Einweichwasser, 1 Msp. Natron
- 1–2 Tasse Kraftbrühe
- 1 mittelgroße Kartoffel
- ½ Tasse saisonfrisches Gemüse (geputzt, zerkleinert)
- unraffiniertes Salz
- Sojasauce
- 2 EL Sahne, Crème fraîche, evtl. Kokoscreme
- oder 1 EL Butter

Zubereitungszeit: ca. 60 Minuten

Garzeit: ca. 55 Minuten

Zubereitung:

Hülsenfrüchte über Nacht (mit 1 Msp. Natron) im Wasser einweichen. Mit dem Einweichwasser und der Kraftbrühe 45 Minuten kochen. Das Suppengemüse hinzufügen und weitere 15 Minuten kochen. Von der Kochstelle nehmen, mit Salz und Sojasauce würzen. Vor dem Anrichten Sahne oder Crème fraîche hinzufügen.

Rote, grüne und gelbe Linsen müssen nicht eingeweicht werden und haben eine Garzeit von 15 Minuten. Braune Linsen und Bohnensuppe können mit etwas Essig geschmacklich verfeinert werden. Der Geschmack der Bohnensuppe gewinnt, wenn eine Birne mitgekocht wird. Der Geschmack einer Erbsensuppe gewinnt durch das Mitkochen von Spargel.

Variationen:

Grüne Orangen-Linsen

Grüne Puy-Linsen, 2 Karotten, 1 (Blut-)Orange und 1 kleine Zwiebel als Gemüse, Abschmecken mit abgeriebener (unbehandelten) Orangenschale, Schnittlauch und Sahne.

5.5 Grundrezept: Schmorbraten

Eignung: Mittagessen

Zutaten (ohne Mengenangabe):

- Bratenstück (ca. 500 bis 1000 Gramm), Hähnchen, etc
- Pfeffer, Salz, Lorbeerblatt, Wacholderbeere, Kräuter der Provence, etc.
- 2–3 Tassen Wasser, evtl. Wein
- 1 TL Ghee oder Olivenöl

Zubereitungszeit: ca. 15 Minuten

Garzeit: ca. 120 Minuten

Zwischendurch mit einem Schaschlikspieß eine Garprobe machen, es darf kein Saft austreten. Bei der Gelegenheit auch ggfs. Flüssigkeit nachfüllen. Später den Bratensaft und Zwiebeln pürieren, evtl. mit Flüssigkeit auffüllen und die Sauce abschmecken. Diese Sauce braucht nicht mehr angebunden zu werden und wird mit Salz und Pfeffer abgeschmeckt.

Zubereitung im Tontopf (Römertopf):

Tontopf mind. 10–30 Minuten in kaltem Wasser einlegen. Dann Fleischstück, Gemüse, Gewürze ohne Salz einfüllen, mit 2–3 Tassen Flüssigkeit angießen und mit Deckel in den kalten Ofen schieben. Bei 180 °C (ohne Umluft) 1–2 Stunden garen, je nach Fleischgröße und Art.

Zubereitung in Metall- oder Emaille-Bräter:

Backofen auf 175 °C vorheizen. Falls gewünscht, kann das Fleisch im Bräter mit heißem Ghee oder Olivenöl rundum scharf angebraten werden. Dann mit Gemüse, Gewürze (ohne Salz) und Flüssigkeit auffüllen und mit Deckel in den Ofen geben.

Variationen:

Als Sauerbraten wird das Fleisch (Rind, Pferd, Wild) in eine Marinade aus Essig, Rotwein, Suppengrün und Gewürzen, Wacholderbeeren, Lorbeerblättern, Gewürznelken, Pfefferkörnern und Senfkörnern eingelegt. Die Zutaten der Marinade werden miteinander aufgekocht, 5 Minuten köcheln gelassen. Dann kommt das Fleisch hinein und sollte vollständig von der Marinade bedeckt sein. 3–5 Tage an einem kühlen Ort ziehen lassen. Die weitere Zubereitung s.o., wobei mit der Marinade angegossen wird. Wer mag, gibt Rosinen mit in den Bräter und kann die Sauce mit Rübenkraut und Aachener Printen, bzw. Lebkuchen abschmecken (rheinische Art).

5.6 Grundrezept: Fleisch im Wok (oder in der Pfanne)

Eignung: Mittagessen

Zutaten:

- 1 Tasse geschnetzeltes Fleisch
- 3 Tassen saisonfrisches Gemüse (geputzt, zerkleinert)
- 1 Knoblauchzehe
- 1 Stück Ingwer
- 1 Handvoll Nüsse
- 1 EL Ghee oder Olivenöl
- ½ Tasse Kraftbrühe

Zubereitungszeit: ca. 20 Minuten

Garzeit: ca. 5–10 Minuten

Fettarme Fleischsorten verwenden. Geflügel hat eine kürzere Garzeit als Rind, Kalb, Hammel oder Lamm. Das Fleisch in feine Streifen (oder Würfel) schneiden, Hähnchenkeulen bleiben wie sie sind. Mit Knoblauchscheiben und feingeschnittenem Ingwer gut vermischen (am besten mit den Händen). Falls ausnahmsweise tiefgefrorenes Fleisch verwendet wird, immer ganz auftauen lassen, gut abspülen und trockentupfen.

Wok oder der Pfanne erhitzen, Nüsse unter ständigem Rühren anrösten, dann beiseite stellen. Ghee ins heiße Wok, Fleisch unter ständigem Rühren bei starker Hitze rundum gut anbräunen. Gemüse dazu geben, 2–3 Minuten pfannenrühren, dann mit Kraftbrühe ablöschen und ca. 5 Minuten bissfest garen. Abschmecken.

Variationen:

Besonders gut schmeckt mariniertes Fleisch. Dazu das Fleisch für mehrere Stunden z. B. in Sojasauce, Sherry, Rotwein, nach Belieben mit weiteren Kräutern einlegen und zugedeckt im Kühlschrank durchziehen lassen. Mariniertes Fleisch vor dem Braten gut abtropfen lassen. Aufgefangene Marinade kann als Sauce verwandt werden. Marinade ohne Salz bereiten, gesalzen wird grundsätzlich immer erst vor dem Servieren.

Nach dem Anbraten des Fleisches können Sie beliebiges Gemüse zugeben, s. nächstes Grundrezept:

5.7 Grundrezept: Wok-Gemüse

Gemüse möglichst immer erst kurz vor dem eigentlichen Garen vorbereiten. Was nicht geschält wird, wird nur gründlich gewaschen. Anschließend muss es abgetupft werden, damit es im heißen Fett nicht spritzt. Bei ausnahmsweiser Verwendung von Tiefkühlware im Wok wird dieses nicht in Öl zubereitet, sondern zunächst in heißer Brühe im Wok oder in der Pfanne gedünstet. Erst zum Schluss etwas Ghee darüber geben.

Eignung: Für jede Mahlzeit

Zutaten:

- 3 Tassen saisonfrisches Gemüse (geputzt, zerkleinert)
- 1 Knoblauchzehe
- 1 Stück Ingwerwurzel
- 1 EL Sesam- oder Olivenöl
- 5–6 EL Kraftbrühe (ca. ½ Tasse)
- 2 EL SojaSauce
- 2 EL Reiswein oder Sherry
- Pfeffer
- unraffiniertes Salz

Zubereitungszeit: ca. 25 Minuten

Garzeit: ca. 20 Minuten

Zubereitung:

Knoblauchzehe schälen und in dünne Scheiben schneiden. Ingwerwurzel schälen und fein hacken. Öl im Wok (oder in der Pfanne) stark erhitzen, Knoblauch und Ingwer unter ständigem Rühren anschwitzen. Nach und nach Gemüse zufügen und 2–3 Minuten pfannenrühren. Dabei die Kraftbrühe nach und nach angießen und ca. 10 Minuten gar dünsten, das Gemüse soll noch bissfest bleiben. Mit SojaSauce, Reiswein und Pfeffer würzen

Variationen:

Im Winter als asiatische Pfanne mit Sesamöl, Chinakohl, Möhren, Lauch und Pilzen, mit chinesischem Fünf-Gewürz (Nelke, Zimt, Sternanis, Pippali, Fenchel) abschmecken. Für asiatisch abgeschmeckte Pfannengerichten ist Koriandergrün das richtige Kraut. Es lässt sich übrigens auch leicht selbst im Topf oder Garten ziehen. Es wird grob gehackt über das fertige Gericht gegeben.

Im Frühling mit Mungbohnensprossen, Gerstenkeimen, Lauch, und diversen Keimlingen und Kresse, dazu Knoblauch, Ingwer, Kaffirlimonenblätter und Zitronengras mit grünem Curry.

Im Sommer als Ratatouille mit Olivenöl, Auberginen, Tomaten, Zucchini, Karotten, Paprika und frischen Kräutern der Provence, Basilikum, Lorbeer. Im Sommer/Herbst mit der Gemüsevielfalt lässt sich leicht mediterran variieren, frische Tomaten und frisches Basilikum, Oregano, Thymian und Rosmarin zaubern sonnendurchwärmtes Aroma herbei.

Im Herbst haben Sie die ganze Fülle zur Verfügung, variieren Sie nach Herzenslust, z. B. Blumenkohlröschen (oder Brokkoli) erst blanchieren, dann mit frischen Erbsen, Zwiebel und Karotte 2–3 Minuten pfannenrühren. Frischen Koriander, Zitronensaft, Honig und Kokosmilch dazu, aufkochen lassen, vor dem Servieren 1 reife Mango zugeben.

Eine dekorative Variation ist, z. B. Möhren in lange Streifen raspeln, Lauch in lange Streifen schneiden, pfannenrühren. Orange schälen und zerteilen. Orangenstücke in den Wok geben und vorsichtig mitgaren. Beim Rühren darauf achten, dass sie nicht zerfallen. Tomatenmark, Honig und Sojasauce in eine Schüssel geben und gut mischen. Die Mischung in den Wok geben und weiter 2 Minuten rühren. Vor dem Servieren mit gehackten, trocken angerösteten Nüssen garnieren.

5.8 Obst/Gemüsegerichte

5.8.1 Grundrezept: Kompott

Eignung: Für jede Mahlzeit, als Beilage zu Getreidegerichten, zum Naschen zwischendurch

Zutaten:

- 2 Tassen gewaschenes, geputztes und zerkleinertes Obst der Saison
- ca. ½ Tasse Wasser, Fruchtsaft, Wein nach Gusto
- 2 Msp. Gewürze, z. B. Zimt, Sternanis, Nelken, Vanille
- frische Kräuter nach Saison, z. B. Zitronenmelisse, Verbene, Lavendel, Minze u.v.m.
- ca. 1 TL Honig oder natürlichen Sirup

Zubereitungszeit: ca. 15 Minuten

Garzeit: ca. 10 Minuten

Zubereitung:

Obst mit der Flüssigkeit und den Gewürzen aufkochen, bei kleiner Hitze je nach Obstsorte 5–10 Min. zugedeckt köcheln lassen. Frische Kräuter werden erst zugegeben, wenn die Garzeit um ist. Nach Belieben pürieren. Gesüßt wird erst, wenn das Kompott lauwarm abgekühlt ist.

5.8.2 Grundrezept: Kuzu-Gelee

Eignung: Für jede Mahlzeit, als Beilage zu Getreidegerichten, zum Naschen zwischendurch

Zutaten:

- 2 Tassen Fruchtsaft, z. B. Apfel-, Orangen-, Mango-, Traubensaft
- 2–3 TL Kuzu, in ca. 2 EL der Flüssigkeit auflösen
- frische Kräuter nach Saison, z. B. Zitronenmelisse, Verbene, Lavendel, Minze u.v.m.
- evtl. 1 Schuss Likör zum Aromatisieren

Zubereitungszeit: ca. 10 Minuten

Garzeit: ca. 5 Minuten

Zubereitung:

Mit Kuzu lässt sich auch aus Fruchtsaft ein ganz schnelles Dessert oder eine Fruchtsauce zaubern. Der in Flüssigkeit klumpenfrei gelöste Kuzu wird mit dem Schneebesen in die Flüssigkeit eingerührt. Unter Rühren aufkochen, bis das Gelee eindickt. Kaltstellen zum Festwerden.

Variationen: Lecker auch als Weingelee.

5.8.3 Himmlische Götterspeise

Eignung: Für jede Mahlzeit, als Beilage zu Getreidegerichten, zum Naschen zwischendurch

Schwer neigen sich im August die Holunderzweige unter der Last der dunklen Dolden. Es ist Zeit, den Holunder zu ernten. Gerade richtig für diese Jahreszeit des Wechsel und Wandels vom Sommer in den Herbst sind Holunderfrüchte mit ihren Wirkungen: darmreinigend, blutreinigend, antineuralgisch, abwehrkräftigend. Die kalten, unangenehm schmeckenden Beeren, die roh Erbrechen und Durchfall anregen, werden mit wärmendem Zimt und Nelken gründlich gekocht. Die himmlisch leckere Götterspeise wird mit Kuzu (Pfeilwurzelmehl) angedickt. Kuzu unterstützt die Mitte, damit wir uns gerade in Übergangsjahreszeiten nicht haltlos getrieben fühlen, sondern stabil in unserer Mitte ruhen können:

Zutaten:

- 3–5 Tassen Holunderbeeren, von den Dolden abgezupft und gewaschen
- ½ l Wasser
- 3 EL Zucker
- 2 Nelken,
- 1 Sternanis
- je 1 Zimtstange, 1 Vanilleschote
- 1 Tasse Rotwein mit
- 8 TL Kuzu klumpenfrei
- 1 Tasse Rotwein
- 8 TL Kuzu
- 3 EL Honig
- Zitronensaft

Zubereitung:

Gewürze am besten frisch mahlen oder im Mörser anstoßen. Die Vanilleschote aufschlitzen, das Mark auskratzen, die restliche Schote ebenfalls mitkochen. Mit Holunder, Wasser und Zucker aufkochen und 15 Minuten durchköcheln lassen. Inzwischen den Kuzu im Rotwein klumpenfrei verrühren. Den Holunder abseihen und die Beeren dabei gut ausdrücken. Den Rotwein mit Kuzu unter Rühren dem Holundersaft zugeben und nochmals aufkochen, bis es anfängt anzudicken. Etwas abkühlen lassen, bevor dann untergerührt und mit Zitronensaft abgeschmeckt wird. Abkühlen lassen, im Kühlschrank ausgelieren lassen. Vernaschen Sie die Götterspeise mit etwas Sahne, je nach Gusto flüssig oder leicht geschlagen. (Lecker übrigens auch zum warmen Frühstücksgetreidebrei.)

Variationen:

Mit aufgekochten Beeren der Saison, die mit Kuzu gebunden werden, entsteht leckere rote Grütze. Dabei werden die Beeren allerdings nicht abgesiebt!

5.8.4 Himmel un Äd (Himmel und Erde)

Eignung: Für jede Mahlzeit

Zutaten:

- 4 mittelgroße Kartoffeln
- 2 kleine Äpfel
- 2 Lauchzwiebeln oder 1 kleine Zwiebel
- ½ Tasse Kraftbrühe
- 1 TL (Balsamico-)Essig
- unraffiniertes Salz
- Pfeffer
- 2 TL Ghee oder Olivenöl
- Petersilie, Schnittlauch

Zubereitungszeit: ca. 20 Minuten

Garzeit: ca. 12 Minuten

Zubereitung:

Gelagerte Winterkartoffeln schälen, Frühkartoffeln nur sauber bürsten, und vierteln. Kartoffeln in die Kraftbrühe geben, bei mittlerer Hitze im geschlossenen Topf ca. 7 Minuten kochen. Apfelstücke zufügen und weitere 5 Minuten garen. Mit Salz und Pfeffer würzen, mit dem Essig abschmecken. Inzwischen Lauchzwiebeln in feine Ringe schneiden und mit 1 TL Ghee weich dünsten. Zwiebeln danach unter das Kartoffeln- und Apfelgemüse geben. Vor dem Servieren mit Petersilie und Schnittlauch bestreuen.

Variationen:

Tauschen Sie die Äpfel gegen die entsprechende Menge Gemüse der Saison aus, z. B. als „Karotten und Kartoffel-Durcheinander".

5.8.5 Bratkartoffeln mit Rührei

Eignung: Für jede Mahlzeit, auch schnelles Frühstück

Zutaten:

- Pellkartoffeln vom Vortag
- 1 TL Ghee/Butt
- unraffiniertes Salz
- Pfeffer
- 1 Ei

Zubereitungszeit: ca. 15 Minuten

Garzeit: ca. 10 Minuten

Zubereitung:

Kartoffeln pellen und in Scheiben schneiden. Ghee in einer Pfanne erhitzen. Kartoffelscheiben hinein geben, leicht salzen und pfeffern und bei reduzierter Wärmezufuhr anbräunen. Das Ei verquirlen, mit einer Prise Salz würzen, über die Bratkartoffeln geben und stocken lassen.

5.8.6 Rösti mit Chicorée

Eignung: Für jede Mahlzeit, auch schnelles Frühstück

Zutaten:

- 1 bis 2 Kartoffeln (nach Größe)
- 1 Chicorée
- 1 TL Olivenöl
- 1 TL Ghee/Butter
- 1 Ei
- unraffiniertes Salz

Zubereitungszeit: ca. 25 Minuten

Garzeit: ca. 15 Minuten

Zubereitung:

Kartoffeln schälen und grob raffeln. Olivenöl in der Pfanne erhitzen. Je ca. 2 EL Kartoffelraffel als Häufchen in die Pfanne geben und zum Rösti flach drücken, leicht salzen und 5 Minuten bei reduzierter Wärmezufuhr braten. Inzwischen den Chicorée putzen und kleinschneiden und auf die vorher gewendeten Rösti geben. Weitere 5 Minuten garen lassen. Danach das verquirlte, leicht gesalzene Ei in die Pfanne geben und stocken lassen. Vor dem Servieren mit der Butter/Ghee verfeinern.

5.8.7 Gemüsetopf

Eignung: vor allem Mittag-, Abendessen

Zutaten:

- 3 EL Gerste
- 1 Tasse Einweichwasser
- 3 Tassen saisonfrisches Gemüse (geputzt, zerkleinert)
- 1 Knoblauchzehe
- 1 Tasse Kraftsuppe
- 1 TL Balsamico-Essig
- unraffiniertes Salz, Sojasauce
- Pfeffer
- Kreuzkümmel, 1 Lorbeerblatt, 1–2 Wacholderbeeren, 1–2 Nelken
- 1 TL Ghee/Butter
- frische Küchenkräuter

Zubereitungszeit: ca. 25 Minuten

Garzeit: ca. 20 Minuten

Zubereitung:

Gerstenkörner über Nacht zugedeckt einweichen, 30 Minuten im Einweichwasser kochen. Gemüse mit Gewürzen, Kraftsuppe und der vorgekochten Gerste 10–30 Minuten leicht köcheln lassen. Mit Salz, Sojasauce und Ghee abschmecken. Vor dem Anrichten mit den frischen Kräutern bestreuen.

Variationen:

Die Gerste kann auch gekeimt verwendet werden, durch anderes Getreide ersetzt oder weggelassen werden.

5.8.8 Honig-Zimt-Karotten

Eignung: Für jede Mahlzeit, z. B. als Beilage zum Hirsefrühstück

Zutaten:

- 2 bis 3 Möhren
- etwas Wasser zum Garen
- 1 EL Ghee/Butter
- 1 EL Honig
- 1 TL Zimt
- evtl. unraffiniertes Salz zum Abschmecken

Zubereitungszeit: ca. 12 Minuten

Garzeit: ca. 10 Minuten

Zubereitung:

Möhren schälen und als Ganze mit etwas Wasser dünsten. Nach dem Kochen die Möhren in Scheiben schneiden. Ghee, Honig und Zimt in einem Topf erwärmen und die kleingeschnittenen Möhren hinzu geben. Abschmecken.

5.8.9 „Spritziges" Sauerkraut

Eignung: Für jede Mahlzeit

Zutaten:

- 1 Tasse Sauerkraut
- 1 kleine Zwiebel
- 1 EL Ghee/Olivenöl
- 1–2 Wacholderbeeren
- 1 Lorbeerblatt
- ½ Tasse Sekt, Weißwein, alternativ Apfelsaft
- 1 Tasse kleingeschnittene Weintrauben, alternativ Apfel oder Birne

Zubereitungszeit: ca. 15 Minuten

Garzeit: ca. 10 Minuten

Zubereitung:

Zwiebelwürfel und die Gewürze im Ghee glasig dünsten. Sauerkraut und die Hälfte der Flüssigkeit dazugeben, ca. 10 Minuten garen, es sollte noch etwas bissfest bleiben. Von der Kochstelle nehmen, restlichen Sekt und Weintrauben untermischen.

5.8.10 Linsenragout mit Champignons

Eignung: vor allem Mittag-, Abendessen

Zutaten:

- 3 EL Linsen
- 1 Msp. Natron
- 1 Tasse Einweichwasser
- ½ Tasse Kraftbrühe
- 1 kleine Zwiebel
- 2 EL Ghee oder Olivenöl
- unraffiniertes Salz
- Pfeffer
- Rohzucker
- 1 TL Mehl
- 3 EL Weißwein
- 1 EL Senf
- Spritzer Zitronensaft
- 2 EL Crème fraîche
- 1 Gewürzgurke
- 1 Tasse Champignon (geputzt, zerkleinert)
- Petersilie

Zubereitungszeit: ca. 45 Minuten

Garzeit: ca. 40 Minuten

Zubereitung:

Die Linsen über Nacht mit 1 Msp. Natron einweichen, im Einweichwasser weich kochen. Anschließend auf ein Sieb abgießen, unter fließend kalten Wasser abschrecken. Zwiebel schälen und fein würfeln. 1 EL Ghee erhitzen, Zwiebel zugeben und glasig dünsten. Mehl über die Zwiebel stäuben und verrühren. Kraftbrühe und Weißwein zugeben und unter Rühren aufkochen. Senf, Zitronensaft und Crème fraîche verrühren und unter die Sauce ziehen. Gurke fein würfeln und zusammen mit den gut abgetropften Linsen in die Sauce geben. Ragout von der Herdplatte nehmen und mindestens 15 Minuten durchziehen lassen. Mit Salz, Pfeffer und Zucker würzen. Champignons putzen und kurz vor dem Servieren im restlichen Ghee anbraten, mit Pfeffer und Salz würzen. Die Hälfte der Champignon unter das Ragout geben. Mit den restlichen Champignon und Petersilie dekorieren

5.8.11 Linsen-Bulgur-Eintopf mit Schafskäse

Eignung: vor allem Mittag-, Abendessen

Zutaten:

- 3 EL rote Linsen
- 1 Tomate
- 1 Tasse Blattspinat (geputzt, in Streifen geschnitten)
- 1 kleine Zwiebel
- 1 Karotte
- 1 EL Ghee oder Olivenöl
- 3 EL Bulgur
- 1–2 Tassen Kraftbrühe
- 50g Schafskäse
- 1 EL Olivenöl
- unraffiniertes Salz
- Pfeffer
- 1 EL Tomatenmark
- 1TL Minze

Zubereitungszeit: ca. 45 Minuten

Garzeit: ca. 40 Minuten

Zubereitung:

Linsen in ein Sieb geben, abspülen und abtropfen lassen. Tomaten brühen, häuten und würfeln. Zwiebel und Möhre schälen und klein würfeln. In einem Topf Ghee erhitzen, Zwiebel darin andünsten, Möhren und Bulgur zugeben, kurz mitdünsten. Kraftbrühe, Tomaten und Linsen dazugeben. Bei schwacher Hitze 25 Minuten köcheln lassen, gelegentlich umrühren. 10 Minuten vor Ende der Garzeit Schafskäse würfeln. Öl in einem Topf erhitzen, Tomatenmark und Minze dazugeben, verrühren. Spinatstreifen in Linsentopf geben, kurz garen lassen. Tomatenmark-Minze-Mischung in den Eintopf geben. Mit den Schafskäsewürfeln garniert servieren.

5.8.12 Linsen mit selbstgemachten Knöpfle/Spätzle

Eignung: vor allem Mittag-, Abendessen (abends ohne Saitling)

Zutaten:

- 3 EL braune Linsen
- 1 Msp. Natron
- ½ Liter Wasser zum Einweichen und Garen
- 1 Karotte (fein gewürfelt)
- 1 Zwiebel (fein gehackt)
- ½ Tasse Lauch (geputzt, fein geschnitten)
- ½ Tasse Sellerieknolle (geputzt, fein gewürfelt)
- je 1 Nelke, Lorbeerblatt, Wacholderbeere, 1 TL Majoran (im Winter getrocknet)
- 1 TL Ghee oder Olivenöl
- unraffiniertes Salz
- 1 Msp. Zucker
- 1 EL Essig
- 1 Tasse Dinkelvollkornmehl
- 1 Ei
- unraffiniertes Salz
- ½ Tasse Wasser (Einweichwasser)

Zubereitungszeit: ca. 45 Minuten

Garzeit: ca. 30 Minuten

Zubereitung: Linsen über Nacht mit 1 Msp. Natron einweichen. Ghee erhitzen und Gemüse und Gewürze hineingeben, unter Rühren anbraten. Linsen mit dem Einweichwasser zugeben und 30 Minuten köcheln. Frischen Majoran dazu geben. Mit Salz, Essig und einer Msp. Zucker abschmecken.

Für die Knöpfle Vollkornmehl ca. 8 Stunden in ½ Tasse Wasser quellen lassen. Ei und Salz hinzufügen, mit dem Rührlöffel zu einem zähen Teig schlagen bis er Blasen wirft. Den Teig ½ Std. lang immer wieder durchschlagen. In eine großen Topf Wasser zum Kochen bringen. 1 Kelle Teig aufs Knöpflesieb (Sieb mit großen Löchern, Tipp: Tupperware hat ein Spätzlesieb) geben, ins kochende Wasser durchdrücken. (Alternativ als Spätzle vom nassen Holzbrett schaben oder mit einer Spätzlepresse durchdrücken.) Wenn die Knöpfle oben schwimmen, mit einem Schaumlöffel herausheben. Warm stellen. Knöpfle mit den Linsen servieren. Dazu gibt es traditionell einen (Geflügel-)Saitling mit Senf. Zum Nachwürzen am Tisch Essig bereitstellen.

5.8.13 Steckrüben mit Kichererbsenpüree à la Helmut Magel

Die Idee des Rezeptes stammt von Helmut Magel während unserer Ausbildung in chinesischer Medizin an der August-Brodde-Schule, Wuppertal. Es ist ein wunderbares Winterrezept, wenn frisches Gemüse knapp ist und die Ideen rar. Daher hat dieses Rezept einen festen Platz in unserem Küchenrepertoire gefunden.

Eignung: Mittag-, Abendessen

Zutaten:

- 1 Zwiebel (fein gehackt)
- 1 Knoblauchzehe (in feinen Scheiben)
- 1 EL Ghee/Butter
- ½ Tasse Weißwein
- 2 EL Kichererbsen
- 2 Tassen Einweichwasser
- 2 Handvoll Steckrübenstifte (kleinfingergroß)
- Majoran, Bohnenkraut, Salbei oder Kräuter der Provence,
- 1 Chilischote (ohne Kerne)
- etwas Kraftbrühe
- 1 Spritzer Zitronen
- unraffiniertes Salz
- Pfeffer

Zubereitungszeit: ca. 25 Minuten

Garzeit: ca. 20 Minuten

Zubereitung:

Kichererbsen über Nacht einweichen. Mit Einweichwasser und der Chilischote aufkochen und auf kleiner Flamme garen lassen, bis die Kichererbsen weich sind. Zwiebel und Knoblauch, ggfs. mit den getrockneten Kräutern in etwas Ghee glasig dünsten. Dann die Steckrübe dazu und 1 Minute pfannenrühren. Mit Weißwein angießen und auf kleiner Flamme köcheln lassen, bis die Steckrüben goldgelb und weich sind. Die Kichererbsen werden mit Ghee/Butter und Kraftbrühe cremig püriert, mit Pfeffer und Salz kräftig abgeschmeckt, 1 Spritzer Zitronensaft hinzufügen. Steckrüben mit Püree und frischen Kräutern bestreut servieren.

5.8.14 Spargel à la ShuiDao

Was gibt es Schöneres, als den Frühling mit allen Sinnen zu entdecken und zu begrüßen? Eines der ersten frischen, zarten Frühlingsgemüse ist der Spargel. Er ist nicht nur das Gemüse der Feinschmecker, sondern hat auch seinen festen Platz in der chinesischen Kräuterheilkunde.

Spargel ist leicht wärmend, schmeckt bitter und etwas scharf. Der bittere Geschmack unterstützt die harntreibende und nierenunterstützende Wirkung des Asparagins, das für das Entwässern der Nieren verantwortlich gilt. Er hilft, die Arterien von Ablagerungen zu reinigen, wirkt unterstützend bei allen Gefäßerkrankungen wie Bluthochdruck und Arteriosklerose. Nur bei Gicht sollten Sie Spargel meiden. Und so ist die ordentliche Portion Spargel auf dem Teller sozusagen der Frühjahrsputz für die Wasserwege. ShuiDao bedeutet der Weg des Wassers. Verzichten Sie auf alles „Gedöns" wie Kochschinken, Schnitzel etc. Kaufen Sie lieber ein Pfund mehr zum Sattwerden.

Eignung: Mittag-, Abendessen

Zutaten:

- 0.5–1kg Spargel pro Person
- 2 EL Ghee/Butter
- 1 Tasse frische Kräuter der Saison (feingewiegt)
- ½ Zitrone (Saft)
- unraffiniertes Salz
- Pfeffer, Chili
- 2 Pellkartoffeln,
- eine Handvoll Erdbeeren

Zubereitungszeit: ca. 30 Minuten

Garzeit: ca. 10–15 Minuten

Zubereitung:

Spargel schälen, trockene Enden abschneiden. In einem großen Topf Wasser zum Kochen bringen, Spargel darin blanchieren. Kochen Sie ihn nach Gusto und testen Sie mit der Gabel, wann er Ihnen weich genug ist. Der eine mag ihn lieber bissfest, der andere eher klassisch weicher. (Die Schalen werden übrigens keinesfalls weggeworfen, sondern später in dem Spargelsud ausgekocht als Basis für ein Spargelsüppchen oder zur Kraftsuppenbereitung genutzt.)

Schauen Sie, welche Kräuter schon in Ihrem Garten sprießen. Besonders lecker sind zum Spargel feingewiegte Zitronenmelisse, Estragon, Petersilie und wenig Schnittlauch, dekoriert als grünes Bett auf dem Teller. Richten Sie den Spargel darauf an. Geben Sie über die Stangen auf seinem Kräuterbett etwas zerlassenes Ghee (oder Butter). Dazu einen Spritzer frisch gepresster Zitronensaft, wenig unraffiniertes Salz, Pfeffer und einen Hauch Chili, feingemahlen aus der Mühle. Dazu passen Pellkartoffeln und sogar einige Erdbeeren!

5.8.15 Rotkohl oder Rote Beete auf Kürbissauce

Eignung: Mittag-, Abendessen

Zutaten:

- 1 Tasse Rotkohl oder Rote Beete (in feinen Streifen)
- 2 Tassen Kürbisfleisch (z. B. Hokkaido, Butternut, Muskatkürbis)
- 1 Tasse Kraftbrühe zum Ablöschen
- 1 Sternanis
- 1 Msp. Curcuma
- roter Pfeffer
- 1 Blutorange (Saft)
- 1 TL Ghee oder Olivenöl
- unraffiniertes Salz

Zubereitungszeit: ca. 70 Minuten

Garzeit: ca. 60 Minuten

Zubereitung:

Rotkohl oder Beete in etwas Ghee anbraten. Mit etwas Kraftbrühe ablöschen, mit Sternanis, Kurkuma und schwarzem Pfeffer würzen, auf kleiner Flamme köcheln lassen, bis gewünschte Bissfestigkeit erreicht ist. Den Kürbis in der Pfanne ebenfalls in etwas Ghee anbraten, mit dem Rest Kraftbrühe weich köcheln, dann pürieren. Den zerstoßenen roten Pfeffer, den Saft der Blutorange zufügen und mit Salz und Pfeffer abschmecken. Servieren Sie das Gemüse auf der leuchtend-gelben Kürbissauce angerichtet.

5.9 Salate aus gegartem Gemüse

5.9.1 Bohnensalat mit getrockneten Tomaten und Nusskernen

Eignung: Für jede Mahlzeit, vor allem zum Mitnehmen

Zutaten:

- 3 EL weiße Riesenbohnen
- 1 Msp. Natron
- 2 Tassen Einweichwasser
- 8 getrocknete Tomatenhälften
- 1 EL Balsamico-Essig
- 1 EL Olivenöl
- 1 Knoblauchzehe
- unraffiniertes Salz
- Pfeffer
- 1 TL Rosmarin
- ½ Stange Sellerie (feingeschnitten)
- 1 Bund Petersilie (feingehackt)
- 1 EL Nüsse (nach Wahl)
- 1 EL Parmesan, frisch gehobelt

Zubereitungszeit: ca. 70 Minuten

Garzeit: ca. 60 Minuten

Zubereitung:

Bohnen über Nacht einweichen, am nächsten Tag samt Einweichwasser aufkochen und 45 bis 60 Minuten bei schwacher Hitze kochen. Inzwischen Tomaten in Streifen schneiden und mit heißem Wasser übergießen, 10 Minuten ziehen lassen. In einer Schüssel Essig mit Olivenöl verrühren. Knoblauchzehe in feine Scheiben schneiden, zusammen mit Rosmarin, Salz, Pfeffer und den Tomaten unterheben. Etwa 1 Stunde marinieren lassen. Sellerie waschen und in Scheiben schneiden. Nüsse in einer Pfanne ohne Fett anrösten. Bohnen abgießen und lauwarm abkühlen lassen. Mit Sellerie, Petersilie und Nüssen zu den Tomaten in die Marinade geben, alles gut vermengen und kurz durchziehen lassen. Zum Schluss Parmesan unter den Salat heben und sofort servieren.

5.9.2 Bohnensalat

Eignung: Für jede Mahlzeit, vor allem zum Mitnehmen

Zutaten:

- 2 Tassen grüne Bohnen oder Wachsbohnen (geputzt, zerkleinert auf 4cm)
- 1 EL Olivenöl
- 1–2 EL Essig
- unraffiniertes Salz
- Pfeffer
- 1 EL gehackter Schnittlauch

Zubereitungszeit: ca. 25 Minuten

Garzeit: ca. 20 Minuten

Zubereitung:

Bohnen in kochendem Salzwasser etwa 20 Minuten blanchieren, sie dürfen noch bissfest sein. Schnittlauch in Röllchen schneiden. Aus Essig, Öl Pfeffer und Salz eine Salatsauce rühren, oder auf das Grundrezept Vinaigrette zurückgreifen.

5.9.3 Rote Beete-Salat

Eignung: Für jede Mahlzeit, vor allem zum Mitnehmen

Zutaten:

- 1 mittlere Rote Beete
- 1 mittlerer Apfel (feingeschnitten)
- 1 bis 2 Gewürzgurken (feingeschnitten)
- 1 kleine Zwiebel (feingeschnitten)
- 2–3 Walnusskerne (feingehackt)
- je 1 EL Olivenöl, Balsamico-Essig
- unraffiniertes Salz, Pfeffer

Zubereitungszeit: ca. 40 Minuten

Garzeit: ca. 60 Minuten

Zubereitung: Rote Beete mit der Schale ca. 60 Minuten gar kochen, erkalten lassen, abschälen und in kleine Würfel schneiden. Apfel, Gewürzgurke und Zwiebel zur gewürfelten Rote Beete zufügen. Aus Öl, Essig und den Gewürzen eine Salatsauce zubereiten und über das gewürfelte Gemüse geben. Walnusskerne in der trockenen Pfanne anrösten, hinzufügen. Den Salat 30 Minuten ziehen lassen.

5.9.4 Warmer, schwäbischer Kartoffelsalat

Eignung: Für jede Mahlzeit, vor allem zum Mitnehmen

Zutaten:

- 2–3 Kartoffeln
- 1 kleine rote Zwiebel oder Lauchzwiebel (feingehackt)
- 1 EL Butter/Ghee
- 1 EL Essig
- 1 EL Olivenöl oder Leinöl
- ½ Tasse Kraftbrühe
- Pfeffer
- unraffiniertes Salz
- 1–2 EL feingehackter Schnittlauch

Zubereitungszeit: ca. 25 Minuten

Garzeit: ca. 20 Minuten

Zubereitung:

Kartoffeln gut bürsten und mit Schale weich kochen. Kartoffeln pellen und in Scheiben schneiden. Zwiebel fein würfeln und in Ghee kurz glasig dünsten. Aus warmer Brühe, Essig und Öl eine Marinade machen, mit den Kartoffeln und Zwiebeln mischen und ca. 30 Minuten ziehen lassen. Frischen Schnittlauch in Röllchen schneiden und mit dem Salat vermischen. Am besten lauwarm verzehren.

5.9.5 Roggenkörnersalat mit Roquefortdressing

Eignung: Für jede Mahlzeit, vor allem zum Mitnehmen

Zutaten:

- 2 EL Roggenkörner
- 1 reife Birne (gewürfelt)
- 1 rote Paprikaschote (gewürfelt)
- 30g Roquefort
- ½ Becher Joghurt
- 1 EL Wasser
- Pfeffer
- unraffiniertes Salz
- Petersilie

Zubereitungszeit: ca. 25 Minuten

Garzeit: ca. 20 Minute

Zubereitung:

Roggen über Nacht einweichen, mit dem Einweichwasser ca. 45 Minuten kochen. Roquefort mit dem Wasser zerdrücken und mit Joghurt, Salz und Pfeffer glattrühren. Alles vermengen und mit Petersilie bestreuen.

5.10 Getreidegerichte

5.10.1 Grundrezept: Warmes Getreidemüsli

Eignung: Für jede Mahlzeit, vor allem Frühstück und Abendessen

Zutaten:

- 2 EL Hirse oder anderes Getreide
- 1 Tasse Wasser
- 1 Msp. unraffiniertes Salz

Zubereitungszeit: 5 Minuten

Garzeit: 10–15 Minuten

Zubereitung:

Wasser zum Kochen bringen, währenddessen Hirse im Teesieb heiß spülen. Dann in das kochende Wasser geben und Herdplatte/Gasflamme ausschalten. Hirse 10 bis 15 Minuten quellen lassen.

Vor dem Servieren können dann 1 Spritzer Zitronensaft, evtl. Fruchtsaft, kleingeschnittenes Obst, Trockenfrüchte, gehackte Mandeln, Hasel-, Walnüsse, Kokosflocken, Mandelmus, Honig, Rohrzucker oder Sirup sowie wahlweise Sahne oder Butter/Ghee untergeziehen.

Dazu gibt es Obst der Saison, z. B. Apfelkompott, Beerengrütze, oder z. B. in Rotwein gedünstete Birnen/Pflaumen (bei Yang-Mangel-Konstitution), im Frühling auch Rhabarberkompott. Es dürfen auch eine Handvoll reifer Erdbeeren kleingeschnitten unter den Brei gegeben werden.

Variationen:

Es können im Grundrezept bereits die Gewürze, etwas geriebene Ingwerwurzel, 1 kräftige Prise Zimt, Kardamon, Nelke o.ä. und das zerkleinerte Obst/Trockenobst mitgegart werden. Sie können auch mit Gemüse eine herzhafte Variante kochen.

Variieren Sie, es muss nicht immer Hirse sein. Auch andere Getreidearten eignen sich. Dann verlängert sich allerdings die Kochdauer. Die Grundanleitung zum jeweiligen Getreide finden Sie im Abschnitt 3.4.

5.10.2 Herzhafte, gebratene Hirse mit Ei

Wer es lieber herzhaft mag, kann die Hirse auch statt mit Wasser in Kraftbrühe kochen, dann feingeschnittenes Gemüse, z. B. Möhre, Lauch, Champignons etc. zugeben und mitgaren. Probieren Sie doch mal folgenden Vorschlag als Anregung:

Eignung: Für jede Mahlzeit

Zutaten:

- 5 EL vorgegarte Hirse
- 2 Tassen zerkleinerte Champignons oder beliebiges, vorgegartes Gemüse
- 1 feingeschnittene Lauchzwiebel
- 1 Ei
- Pfeffer, unraffiniertes Salz, Gewürze nach Belieben
- ½ EL Butter/Ghee
- 1 Spritzer Zitronensaft

Zubereitungszeit: 10 Minuten

Garzeit: 10 Minuten

Zubereitung:

Butter/Ghee in Pfanne schmelzen lassen, Champignonscheiben und Lauchzwiebel kurz pfannenrühren. Dann die gekochte Hirse mit der Gabel auflockern und dazu geben, würzen. Bei mittlerer Hitze und mit Deckel einige Minuten erwärmen. Dann in der Mitte Platz für das Ei schieben, entweder als Spiegelei oder verrührt braten, zuletzt den Zitronensaft unterziehen.

Variationen:

Auch hierbei können Sie beliebig mit Getreidearten und Gemüsesorten variieren, Gewürze nach Belieben verwenden. Sie können auch etwas Protein zugeben, z. B. gegarte Bohnen oder etwas Schafskäse unterrühren (dann Salz reduzieren!).

5.10.3 Thermoskannen-Müsli

Diese Zubereitungsform empfiehlt sich besonders bei schnellgarendem Getreide und bei Zeitmangel am Morgen für Berufstätige. Getreideflocken und frischgemahlenes Schrot gehen auch, werden aber sehr breiig!

Eignung: Für jede Mahlzeit, vor allem zum Mitnehmen

Zutaten:

- 2 EL schnell garendes Getreide (z. B. Hirse, Reis, Amaranth, Quinoa),
- 2 getrocknete Pflaumen, Feigen oder Datteln
- je 1 EL Rosinen und Nüsse
- kochendes Wasser bis zum Rand
- 1 EL Mandel- oder Nussmus

Zubereitungszeit: 5 Minuten

Garzeit: über Nacht

Zubereitung:

Am Abend alles in eine dichtschließende Stahlthermoskanne füllen und die Nacht über quellen lassen. Morgens wird das überschüssige Wasser abgeschüttet. Das Getreide ist warm, aufgeschlossen und weich.

Dazu gibt man 1 EL Mandel- oder Nussmus und gedünstetes Obst.

Variationen:

Statt Nussmus kann ½ EL Butter/Ghee oder ein Schuss süße Sahne zugegeben werden. Alternativ lässt sich das Ganze auch statt mit Obst mit Gemüsebrühe zubereiten als pikante Variante. Dabei kann man abends auch geraspeltes Gemüse (z. B. Möhren) und Gewürze zugeben.

Langkochendes Getreide wird alternativ geschrotet verwendet.

5.10.4 Flockenmüsli, Porridge

Eignung: schnelles Einsteigerfrühstück

Zutaten:

- 3 EL gequetschtes Getreide nach Wahl,
  (z. B. Hafer-, Dinkelflocken oder auch 5-Korn-Flocken)
- 2 Tassen Wasser
- 1 EL gehackte Nüsse
- 2 klein geschnittenen Datteln und Rosinen
- 1 EL süße Sahne

Zubereitungszeit: 5 Minuten

Garzeit: 10 Minuten

Zubereitung:

Im Topf Flocken und Nüsse erst anrösten, dann mit Wasser auffüllen, Datteln und Rosinen zugeben, über Nacht im Wasser einweichen. Morgens mit dem Einweichwasser aufkochen. Dann Herdplatte ausschalten und quellen lassen, bis die Flüssigkeit aufgesogen ist, evtl. einen Schuss süße Sahne zu geben. Dazu reicht man Kompott oder gedünstetes Obst. Ideale Ergänzung ist eine Tasse Fencheltee.

5.10.5 Grundrezept: Grießbrei

Eignung: Für jede Mahlzeit

Zutaten:

- 3 EL Dinkelgrieß
- 1EL gehackte Nüsse
- 2 Tassen Wasser

Zubereitungszeit: ca. 35 Minuten

Garzeit: ca. 30 Minuten

Zubereitung:

Den Dinkelgrieß und Nüsse kurz im trockenen Topf anrösten, Wasser mit dem Schneebesen einrühren. Alles einmal aufkochen, dann bei kleinster Flamme ca. 20–30 Minuten quellen lassen. Dazu reicht man Kompott.

Variationen:

2 geriebene Karotten zum Grieß geben, statt mit Wasser mit Kraftbrühe angießen. 1 EL Ghee/Butter unterziehen. Dazu schmeckt eine herzhafte Gemüsesauce. Für die Frühstücksvariante kann auch ein Apfel hineingerieben, Gewürze wie Zimt und Nelken verwendet und am Ende 1–2 EL Sahne untergezogen werden.

5.10.6 Moros y Cristianos - Reis mit schwarzen Bohnen

Eignung: Für jede Mahlzeit als Beilage

Zutaten:

- 1 Tasse Naturreis
- ½ Tasse schwarze Bohnen
- 3 Tassen Einweichwasser
- 1 Msp. Natron
- 1 kleine Zwiebel(feingehackt)
- 1 Knoblauchzehe (in feinen Scheiben)
- 1 Tomate (enthäutet, gewürfelt)
- Oregano, evtl. 1 Msp. Kümmel, 1 Lorbeerblatt,
- unraffiniertes Salz
- 1 TL Ghee

Zubereitungszeit: 40 Minuten

Garzeit: 30 Minuten

Zubereitung:

Die Bohnen über Nacht mit 1 Msp. Natron einweichen. Ghee in einem tiefen Topf erhitzen und die geschnittenen Zwiebeln, Tomaten, Knoblauch mit Gewürzen glasig dünsten. Den gewaschenen Reis zugeben und kurz mit braten. Dann mit den Bohnen samt Einweichwasser auffüllen, aufkochen und ca. 30 Minuten bei kleinster Stufe köcheln.

Auf Kuba wird dieser Reis zu fast allem gegessen. Dazu passen Hähnchen, Kartoffeln oder Fisch, aber auch eine Gemüsepfanne.

5.10.7 Grundrezept: Polenta

Eignung: Für jede Mahlzeit als Beilage

Zutaten (für 2 Portionen):

- 1 Tasse Polenta (Maisgrieß)
- 2 Tassen Wasser
- 1 EL Butter
- 1 Msp. unraffiniertes Salz
- 1 Msp. Zucker

Zubereitungszeit: 10–25 Minuten

Garzeit: 10 Minuten

Zubereitung:

Wasser mit der Msp. Salz zum Kochen bringen. Die Butter und den Zucker dazu geben. Den Maisgrieß einstreuen und aufkochen lassen, danach den Elektroherd ausstellen bzw. Gasherd auf kleinste Flamme stellen und auf der Restwärme der Platte ca. 10 Minuten unter gelegentlichem Umrühren nachgaren lassen. Achtung, setzt schnell im Topf an! Die Polenta kann als Beilage warm zu einem Kompott oder zu gedünstetem Obst oder Gemüse serviert werden.

Die Polenta kann auch für 2–3 Tage auf Vorrat bereitet werden, sie bleibt im Kühlschrank frisch. Nur das Kompott bitte immer frisch zubereiten.

Variationen:

Polenta al forno: Die Polenta kann auch 2 cm dick auf ein gefettetes Backblech zum Abkühlen gestrichen werden. Später wird sie in Stücke geschnitten und in der Pfanne angebraten. Polenta kann auch in eine flache Auflaufform mit einigen Butterflöckchen auf der Oberfläche gegeben und kurz im Backofen überbacken werden. Währenddessen dazu ein Obstkompott (oder herzhaft gedünstetes Gemüse) zubereiten. Eine herzhafte Variante wäre z. B. mit Schafskäse überbacken, vor dem Servieren mit Pesto bestreichen.

Beeren-Polenta: Im Frühsommer werden pro Portion 3–4 EL Beeren der Saison etwas zerkleinert oder zerdrückt, damit sich das Aroma besser entfaltet, und mit 1 EL süßem Sirup oder Honig beträufeln. 1 EL gehackte Nüsse in der trockenen Pfanne anrösten. Die Polenta mit dem Beerenmus bestreichen, mit den Nüssen garnieren. Im Herbst werden 3–4 Pflaumen oder 5 Zwetschgen (auch lecker mit Birnenspalten) und 2 EL Rotwein oder Traubensaft mit etwas Zimt und Nelken aufgekocht. Die Rotweinpflaumen und 1 EL Ahornsirup, Honig, etc. über die Polenta geben.

5.10.8 Maispfannkuchen mit Paprika-Füllung

Diese Idee des Rezeptes stammt aus den Kursunterlagen der Ausbildung zum Ernährungsberater Traditionelle Chinesische Medizin (TCM) von Dr. Siedentopp. Der Abdruck erfolgt mit seiner freundlichen Genehmigung.

Eignung: Mittag- und Abendessen

Zutaten (für 2–3 Portionen):

Pfannkuchen:

- 1 Tasse Maismehl
- 1 Tasse Dinkelmehl
- frisch geriebene Muskatnuss
- Pfeffer
- unraffiniertes Salz
- Olivenöl oder Ghee

Füllung:

- 1 Tasse Gemüsepaprika (feingeschnitten)
- ½ Zwiebel (feingehackt)
- ½ Tasse Champignons (feingeschnitten)
- ½ Tasse Zucchini
- ½ Tasse Schafskäse
- ½ Tasse Oliven, entsteint
- 1–2 EL Pinienkerne
- ½ TL Olivenöl
- 2 Knoblauchzehen
- Thymian
- Petersilie
- unraffiniertes Salz
- Pfeffer

Zubereitungszeit: ca. 60 Minuten

Garzeit: ca. 30 Minuten

Zubereitung:

Mais- und Dinkelmehl mit der Flüssigkeit verrühren, mit Pfeffer, Salz und Muskat abschmecken; ca. 20 Minuten quellen lassen. Anschließend die Eier unterrühren. Zwiebel in Ringe schneiden und in Olivenöl oder Ghee andünsten. Champignon vierteln, Paprika und Zucchini würfeln und 5 bis 10 Minuten mitdünsten. Schafskäse zerkrümeln, Oliven grob hacken. Pinienkerne in einer Pfanne ohne Fett leicht anrösten. Alles zum Gemüse geben und mit Thymian, Petersilie, Salz und Pfeffer abschmecken.

Pfannkuchen von beiden Seiten im Fett backen, mit Gemüse füllen und sofort servieren.

5.10.9 Taboulé

Eignung: im Hochsommer für jede Mahlzeit, auch zum Mitnehmen

Zutaten:

- ½ Tasse Bulgur oder Couscous
- ½–1 Tasse Kraftbrühe oder Wasser
- 1 Frühlingszwiebel (feingeschnitten)
- ½ Tasse Tomaten in Würfel
- ½ Tasse Salatgurke (entkernt, fein gewürfelt)
- 1 Tasse glatte Petersilie (ohne Stengel, grob gehackt)
- 1 Tasse Minze, gehackt
- 1 EL Olivenöl
- 1TL Apfelessig
- unraffiniertes Salz
- schwarzer Pfeffer und etwas Chili frischgemahlen
- 1 Spritzer Zitronensaft

Zubereitungszeit: ca. 30 Minuten

Garzeit: ca. 10–20 Minuten

Zubereitung:

Kraftbrühe zum Kochen bringen. Couscous vorher im Sieb spülen, einrühren und 10 Minuten zugedeckt quellen lassen. Den Bulgur waschen, in der doppelten Menge Kraftbrühe aufkochen und ca. 15 Minuten gar ziehen lassen bis die Flüssigkeit vom Getreide aufgenommen wurde. Getreide mit der Gabel auflockern. Evtl. ½ TL Ghee unterziehen. Gemüse und Kräuter vermengen. Auf einem großen Wein- oder Salatblatt das Getreide anrichten, mit Salat dekorieren und mit Essig, Öl, Zitronensaft würzen.

Traditionell wird statt Essig nur Zitronensaft verwendet. Der Essig bringt jedoch verdauungsfördernde Wärme mit.

5.11 Backrezepte mit Sauerteig

5.11.1 Ansetzen einer Sauerteig-Kultur

Am einfachsten ist ein gekaufter Sauerteigansatz aus dem Bioladen oder Reformhaus. Ein Sauerteig lässt sich auch ohne Starterkultur ansetzen. Um den Teig ohne Vorteig anzusetzen, werden über 5 Tage in Folge täglich in einer Schüssel

- 1 Handvoll Mehl
- 1 Handvoll Wasser

miteinander gründlich verrührt. Dieser Ansatz sollte an einem lauwarmen Ort seinen Platz finden, z. B. eine nicht intensiv geheizte Fensterbank, oder auch das Abwärmegitter des Kühlschrankes ist ein guter Ort für ihn. Die nächsten 5 Tage wird nur täglich gerührt und stehen gelassen, bis er anfängt, zu gären (meist nach 1–2 Tagen zeigen sich die ersten Bläschen). In dieser Zeit sollte er einen angenehm säuerlichen Geruch wie Obstessig annehmen. Danach wird er behandelt, als sei es Tag 1 des Hermanns.

Die ersten beiden Brote werden noch mit Hefezusatz gebacken, weil die Triebkraft noch nicht ganz ausreichen wird. Daher gibt man ½–1 Päckchen Trockenhefe dem Teig zu. (Trockenhefe hat den Vorteil, dass kein Vorteig erforderlich ist).

5.11.2 Sauerteig-Brot

Eignung: vor allem zum Mitnehmen oder als Beilage

Um ein vollwertiges Brot zu bekommen, wird der Sauerteigansatz am besten mit frisch vermahlenem Vollkornmehl oder –schrot gefüttert. Wichtig für ein bekömmliches Brot ist, dass 2/3 des Mehlanteils (oder auch mehr, einfach mal ausprobieren) ausreichend lange angesäuert werden. D.h., am 10. Tag des eigenen Ansatzes aus dem vorigen Abschnitt wird noch einmal normal gefüttert. Dann sollten ca. 2 Tage nur gerührt werden, bis der Brotteig hergestellt wird.

Bei bestehendem Sauerteigansatz füttern Sie so lange, bis der Ansatz die gewünschte Menge hat, oder Sie Zeit zum Backen. Die letzten 1–2 Tage vor dem Backen wird nur gerührt.

Der Brotteig auf Roggenmehl-Basis wird ein sehr klebriger, fast nicht knetbarer Teig. Hier reicht es, die Zutaten nur gut miteinander zu vermengen. Soll ein Weizen- oder Dinkelsauerteigbrot entstehen, muss der Brotteig lange und gut durchgeknetet werden, damit der Kleberanteil des Weizens aktiviert wird. Bei Dinkel ist Vorsicht angebracht, er kann schnell überknetet werden.

Zutaten für den Brotteig als grobe Faustregel:

- 2 Tassen Sauerteigansatz
- 1 Tasse Roggen-, Weizen-, Dinkelmehl
- ½ TL Gewürze, z. B. Anis, Fenchel, Kardamon, Bockshornklee, unraffiniertes Salz
- ½ Tasse Lein-, Sesam-, Mohnsaat, Nüsse, Rosinen, Trockenfrüchte (vorher einweichen)
- evtl. etwas lauwarmes Wasser

Zubereitungszeit: ca. 8 Stunden

Gehzeit: 5–7 Stunden

Garzeit: ca. 40–60 Minuten

Zubereitung: Zutaten zum festen Teig gut vermischen (Roggen) oder verkneten (Weizen/Dinkel). Dann zur Kugel formen, auf Backpapier auf das Backblech legen. Der Teig wird beim Gehenlassen und Backen evtl. zu einem Fladen verlaufen. Dies lässt sich durch die Verwendung von einer Backform oder einem spezielles Körbchen zum Brotbacken ggfs. verhindern. Die Kugel wird rundum gut mit Wasser befeuchtet. Wunderbar funktioniert eine Sprühflasche hierfür.

Der Backofen wird für 5–10 Min. auf 50 °C angeheizt, dann ganz ausgeschaltet. Backblech einschieben, diese Wärme reicht völlig aus, um die Kugel für mind. 2–3 Stunden gehen zu lassen. Noch besser ist ein warmer Platz in der Sonne oder auf der warmen Fensterbank, damit die Kugel 5–7 Stunden gehen kann Zwischendurch kann die Kugel nochmal angesprüht werden, sie sollte nicht austrocknen. Es ist wirklich wichtig, dem Teig ausreichend Zeit zum Gehen zu lassen.

Nach der Gehzeit nimmt man das Backblech aus dem Ofen, heizt ihn dann auf 250 °C, bzw. Maximaltemperatur vor. Dann wird die Kugel wieder rundum gut eingesprüht, und in den Ofen geschoben. Der Trick mit dem Einsprühen oder Bestreichen klappt übrigens deutlich besser, als das oft empfohlene Schälchen Wasser, das in den Ofen hineingestellt werden soll.

Nach 20 Minuten wird der Ofen auf 220°, nach weiteren 10 Minuten auf 200 °C zurück geschaltet. Damit simuliert man die ideale Temperaturkurve zur Krustenbildung, wie sie ein Holzofen hätte. Ca. 20–30 Minuten (je nach Größe des Laibs) weiterbacken. Das Brot ist fertig, wenn der Laib hohl klingt, wenn man auf die Unterseite klopft.

Das heiße Brot wird in ein sauberes Leinentuch gewickelt, in dem es auch aufbewahrt wird. Alternativ eignet sich auch ein Keramik-Brottopf. Der Brottopf sollte allerdings peinlich sauber (mit Essigwasser auswischen) und krümelfrei gehalten werden. So hält sich ein Weizenbrot ca. 3–5 Tage, ein Roggenbrot bis zu 10 Tagen frisch. Roggenbrot sollte vor dem Anschneiden und Verzehr übrigens über Nacht ruhen.

Variationen:

Zutaten wie geröstete Samen, Körner, Kräuter, Gewürze, Nüsse, Schinkenwürfel, getrocknete Tomaten, Zwiebel, grüner Pfeffer oder was die Phantasie sonst noch so hergibt, lassen sich als Variation in den Teig kneten. Probieren Sie auch verschiedene Mehlsorten und -mischungen aus.

5.11.3 Hermann-Kuchen-Rezept

Der Sauerteigansatz sollte zum Kuchenbacken mit Weizen/Dinkel statt Roggen gefüttert worden sein!

Eignung: vor allem zum Mitnehmen

Zutaten:

- 2 Tassen Sauerteigansatz
- 2 Eier
- 2 TL Backpulver, bzw. ½ Päckle
- ½ Tasse Roh-Zucker,
- ½ Tasse Ghee/Butter
- 2 Tassen Weizen-, Dinkelvollkornmehl
- 1 TL Zimt, Gewürze
- 1 Tasse gemahlene Nüsse oder Mandeln
- 1 Tasse Rosinen, Trockenfrüchte

Zubereitungszeit: ca. 55 Minuten

Garzeit: ca. 45 Minuten

Zubereitung:

Alles nacheinander unterrühren, bis es gut vermischt ist. Danach den Teig in eine gefettete Form füllen, in den Backofen geben und bei 180 Grad etwa 45 Minuten backen.

Variationen:

Das Rezept lässt sich beliebig variieren, statt als Kuchen in kleinen Muffinsförmchen backen, wobei eine Backzeit von 10–15 Minuten ausreicht. Mit Obst, Schokoladenraspeln, Kakao, etc. lässt sich der Teig variieren. Äpfel und Birnen können z. B. halbiert werden, Gehäuse entfernt und einfach auf den Teig gesetzt und leicht angedrückt werden. Auch Sauerkirschen gibt man über den Teig, sie sinken beim Backen von selbst ein.

5.11.4 Sauerteig-Waffelteig

Der Waffelteig schmeckt am besten, wenn der Sauerteig statt mit Roggen mit Weizen/Dinkel aufgefüttert wird. Das letzte Füttern sollte nicht länger als 2 Tage zurückliegen, sonst schmeckt der Waffelteig sehr ungewohnt säuerlich!

Eignung: Für jede Mahlzeit, vor allem zum Mitnehmen

Zutaten:

- 2 Tassen Sauerteigansatz
- 4–5 Eier
- ½ Tasse Zucker
- ½ Tasse Ghee/Butter
- evtl. etwas Mehl (z. B. Buchweizenmehl)
- 1 Teelöffel Zimt, Gewürze, Kakao, Zitronenschale, Rum, Cointreau etc.
- 1TL Sauerrahm/Schmandt

Zubereitungszeit: ca. 20 Minuten

Garzeit: ca. 5–10 Minuten

Zubereitung:

Man gibt 2 Tassen Sauerteigansatz in eine große Schüssel und mischt alle Zutaten darunter, bis ein zähflüssiger Waffelteig entstanden ist. Die leicht säuerlichen Waffeln schmecken sehr lecker mit frischem Kompott und einem Klecks Sauerrahm/Schmandt.

5.11.5 Pfannkuchen

Eignung: Für jede Mahlzeit, vor allem zum Mitnehmen

Zutaten:

- 1 Ei
- 1 Tasse Mehl (probieren Sie unbedingt mal Buchweizenmehl!)
- 1 Tasse Milch oder Sojamilch
- evtl. ½ TL Backpulver
- Ghee für die Pfanne

Zubereitungszeit: ca. 20 Minuten

Garzeit: ca. 15 Minuten

Zubereitung:

Am besten Mehl und Milch bereit 8–10 Stunden vorher oder über Nacht miteinander gut verrühren oder verschütteln. Das Ei vor dem Zubereiten dazu geben, nochmals alles gut schaumig rühren. Mit Backpulver werden es amerikanische Pancakes, ohne dünne Pfannkuchen. Ghee in der Pfanne gut erhitzen, aus ca. 1–2 EL Teig kleine Pfannkuchen in die Pfanne setzen. Wenn der Rand knusprig gebräunt ist, umdrehen.

Variationen:

Auch Pfannkuchenteig lässt sich aus Sauerteig-Kuchen-Ansatz machen. 1 Tasse Sauerteigansatz mit je ½ Tasse Mehl und Milch verwenden. Die Pfannkuchen schmecken etwas ungewohnt säuerlich.

Lecker knusprig werden die Pfannkuchen mit Buchweizenmehl, klassisch wird hier kein Backpulver verwendet. Auch Gerstenmehl kann probiert werden.

5.11.6 Badische Dünnele / Elsässer Flammechueche (Flammkuchen)

Eignung: Für jede Mahlzeit, vor allem zum Mitnehmen, ideal zur Resteverwertung, und als schnelles Essen bei unangemeldetem Besuch.

Zutaten:

- 1 Tasse Sauerteigansatz (evtl. mit Weizenmehl gefüttert)
- ½–1 Tasse Weizenmehl
- 1 TL Olivenöl
- 1 Becher Sauerrahm
- Pfeffer
- Salz
- Muskatnuss

Zubereitungszeit: ca. 20 Minuten

Garzeit: ca. 10 Minuten

Zubereitung:

Backofen auf 250 ° vorheizen. Den Sauerteigansatz mit Mehl und Olivenöl zu einem geschmeidigen Teig verkneten. Sehr dünn auf ein Backblech ausrollen oder auskneten. Sauerrahm dünn auf den Teig verstreichen und mit Salz, Pfeffer und Muskat würzen.

Belag beliebig variieren:

- Traditionell im Herbst als Zwiebelkuchen. 1 Zwiebel abziehen und in feine Scheiben schneiden. In einer Pfanne Ghee erhitzen, die Zwiebel darin glasig schmoren.
  Danach auf die Sauerrahmmischung geben. Auf mittlerer Schiene ca. 10 Minuten backen, bis der Rand leicht goldgelb ist. Warm servieren.
- ½ Tasse zerbröckelten Käse(Mozzarella, Schafs- oder Ziegenkäse), 1 Tomate und Oliven;
- Apfelringe und 2 EL pfannengerührte Mischung aus Rinderhack und 1EL Zwiebelwürfeln;
- Gorgonzola mit Birnenwürfeln und reichlich schwarzem Pfeffer;

ANHÄNGE

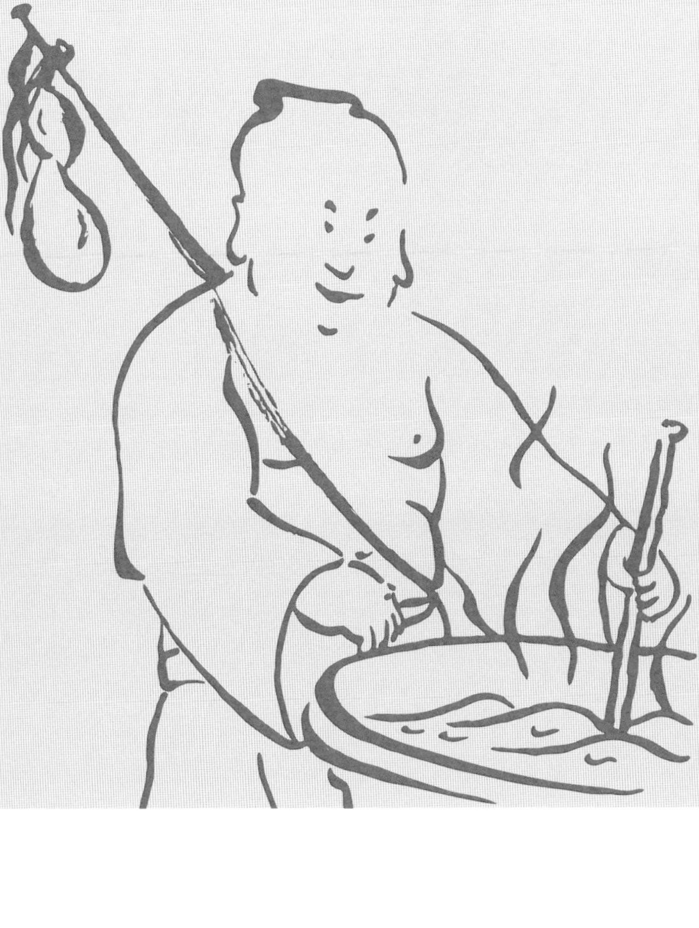

Buchempfehlungen

Ein wundervolles Buch und eine DVD legen wir Ihnen besonders ans Herz. Möge es Sie für die Achtsamkeit des Kochens und Genießens ebenso begeistern, wie es uns immer wieder inspiriert:

- E.E. Brown:
  Das Lächeln der Radieschen. Zen in der Kunst des Kochens,
  Deutscher Taschenbuch Verlag, München, 2007
- Auf diesem Buch basiert der Film von Doris Dörrie, der auch als DVD erhältlich ist:
  „How To Cook Your Life. Die Zen-Kochkunst des Edward Espe Brown".

Als Einsteiger-Kochbuch, um überhaupt einen Zugang zum Kochen zu bekommen, ist das Folgende sehr gut geeignet:

- J. Oliver,
  „Jamies Kochschule. Jeder kann kochen",
  Dorling Kindersley Verlag, München, 2008

Kochbücher mit tollen Rezepten für jeden Tag, einfach und schnell, sind:

- J. Oliver,
  „Essen ist fertig!: Die besten Rezepte für jeden Tag",
  Dorling Kindersley Verlag, München, 2005
- J. Oliver,
  „Natürlich Jamie – Meine Frühlings-, Sommer-, Herbst- und Winterrezepte",
  Dorling Kindersley Verlag, München, 2007
- E. Veit:
  Die Ayurveda-Küche,
  Bechtermünz Verlag, München, 1997

Anspruchsvollere Rezepte, wunderschön gestaltet, finden Sie in:

- M. Morell, Ch. Begyn,
  „Die Fünf-Elemente-Küche für Genießer",
  Südwest Verlag, München, 2008

Folgende Bücher werden als weiterführende Literatur empfohlen (in alphabetischer Reihenfolge):

- U. von Blarer Zalokar, E. Rüegg, B. Fendrich, et al.:
  Praxisbuch Nahrungsmittel und Chinesische Medizin: Wirkungsbeschreibungen und Indikationen der im Westen gebräuchlichen Lebensmittel.
  Bacopa Verlag, Schiedlberg/Austria, 2009
- M. Heider de Jahnsen:
  Das große Handbuch der Chinesischen Ernährungslehre,
  Windpferd Verlag, Aitrang, 2006
- J.-U. Grimm:
  Die Ernährungslüge – Wie uns die Lebensmittelindustrie um den Verstand bringt,
  Droemer Knaur Verlag, München, 2003
- I. Münzing-Ruef:
  Kursbuch gesunde Ernährung,
  Heyne Verlag, München, 2000
- P. Pitchford:
  Healing with Whole Foods – Asian Traditions and Modern Nutrition,
  North Atlantic Books, Berkeley, California, 2002
- U. Pollmer, B. Schmelzer-Sandtner:
  Wohl bekomm's!,
  Verlag Kiepernheuer & Witsch, Köln, 2003
- U. Pollmer, S. Warmuth:
  Lexikon der populären Ernährungsirrtümer, Missverständnisse, Fehlinterpretationen und Halbwahrheiten von Alkohol bis Zucker,
  Piper Verlag, München, 2005
- K. Schneider:
  Kraftsuppen nach der Chinesischen Heilkunde,
  Joy Verlag, Sulzberg, 2002
- E. Schrott:
  Ayurveda für jeden Tag,
  Goldmann Verlag, München, 2002

Literaturverzeichnis

[ALV08] Gemüsesuppe statt Rohkost,
in: Alverde Ausgabe 03/08, 2008

[BAR05] W. Bartens:
Die Krankmacher,
Knaur Taschenbuch Verlag, München, 2005

[BEI07] H. Beinfield, E. Korngold:
Traditionelle Chinesische Medizin, Grundlagen – Typenlehre – Therapie,
Deutscher Taschenbuch Verlag, München, 2007

[BLA09] U. von Blarer Zalokar, E. Rüegg, B. Fendrich, et al.:
Praxisbuch Nahrungsmittel und Chinesische Medizin: Wirkungsbeschreibungen und Indikationen der im Westen gebräuchlichen Lebensmittel.
Bacopa Verlag, Schiedlberg/Austria, 2009

[BAY07] V. Bayard, F. Chamorro, J. Motta, N.K. Hollenberg:
Does flavanol intake influence mortality from nitric oxide-dependent processes? Ischemic heart disease, stroke, diabetes mellitus, and cancer in Panama,
Int J Med Sci. 2007 Jan 27;4(1):p. 53-8.

[BRA90] H.M.Brants, M.H. Lowik, S. Westenbrink, et al.:
Adequacy of a vegetarian diet at old age (Dutch nutrition surveillance system),
J.Am.Coll.Nutr. 1990; 9: pp 292-302

[BRO07] E.E. Brown:
Das Lächeln der Radieschen, Zen in der Kunst des Kochens,
Deutscher Taschenbuch Verlag, München, 2007

[BRU05] M.O. Bruker:
Unsere Nahrung, unser Schicksal,
Emu Verlag, Lahnstein, 2005

[BUO86] V. Buonocore, V. Silano:
Biochemical, nutritional and toxicological aspects of α-amylase inhibitors from plant foods,
Adv. Exp. Med. Biol., 1986, 199: pp 483-507

[BUR09] H. Burggrabe, M. Strauß:
Trinkwasser & Säure-Basen-Balance, Leben im Gleichgewicht,
NaturaViva Verlag, Weil der Stadt, 2009

[CAP08] F. Capra:
Das Tao der Physik. Die Konvergenz von westlicher Wissenschaft und östlicher Philosophie,
O.W. Barth Verlag, Frankfurt/Main, 2008, S. 81

[CHO96] A. Choudhury, K. Maeda, R. Murayama, E.P. DiMagno:
Character of a wheat amylase inhibitor preparation and effects on fasting human pancreaticobiliary secretions and hormones,
Gastroenterology, 1996, 111: pp 1313-1320

[COH87] M.N. Cohen:
The significance of long-term changes in human diet and food economy, in:
Harris, Ross. Food and Evolution. Toward a Theory of Human Food Habits,
Philadelphia, Temple University Press 1987, pp 261-283

[DIE05] J. F. Diehl:
BFE - R--01-01: Nüsse in der Ernährung - Ein Bericht über neuere Forschungsergebnisse,
Bundesforschungsanstalt für Ernährung, Karlsruhe, 2001

[DIF05] Pressemitteilung 11/2005, Deutsches Institut für Ernährungsforschung Potsdam-Rehbrücke (DIfE)

[DOH81] M. Doherty, R.E. Barry:
Gluten-induced mucosal changes in subjects without overt small-bowel disease,
Lancet, 1981, i: pp 517-520

[EHR06] M. Ehrlich:
Untersuchung von Molkereimilchprodukten aus Deutschland auf gesundheitlich bedeutsame Fettsäuren (Omega 3, Omega 6, CLA) unter Berücksichtigung des eingesetzten Maisfutters,
Universität Kassel, Fachbereich 11, Ökologische Agrarwissenschaften/FG Landnutzung, 2006

[ELI99] J. Elias, K. Ketcham:
Traditionelle Chinesische Medizin, Selbstheilung mit den Fünf Elementen,
Scherz Verlag für O.W.Barth, Bern, München, Wien, 1999

[ENG06] U. Engelhardt, C.H. Hempen:
Chinesische Diätetik. Grundlagen und praktische Anwendung,
Elsevier Verlag, München, 2006

[FAZ08] Wasserspender – Mediziner warnen vor Gesundheitsrisiken,
in: Frankfurter Allgemeine Zeitung, Ausgabe vom 17. September 2010

[FRA94] J. Franken, U. Stephan, H.E. Meyer, W. König:
Identification of a-amylase inhibitor as a major allergen of wheat flour,
Int. Arch. Allergy Immunol., 1994, 104: 171-174

[FEH09] L.E. Feher:
Energy Efficient Microwave Systems,
Springer Verlag, Mai 2009

[FRE80] J.H. Freeland-Graves, P.W. Bodzy, M.A. Eppright:
Zinc status of vegetarians,
J.Am.Diet.Assoc., 1980; 77:655-661

[GAO10] Gao Lian:
Zunsheng bajian, Übersetzung von Silja Thiemann aus der englischen Übersetzung von Heiner Frühauf: Eight Pieces On Observing the Fundamental Principles of Life,
http://www.classicalchinesemedicine.org [Stand 19.04.2010]
(Mit freundlicher Genehmigung von H. Frühauf)

[GER08] P. Germann:
Arche Noah für Pflanzen,
in: Naturheilpraxis Ausgabe 03/2008, München

[GRI03] J.-U. Grimm:
Die Ernährungslüge – Wie uns die Lebensmittelindustrie um den Verstand bringt,
Droemer Knaur Verlag, München, 2003

[GRU06] G. Grünthal:
Cholesterinoxidationsprodukte in tierischen Lebensmitteln: Möglichkeiten zur Hemmung ihrer Bildung durch gezielte Fütterung landwirtschaftlicher Nutztiere,
Dissertation an der Naturwissenschaftlichen Fakultät III der Martin-Luther-Universität, Institut für Agrar- und Ernährungswissenschaften, Halle-Wittenberg, 2006

[HAH06] A. Hahn, A. Ströhle, M. Wolters:
Ernährung, Physiologische Grundlagen, Prävention, Therapie,
Wissenschaftliche Verlagsgesellschaft, Stuttgart, 2006

[HEI06] M. Heider de Jahnsen:
Das große Handbuch der Chinesischen Ernährungslehre,
Windpferd Verlag, Aitrang, 2006

[HER03] G. Herold:
Innere Medizin, eine vorlesungsorientierte Darstellung,
Gerd Herold, Köln, 2003

[HES96] H. Hesse:
Das Glasperlenspiel,
Suhrkamp Taschenbuch Verlag, Frankfurt am Main, 1996, S. 114, 124, 478f.

[HES08] H. Hesse:
Taumelbunte Welt,
Deutscher Taschenbuch Verlag, München, 2008, S. 9

[ISO02] H. Iso, S. Sato, U. Umemura, et al.:
Linoleic acid, other fatty acids, and the risk of stroke,
Stroke, 2002 33:2086-93

[JAC08] L.M. Jacob:
Wissenschaftliche Fakten über die großen Mythen des Säure-Basen- und Energiestoffwechsels von gesunden und malignen Zellen,
http://www.drjacobsinstitut.de/?RegEnergetik%2FS%E4ure-Basen [Stand 05.05.2010]

[JAM97] J.M. James, J.P. Sixbey, R.M. Helm, et al.:
Wheat α-amylase inhibitor: A second route of allergic sensitization,
AdvJ. Allergy Clin. Immunol., 1997, 99: pp 239-244

[JEC08] Joint FAO/WHO Expert Comitee on Food Additives,
JECFA/69/SC Summary and Conclusions,
Sixty-ninth meeting, Rome, Italy, 17-26 June 2008

[JEN06] C.L. Jensen:
Effect of n-3 fatty acids during pregnancy and lactation,
Am J Clin Nutr, 2006;83(Suppl)1452S-7S

[JUL99] F. Jullien:
Über das Fade – eine Eloge zu Denken und Ästhetik in China,
Merve Verlag, Berlin, 1999, S. 34f., 57, 106f., 110f., 124f., 143f., 147, 156

[JUL06] F. Jullien:
Sein Leben nähren Abseits vom Glück,
Merve Verlag, Berlin, 2006, S. 16, 162, 170

[KAB99] J. Kabat-Zinn, U. Kesper-Grossman:
Stressbewältigung durch die Praxis der Achtsamkeit,
Audiobook, Arbor Verlag, Freiamt, 1999

[KIR95] R. Kirkland, Tung Chung-shu:
in: Ian P. McGreal, ed.: Great Thinkers of the Eastern World,
HarperCollins, New York, 1995, S. 67-70,

[KOO01] Y. Jiang, S.K. Noh, S.I. Koo:
Egg Phosphatidylcholine Decreases the Lymphatic Absorption of Cholesterol in Rats,
J. Nutr. 2001 131: pp 2358-2363

[KUE93] P. Kühne:
Ernährungssprechstunde: Grundlagen einer gesunden Lebensführung,
Verlag Urachhaus, Stuttgart, 1993

[LAN09] Landesvereinigung der Bayerischen Milchwirtschaft e.V. Milchverarbeitung,
http://www.milchland-bayern.de, [Stand 14.01.2010]

[LEM07] H. Lemke:
Ethik des Essens: Eine Einführung in die Gastrosophie,
Akademie Verlag, Berlin, 2007, S. 289

[LIN98] J. Linseisen, G. Wolfram:
Absorption of cholesterol oxidation products from ordinary foodstuff in humans,
Annals of Nutrition and Metabolism 42, pp 221-230, 1998

[LON07] B. London, C. Albert, M.E. Anderson, et al.:
Omega-3 Fatty acids and cardiac arrhythmias: prior studies and recommendations for future research in: Report from the National Heart, Lung, and Blood Institute and Office Of Dietary Supplements Omega-3 Fatty Acids and Their Role In Cardiac,
Arrhythmogenesis Workshop: Circulation, 2007 116:e pp 320-35

[MAG09] H. Magel:
Gedanken zur Ernährung im Frühjahr/Sommer/Herbst/Winter,
in: Naturheilpraxis Ausgaben 4/2009, 7/2009, 10/2009, 1/2010, München, 2009, 2010

[MAY05] P. Mayr, A. Wieser:
Energy-Cuisine,
Haug Verlag, Stuttgart, 2005

[MOR00] Morricone et al.:
Food-related sensory stimuli are able to promote pancreatic polypeptide elevation without evident cephalic phase insulin secretion in human obesity,
Horm Metab Res. 2000 Jun;32(6):p 240-5

[MÜN00] I. Münzing-Ruef:
Kursbuch gesunde Ernährung,
Heyne Verlag, München, 2000

[NIE00] A. Nielsen:
GuaSha: eine traditionelle Technik für die moderne Medizin,
Verlag für Ganzheitliche Medizin Dr. Erich Wühr, Kötzting, 2000

[PAR89] P. T. A. Bombast von Hohenheim (Paracelsus):
Septem Defensiones, Basel, 1589, III. defensio

[PIT02] P. Pitchford:
Healing with Whole Foods – Asian Traditions and Modern Nutrition,
North Atlantic Books, Berkeley, California, 2002

[PLO05] F. Ploberger:
Westliche Kräuter aus Sicht der Traditionellen Chinesischen Medizin,
BACOPA Verlag, Schiedlberg/Austria, 2005

[POL03] U. Pollmer, B. Schmelzer-Sandtner:
Wohl bekomm's!,
Verlag Kiepernheuer & Witsch, Köln, 2003

[POL05] U. Pollmer, S. Warmuth:
Lexikon der populären Ernährungsirrtümer, Missverständnisse, Fehlinterpretationen und Halbwahrheiten von Alkohol bis Zucker,
Piper Verlag, München, 2005

[PSC98] W. Pschyrembel:
Pschyrembel klinisches Wörterbuch,
de Gruyter, Berlin, 1998

[RAU05] E. Rauch:
Lehrbuch der Diagnostik und Therapie nach F. X. Mayr: Kriterien des Krankheitsvorfeldes, der Gesundheit und Krankheit,
Haug Verlag, Stuttgart, 2005, S. 116

[RIL01] R. M. Rilke:
Gegenüber dem Himmel, Die schönsten Gedichte,
Piper Verlag, München, 2001, S. 113

[RIL10] R. M. Rilke:
Briefe an einen jungen Dichter, Brief vom 16. Juli 1903,
http://www.rilke.de/briefe/160703.htm, [Stand 17.04.2010],
Das Buch der Bilder,
http://www.rilke.de/gedichte/herbsttag.htm, [Stand 19.04.2010]

[SAN92] R. Sanchez-Monge, L. Gomez, D. Barbar, et al.:
Wheat and barley allergens associated with baker´s asthma,
Biochem. J., 1992, 281: pp 401-405

[SCH02] J.S. Schwegler:
Der Mensch, Anatomie und Physiologie,
Thieme Verlag, Stuttgart, 2002

[SCN02] K. Schneider:
Kraftsuppen nach der Chinesischen Heilkunde,
Joy Verlag, Sulzberg, 2002

[SCR02] E. Schrott:
Ayurveda für jeden Tag,
Goldmann Verlag, München, 2002

[SCI07] C. von Schacky:
n-3 PUFA in CVD: influence of cytokine polymorphism,
Proc Nutr Soc, 2007 66: pp 166-70

[SCII07] C. von Schacky:
Omega-3´s and cardiovascular disease: an update for 2007,
Curr Op Nutr Metab Care, 2007, 10: pp 129-35

[SOU04] S.W. Souci, W. Fachmann, H. Kraut:
Der kleine Souci/Fachmann/Kraut: Lebensmitteltabelle für die Praxis,
Wissenschaftliche Verlagsgesellschaft, Stuttgart, 2004

[SPI65] Krieg mit Bakterien,
in: Der Spiegel 38/65, 1965

[STA07] K. Stalzer, Ch. Szalai:
Was den einen nährt, macht den Anderen krank,
Windpferd Verlagsgesellschaft, Aitrang, 2007

[STE05] P. Stehle, H. Oberritter, M. Büning-Fesel, H. Heseker:
Graphische Umsetzung von Ernährungsrichtlinien – traditionelle und neue Ansätze,
Ernährungs-Umschau, 2005, 52: Heft 4

[STR05] A.Ströhle, A.Hahn:
Unwissenschaftliche Nachschrift oder die endlose und dabei doch beendbare Ernährungsdebatte,
Ernährungs-Umschau, 2005, Heft 5: S.180-186

[STR06] A. Ströhle, A. Waldmann, M. Wolters, A. Hahn:
Vegetarische Ernährung: Präventives Potential und mögliche Risiken,
Wien Klein Wochenschr, 2006, 118/19-20: S. 580-593

[TEF95] Teff et al.:
Sweet taste: effect on cephalic phase insulin release in men,
Physiol Behav. 1995 Jun;57(6): pp 1089-95

[TEM05] B. Temelie, B. Trebuth:
Das Fünf-Elemente-Kochbuch,
Joy Verlag, Sulzberg, 2005

[VEI97] E. Veit:
Die Ayurveda-Küche,
Bechtermünz Verlag, München, 1997

[VIN64] L.C. Vincent:
Eau de Maladies de la Civilisation,
Revue de pathologie generale et de physiologie clinique, 64: 575-577, 1964 (Uni Paris)

[WAT03] A. Watts, H. Al Chung-liang:
Der Lauf des Wassers, Die Lebensweisheit des Taoismus,
Insel Verlag, Frankfurt/Main, Leipzig, 2003, S. 47f., 73, 168f.

[WIN04] J. Wininger:
Ludwig Feuerbach. Denker der Menschlichkeit. Eine Biographie,
Aufbau Taschenbuch Verlag, Berlin 2004, S. 41–48.

[WILL06] J. Willi:
Verdrängungswettbewerb gefährdet unsere Lebensgrundlagen,
Zeitschrift: Landwirtschaft und Leben, Studienzentrum für Agrarökologie am Forschungsbereich für Berglandwirtschaft der Universität Innsbruck, Ausgabe 04/2006, S. 15

[WU05] Y. Wu:
Ernährungstherapie mit chinesischen Kräutern,
Elsevier Verlag, München, 2005

[ZHE93] J.J. Zheng, J.B. Mason, I.H. Rosenberg, R.J. Wood:
Measurement of zink bioavailability from beef and ready-to-eat high-fiber- breakfast cereals in humans: Application of a hole-gut lavage technique,
Am.J.Clin. Nutr., 1993; 58:902-907

Abbildungsverzeichnis

Tabellenverzeichnis

Tabellenanhänge

		[g]	[kcal]
5 %	**Süßungsmittel, Trockenfrüchte, Genussmittel**		**100**
1 EL	Honig	33	99
1 EL	Ahorn-, Birnen-, Agavensirup usw., Melasse, Gersten-, Reismalz, etc.	33	83
1 EL	Rohzucker	15	45
1 TL	Rohzucker	5	15
1	Dattel	7	21
1	Feige	30	75
1	Pflaume	7	15
1 EL	Rosinen	15	44
1 EL	Kakao	5	16
1 TL	Kakao	2	6
1 Riegel	Schokolade >70 % Kakao-Anteil	20	110
1 Stück	Schokolade >70 % Kakao-Anteil	10	55
	Alkohol	1	7

Tabelle 31: Max. Mengen zur Deckung des Tagesbedarfes an Süßungsmittel, Trockenfrüchte und Genussmittel

		[g]	[kcal]
20 %	**Protein-dominierte Lebensmittel:**		**400**
1 EL	Hülsenfrüchte, getrocknet	40	120
1 Scheibe	Fleisch, roh	125	313
1 Tasse	Hack, geschnetzelt	125	313
1 Scheibe	Käse (Fettgehalt <45 %)	30	39
½	Mozzarella	63	82
½ Päckle	Schafskäse	100	138
	Handkäse	100	130
1 Tasse	Kuhmilch (Rohmilch)	125 [ml]	85
	Sauermilch-Erzeugnisse, z. B. Quark, Joghurt, Frisch-, Hüttenkäse	100	130
1	Ei	60	90
	Tofu	100	80

Tabelle 32: Max. Mengen zur Deckung des Tagesbedarfes an Protein-dominierten Lebensmitteln

			[g]	[kcal]
35 %	**Obst und Gemüse, Kartoffeln (geputzt) aus:**			**700**
19 %	Kartoffeln		570	380
8 %	Gemüse,	4:1 (gegarter Anteil: Rohkost)	670	160
8 %	Obst	4:1 (gegarter Anteil: Rohkost)	368	160
1	mittlere Kartoffel		115	75
1	mittleres Stückgemüse (Karotte/Kohlrabi/Zwiebel)		100	24
1 Tasse	zerkleinertes Gemüse		100	24
1 Tasse	Sauerkraut		100	24
1	mittlerer Apfel		123	53
1 Tasse	zerkleinertes Obst		100	50

Tabelle 33: Max. Mengen zur Deckung des Tagesbedarfes an Obst und Gemüse, Kartoffeln (geputzt)

		[g]	[kcal]
20 %	**Kohlenhydrat-dominierte Lebensmittel:**		**400**
1 EL	Volles Korn	15	51
1 Tasse	Volles Korn	180	600
1 Tasse	(Voll)Weizenmehl	100	332
1 EL	(Voll)Weizenmehl	15	50
1 Scheibe	Weißbrot	56	130
1 Scheibe	Roggenvollkornbrot	56	106
1	Weißmehlbrötchen	70	190
1 Scheibe	Knäckebrot	8	25
1 Portion	Nudeln (trocken)	85	300

Tabelle 34: Max. Mengen zur Deckung des Tagesbedarfes an kohlenhydratdominierten Lebensmitteln

		[g]	[kcal]
20 %	**Fett-dominierte Lebensmittel:**		**400**
1 EL	Samen, Nüsse, Kerne	20	112
1 EL	Nussmus	12	77
1 EL	Oliven-, Sesam-, Leinöl	6	54
1TL	Oliven-, Sesam-, Leinöl	4	27
1 EL	Butter/Ghee	15	113
1 TL	Butter/Ghee	5	38
1 EL	Sahne	15	48
1 TL	Sahne	5	16
1 Scheibe	Käse (Fettgehalt 45 %)	30	93

Tabelle 35: Max. Mengen zur Deckung des Tagesbedarfes an fettdominierten Lebensmitteln

Lebensmittellisten zur Thermik

Die Temperaturangaben beziehen sich immer auf den Rohzustand der Lebensmittel, bei Kräutern auf frische Küchenkräuter. Die Verarbeitung und das Kochen verändern die thermische Wirkung um maximal eine Stufe.

Nicht empfehlenswerte Lebensmittel sind ~~durchgestrichen~~. Die in dünner Schrift gesetzten Lebensmittel sollten nur gelegentlich verzehrt werden, unter Berücksichtigung des Klimas und des Ernährungstyps.

Geschmacksangaben:

- süß (sü),
- scharf (sf),
- bitter (bi),
- salzig (sz),
- sauer (sr)

	Heiß (im Sommer meiden)		**Warm**		**Neutral**		**Kühl**		Kalt (im Winter meiden)	
Getreide			Amaranth	sü sr	Buchweizen	sü bi	Gerste	sü		
			Hafer	sü	Dinkel	sü	Weizen	sü		
			Reis, Langkorn	sü	Grünkern	sü sr				
			Klebreis	sü	Hirse	sü sz				
					Mais	sü				
					Quinoa	sü sr				
					Reis, Rundkorn	sü				
					Roggen	sü bi				
					Wildreis	sü				
Hülsenfrüchte					Adukibohne	sü	Kichererbse	sü sz		
					Bohne, weiß	sü	Mungbohne	sü		
					Bohne, schwarz	sü				
					Erbse, gelb	sü				
					Erbse, grün	sü				
					Kidneybohne	sü				
					Linse, braun	sü				
					Linse, rot, grün	sü				
					Sojabohne	sü				

	Heiß (im Sommer meiden)	**Warm**		**Neutral**		**Kühl**		Kalt (im Winter meiden)	
Gemüse		Fenchel	sü, sf	Blumenkohl	sü	Aubergine	sü	Alge	sz
		Kürbis	sü	Bohne, dicke	sü	Avocado	bi sü	Bambussprosse	sü
		Lauch / Porree	sf sü	Bohne, grüne	sü	Broccoli	sü	Chicorée	bi
		Rosenkohl	sü bi	Chinakohl	sü sr	Champignon	sü	Endivie / Frisée	bi
		Zwiebel	sf sü	Erbse	sü	Eisbergsalat	bi sü	Löwenzahn	bi
		Frühlingszwiebel	sf	Kartoffeln	sü	Feldsalat	sü bi	Pfifferling	sü
				Kohlrabi	sü sf	Grünkohl	sü	Radicchio	sü bi
				Möhre	sü	Gurke	sü	Salat, grün	sü, bi
				Olive	sü sr	Mangold	sü	Spargel	sü bi
				Rote Beete	sü	Paprika	sü sf bi	Tomate	sü sr
				Rotkohl	sü	Radieschen	sf		
				Stangenbohne	sü	Rettich	sü sf		
				Steckrübe	sf sü bi	Rucola	sr bi		
				Süßkartoffel	sü	Schwarzwurzel	sü		
				Weißkohl	sü	Sellerie	sü sf		
						Spinat	sü		
						Sauerkraut	sr		
						Staudensellerie	sü		
						Wirsing	sü		
						Zucchini	sü		

	Heiß (im Sommer meiden)	**Warm**		**Neutral**		**Kühl**		Kalt (im Winter meiden)	
Obst		Aprikose	sü, sr	Ananas	sü sr	Apfel	sü sr	Banane	sü
		Himbeere	sü, sr	Dattel	sü	Birne	sü sr	Kiwi	sü sr
		Kirsche	sü, sr	Feige	sü	Brombeere	sü sr	Rhabarber	sr
		Korinthe	sü	Mirabelle	sü sr	Erdbeere	sü sr	Wassermelone	sü
		Nektarine	sü sr	Papaya	sü sr	Grapefruit	sr bi		
		Pfirsich	sü sr	Pflaume	sü sr	Honigmelone	sü		
		Rosine	sü	Weintraube	sü sr	Johannisbeere	sü sr		
		Sultanine	sü	Zwetschge	sü sr	Mandarine	sü sr		
						Mango	sü sr		
						Orange	sü sr		
						Sauerkirsche	sr		
						Stachelbeere	sü sr		
						Zitrone	sr		
Öle, Fette		Kürbiskernöl *	sü	~~Distelöl~~	sü	Kokosfett	sü		
		~~Rapsöl~~	sü sf	Erdnussöl	sü	Leinöl *	sü		
		~~Sojaöl~~	sü sf	Erdnussbutter	sü	~~Maisöl~~	sü		
		Walnussöl *	sü	~~Margarine~~	sü	Olivenöl	sü		
				Butter/Ghee	sü	Sesamöl	sü		
						~~Sonnenblumenöl~~	sü		
						Weizenkeimöl *	sü		

* Diese Öle dürfen nur bis zu 6-8 Wochen nach Pressung verwendet werden und müssen in dieser Zeit kühl und dunkel gelagert werden!

	Heiß (im Sommer meiden)		**Warm**		**Neutral**		**Kühl**		Kalt (im Winter meiden)	
Fleisch	Lamm	sü	Hammel	sü	Gans	sü	Ente	sü sz	Schnecken	sü sz
	Salami	sz	Huhn	sü	Kalb	sü	Hase	sü		
	Schinken	sz	Hirsch	sü sf	Schwein	sü sz	Kaninchen	sü		
			Pute	sü			Pferd	sü sr		
			Rind	sü						
			Wildschwein	sü						
			Ziege	sü bi						
Meeresfrüchte			Aal	sü	Auster	sü sz	Schellfisch	sz	Krabbe	sz
			Forelle	sü sz	Barsch	sü sz	Tintenfisch	sü		
			Garnele	sü sz	Hering	sü				
			Hummer	sü sz	Karpfen	sü				
			Kabeljau	sz	Makrele	sü				
			Lachs	sü sz	Sardine	sü sz				
			Muschel	sz	Thunfisch	sü sz				
			Shrimps	sz						
			Scholle	sz						
Milch-Produkte			Brie	sz sü	Butter/Ghee	sü	Buttermilch	sü sr	Joghurt	sü sr
			Camembert	sz sf sü	Sahne	sü	Frischkäse	sü	Kefir	sr
			Sauermilchkäse	sr sz sü	Hühnerei	sü	Quark	sü sr		
			Schafsmilch	sü	Kuhmilch	sü	Saure Sahne	sr		
			Schafskäse	sz sü sf	Kuhmilchkäse	sf sz sü	Sojamilch	sü		
			Schimmelkäse	sz sf sü			Tofu	sü		

	Heiß (im Sommer meiden)		**Warm**		**Neutral**		**Kühl**		Kalt (im Winter meiden)	
Nüsse			Esskastanie	sü	Erdnuss	sü	Leinsamen	sü		
			Kokosnuss	sü	Haselnuss	sü				
			Mohn	bi	Kürbiskern	sü bi				
			Pinienkern	sü	Mandel	sü bi				
			Pistazie	sü	Sesam	sü				
			Walnuss	sü	Sonnenblumen-kern	sü				
Getränke	Glühwein	sf sü bi	Kaffee	bi	Kamillentee	sü bi	Apfelsaft	sü sr	~~Mineralwasser~~	sz
	Hochprozentiges	sf	Kakao	bi sü	Malzbier	sü	Birnensaft	sü		
	Rotwein	sf bi	Kirschsaft	sü sr	Schwarzer Tee	sü bi	Früchtetee	sü sr		
			Traubensaft	sü			Orangensäfte	sü sr		
			Weißwein / Sekt	sü sr			Grüner Tee	sü bi		
							Guiness	sü sr bi		
							Pfefferminztee	sf		
							Pilsener	sü bi		
							Weizenbier	bi		

	Heiß (im Sommer meiden)		**Warm**		**Neutral**		**Kühl**		Kalt (im Winter meiden)	
Gewürze	Chili	sf	Anis	sü sf	Honig	sü	Borretsch	sü sz	Löwenzahn	bi sü
	Ingwer, getr.	sf	Basilikum	bi sf sü	Lakritz	sü	Brunnenkresse	sü sf bi	Salz, unraffiniert	sz
	Knoblauch	sf	Bohnenkraut	sü sf bi	Marzipan	sü	Majoran	sü sf	Sojasauce	sz
	Meerrettich	sf	Curcuma	bi sf	Melasse	sü	Miso	sz	Worcestersauce	sz
	Pfeffer	sf	Dill	sf	Salbei	bi sf				
	Piment	sf	Essig	sr bi	Rohzucker	sü				
	~~Salz, raffiniert~~	sz	Fenchel	sf sü						
	Zimt	sü sf	Ingwer, frisch	sf						
	~~Zucker, weiß~~	sü	Kardamom	sf bi						
			Koriander	sf bi						
			Kümmel	sü sf						
			Liebstöckl	sü sf bi						
			Lorbeerblatt	sü sf						
			Majoran	sf bi						
			Muskat	sü sf						
			Nelke	sf						
			Oregano	sf bi						
			Petersilie	sf bi sz						
			Rosmarin	sf bi						
			Schnittlauch	sf						
			Sternanis	sü sf						
			Senf	sr						
			Thymian	bi sf						
			Vanille	sü						
			Wacholder	sü sf bi						
			~~Zucker, braun~~	sü						

Stichwortverzeichnis

α

A

B

C

D

E

F

G

H

I

J

K

L

M

N

O

P

Q

R

S

T

U

V

W

X

Y

Z